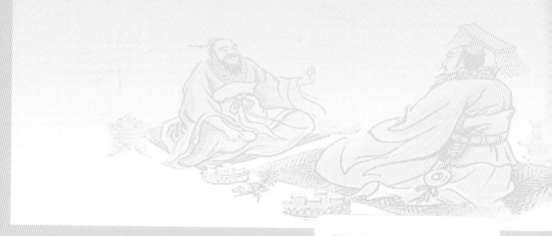

何嘉琳 ◆ 主审　　　陈颖异　钱海墨 ◆ 编著

U0235663

女科秋实录——
陈颖异妇科临证经验述略

基金项目: 浙江省名老中医专家传承工作室建设项目陈颖异名老中医传承工作室。
编　　号: 浙中医药(2017)28号

人民卫生出版社

图书在版编目（CIP）数据

女科秋实录：陈颖异妇科临证经验述略 / 陈颖异，
钱海墨编著 . —北京：人民卫生出版社，2020

ISBN 978-7-117-29689-2

Ⅰ.①女…　Ⅱ.①陈…②钱…　Ⅲ.①中医妇科学 –
中医临床 – 经验 – 中国 – 现代　Ⅳ.①R271.1

中国版本图书馆 CIP 数据核字（2020）第 064091 号

| 人卫智网 | www.ipmph.com | 医学教育、学术、考试、健康，购书智慧智能综合服务平台 |
| 人卫官网 | www.pmph.com | 人卫官方资讯发布平台 |

女科秋实录——
陈颖异妇科临证经验述略

编　　著：陈颖异　钱海墨
出版发行：人民卫生出版社（中继线 010-59780011）
地　　址：北京市朝阳区潘家园南里 19 号
邮　　编：100021
E - mail：pmph @ pmph.com
购书热线：010-59787592　010-59787584　010-65264830
印　　刷：三河市尚艺印装有限公司
经　　销：新华书店
开　　本：710 × 1000　1/16　印张：16　插页：4
字　　数：270 千字
版　　次：2020 年 5 月第 1 版　2020 年 11 月第 1 版第 2 次印刷
标准书号：ISBN 978-7-117-29689-2
定　　价：56.00 元
打击盗版举报电话：010-59787491　E-mail：WQ @ pmph.com
质量问题联系电话：010-59787234　E-mail：zhiliang @ pmph.com

陈颖异简介

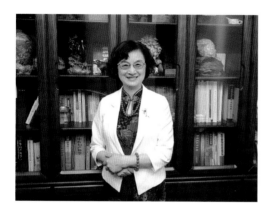

陈颖异,女,主任中医师,教授,硕士生导师,全国第四批老中医药专家学术经验继承工作优秀指导老师,浙江省名中医,何氏女科外姓弟子;现为国际传统与生殖医学学术委员会常务理事,浙江省中医药学会妇科分会常务委员,温州市中西医结合学会生殖医学专业委员会副主任委员,瑞安市中医学会副会长;是浙江省示范中医科——瑞安市人民医院中医科项目负责人;中华中医药杂志审稿专家;瑞安市卫生系统特殊贡献者;曾是全国中医药学会妇科分会委员,浙江省中西医结合学会生殖医学专业委员会委员,温州市中医药学会妇科分会副主任委员,瑞安市第四轮优秀青年专业人才,第五轮专业拔尖人才;瑞安市第八至十届市政协委员。

从事中医内妇科临床 40 多年。临床擅长消化内科和妇科疑难病中西医治疗。采用中药、灌肠、外敷等综合疗法治疗内、妇科疾病,如消化道溃疡、萎缩性胃炎、慢性肠炎,月经病、不孕症、复发性流产、子宫内膜异位症、盆腔炎、多囊卵巢综合征、卵巢囊肿、围绝经期综合征、母儿 ABO 血型不合等。

主编专书一部,课题 12 项(主持课题 7 项,参与课题 5 项),获奖课题 5 项。其中"围绝经期综合征——中医认识与诊疗"获浙江省中医药科技创新二等奖;"舒康汤的药效学实验研究"获浙江省中医药科学技术创新三等奖。发表论文 50 余篇。拥有国家发明专利两项。

钱海墨简介

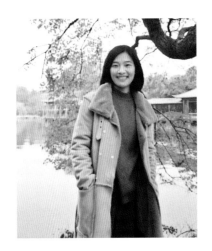

　　钱海墨,女,硕士研究生,主治中医师。2011年毕业于上海中医药大学,何氏女科工作室成员,发表论文10余篇。目前就职于杭州市中医院中医妇科,擅长治疗月经病、妊娠病、盆腔炎、子宫内膜异位症、不孕症、复发性流产等。

传中医德艺双馨
施仁术济世惠民

戊戌年夏 海坚书

序

　　2019年正月，尽管还有些春寒料峭，杭城已处处透露出春的勃勃生机。此时，我欣闻《女科秋实录——陈颖异妇科临证经验述略》即将付梓，甚是高兴。全国第四批老中医药专家学术经验继承工作优秀指导老师、浙江省名中医陈颖异是何氏女科的一名优秀传承者，受邀为之作序，自然慨然应允，以表祝贺。

　　何氏女科自何九香先生悬壶杭城而医名鹊起，至今已百六七十年。期间，出过不少中医妇科名家。他们上宗仲景，亦得力于陈良甫、张景岳、傅青主诸家，他们的医术得到了广大病家和同道的赞誉，仁名远播。传至家父何少山，已是第三代。家父师从祖父何稚香，临证研习经典医籍。他行医60余年，深得祖传流派要旨，术精业勤，博采众长，以擅治女子之病而望重医林，尤其擅长妇科疑难杂症、血证、不孕不育、保胎、子宫内膜异位症、围绝经期综合征的中医治疗和调理，使"何氏妇科"延伸发展成为中医妇科一支富有特色的学术流派，享誉省内外。

　　20世纪80年代初，陈颖异在杭州师从于家父何少山。从师期间，家父悉心传授，而颖异自身也非常聪颖，且勤奋刻苦，潜心钻研，在和家父朝夕临诊相处的过程中，耳闻目染，深得"何氏女科"要领。在随后的三十多年行医生涯中，颖异不仅很好地继承了何氏女科的临床经验与学术思想，而且又师古不泥。她平时善于在临床中总结经验，探讨规律，在妇科肿瘤、不孕不育、急慢性盆腔炎、月经病等领域，形成了自己独特的学术思想。她推崇傅青主"经水出诸肾"的理论和李东垣的脾胃论，女子以血为本，脾胃为气血生化之源，在临床中十分重视妇女的精血和脾胃功能，并遵循妇女特有的生理特点，辨证审慎，用药精专，分期用药，以辨证论治为核心，病证结合，中西合璧，形成一套独特的学术经验和风格。

　　中医学源远流长，典籍浩如烟海。这些典籍是古今医家们汲取经验养分的源泉，对于促进中医传承与繁荣起到了积极的作用。颖异在繁忙的诊务之余，笔耕不辍，把自己在长期临床工作中所积累的感悟、经验，以及所开展的临床技术创新与研究成果整理编辑成书，对于何氏女科的继承和发展，以及她自身临床经验、学术思想的传承都具有很重要的意义。

　　《女科秋实录——陈颖异妇科临证经验述略》一书,见解独到、深邃,集知识性、科学性、实用性于一体,全面体现了陈颖异教授的学术思想、临证心得,值得从事中医教学、师承人员和临床工作者仔细研读、反复体味和思考。

　　是为序。

2019 年 3 月

前言

何氏妇科始于晚清,历经一百六十多年,迄今已传四代,代代出名医,将中医女科完整地继承并创新、发展,不仅在病家中声誉显赫,而且在现代中医妇科学中也具有重要的学术地位。何氏妇科重视整体观念,突出脏腑经络辨证,并以论治奇经作为调治妇科病的重要手段,理论上强调妇人以血为本,以肝为先天,治血病注重调气机,治杂病重视调理肝、脾、肾。

20世纪80年代初,我有幸在杭州师从"何氏女科"第三代传人何少山先生。何老是一位德高望重的国家级名中医、中医妇科临床大家。临床经验丰富,尤其对治疗妇科疑难杂症、不孕不育、崩漏、急慢性盆腔炎、滑胎、子宫内膜异位症等,有独特的见解。从师期间,何老毫无保留地把自己的经验、体会传授于我,使我深得"何氏女科"要领,受益匪浅。我和他朝夕临诊,耳闻目染,不仅学到了老师丰富的学术经验、独特的思维方式和临床诊疗技巧,也深受老师大医精诚,厚德载物的医德熏陶,对我影响深远,受用一生。

四十多年来,我谨遵恩师教诲,坚持钻研岐黄,探索医理,以"师古而不泥古,师师不忘创新"的精神,逐渐在妇科肿瘤、不孕不育、急慢性盆腔炎、月经病等领域,形成了自己的学术经验和风格。如对子宫内膜异位症治疗提出"活血理气治痛经——阶段疗法;消癥散结治癥瘕——综合疗法;补肾活血治不孕——分步疗法。对功能失调性子宫出血治疗,提出变通运用治崩三法,且分阶段进行治疗。初期:重塞流佐澄源,意在速止血崩不留邪,中期:重澄源佐复旧,意在清挟邪奏其愈;末期:重复旧佐调周,意在恢复月经周期善其后。对多囊卵巢综合征提出根据妇女体质指数不同进行辨证分型。同时我有两种中药获得了国家发明专利。

四十多年来,在临床实践中,坚持以中医经典为根,以临床实践为本,经典与实践相结合,经典指导实践,实践升华经典,不断提高自己的临床诊治水平,在服务民众健康中弘扬发展中医药是我一生孜孜不倦的追求。通过努力,我在中医妇科临床疑难杂症的诊治中积累了丰富的经验,取得了一些成绩。特别是采用中药、灌肠、外敷等综合疗法治疗子宫内膜异位症、盆腔炎、多囊卵巢综合征、卵巢囊肿、不孕症等疑难病症,疗效显著,使许多卵巢囊肿患者避免了手术之苦;使许多慢性盆腔炎患者愁眉舒展;使许多子宫内膜异位症患者腹痛消失;使许多多囊卵巢综合征患者获得健康;使许多乳腺增生患者得到康复;使许多不孕患者喜得贵子。

中医对疾病的认识及治疗和西医很不相同。它通过阴阳平衡、脏腑经络气血和调来解释人体的健康状况和疾病动态变化,形成了藏象、经络、精气神等理论,在诊治疾病时要运用望、闻、问、切,通过辨证分析,最终确定治疗方案,体现理、法、方、药的有机统一。一名优秀的医者在行医过程中遇到的一个个医案,开出的一张张方子,都会是后人学习借鉴的绝好教材,但如果不好好地加以整理,最后就会湮灭,无法发挥其应有的作用。因此,在历史的长河中,众多名医大家在繁忙的诊务之余,都会笔耕不辍,为后人留下了大量的医学名著,使得中医获得了绵延不断的强大生命力,成为完整保存中国古代科技文化全部要素的民族医学,是世界上传承至今仍持续发挥着重要作用的极少数医学文明之一。

作为一名长期工作在临床第一线的中医工作者,我深知自己也有责任将长期以来所积累的临床诊治经验和点滴体会汇编成册,把自己好的临床技术和经验传给年轻的医生,切实地让他们继承下去,为人民培养更多更好的中医人才,为促进中医药发展尽微薄之力,这也就是我编撰此书的初衷。

本书主要内容分为五部分:学术思想及特点浅析、思路与方法、临证撷菁、科研与实践、医案与感悟。书中所辑存的医案及按语记录了经过笔者诊治的一些典型病案的病情经过和原委,阐明了每一病案所运用的理、法、方、药之关键所在,以及自己的临证心得。希望我的一些临证经验不会只囿于自己的临床实践,而能够与广大有志于中医事业的学习者们分享,并能对他们学习中医、继承中医和发展中医有所裨益。

在《女科秋实录——陈颖异妇科临证经验述略》即将付梓之际,我想非常诚挚地感谢我的恩师何少山先生以及其他杏林前辈们!他们有的直接给予我指导和帮助,有的通过他们的著作给我启迪和引导,我从他们身上汲取了大量养分,获得了丰富的临床诊疗经验,这些将使我受用一生。

诚挚感谢何氏女科第四代传人、国家级名中医、博士生导师何嘉琳教授,一直以来给我热心支持和关怀,并为我作序!

诚挚感谢瑞安市人民医院潘可平院长助理,一直给我热心帮助和无私的支持!表示热情谢忱。

诚挚感谢所有曾经在我身边学习的学生与进修医师,感谢陈颖异名中医工作室全体人员,为该书出版收集资料、整理病历,才使我工作游刃有余。

诚挚感谢瑞安市人民医院、杭州市中医院、杭州方回春国医馆领导及同仁们的大力支持!

借此机会,我还要向所有曾经被我救治的病友表示诚挚的感谢!他们不仅是我在医学道路上不断努力和进步的动力和信心,同时给了我学习思考和经验积累的机会和第一手资料。可以说,我的知识也是患者授予的,我没有理由不对他们表示感谢!

最后,由于作者水平有限,书中不当和不足之处难免,敬请同道提出宝贵意见,批评指正!

陈颖异

2019 年 3 月

目录

第一章 学术思想及特点浅析

陈颖异主任医师,从医40余载,是第四批全国老中医药专家学术经验继承工作优秀指导老师,浙江省名中医。在40年行医生涯中,她和其他古今医家们一样,从医学典籍中汲取了大量养分,从各位中医药前辈身上继承了丰富的临床诊疗经验,特别是20世纪80年代师从"何氏女科"第三代传人何少山教授,深得其传,在继承中求创新,对妇科疾病悉心钻研,敢于探索,在妇科肿瘤、不孕不育、急慢性盆腔炎、月经病等领域,形成了独特的学术思想,现总结如下。

一、擅用经方,师古而不忘创新

所谓经方,从陈修园之说,就是张仲景《伤寒论》和《金匮要略》中方剂的合称,配伍严谨、疗效确凿的方剂,在因证立法、辨证加减等方面具有重要的临床指导意义,被尊为"众方之主"。其疗效被誉为"效如桴鼓""覆杯而愈"。

陈颖异尤其崇尚仲景之方药,擅用桂枝汤、黄芪建中汤、小柴胡汤、桃核承气汤、黄芪桂枝五物汤等经方。临证每获良效。且善用经方而不受其所拘,圆机活法,以变应变,而不是刻舟求剑,墨守成规。用经方治今病,须细辨病机,深究方规,师其意,循其法,而不泥其方;遣其方,用其药,而不拘其量,还要将经典与现代临床相结合,拓宽应用范围,不断创新。只有这样,才能将任用经方组方的理论性与临床治疗的实践性有机地结合,才能真正将临床治疗效果提高,才能提高运用经方治病的能力。

经曰:"太阳中风,阳浮而阴弱。阳浮者,热自发,阴弱者,汗自出,啬啬恶寒,淅淅恶风,翕翕发热,鼻鸣干呕者,桂枝汤主之。"陈颖异指出,细辨病机,桂枝汤在《伤寒论》中,为治疗表虚中风证而设,临证根据其营卫不调,卫强营弱的病理特点,不受其所拘,推广使用,来治疗其他疾病。如治疗产后汗多,若为营卫不和,气血亏虚,常以桂枝汤合玉屏风,加当归、党参等治之;治疗产后营卫不和,气血不足型畏寒、便秘,常以桂枝汤加当归20g,生白术30g,木香10g,每获良效;治疗虚寒型痛经,常以桂枝汤加党参、乌药、当归治疗。同时常用桂

1

枝汤合二仙汤治疗营卫不和,阴阳不调引起的围绝经期综合征。对于湿郁化热的患者,医家每囿于"若酒客病,不可与桂枝汤",陈颖异却反其道而行之,灵活化裁桂枝汤。以少量桂枝温通芳化,易酸收之白芍为清热凉血之赤芍,加黄连、茯苓、生米仁、藿香、茵陈等,使湿祛而不伤阴,热清而不伤阳,堪称妙用。如此等等,不胜枚举。

二、衷中参西,倡导病证结合

中医与西医是两个不同的理论体系,西医的"辨病治疗"和中医的"辨证论治"在各自的领域有着各自的优势。

陈颖异认为,本着疗效优先的原则,临证必须衷中参西,倡导病证结合。但中药处方不应该以西医用药思维模式应用于临床。中医应该借助西医学检查手段进行辨病诊断,结合西医的"辨病"以更好地"辨证",因为在临床实际工作中,有时单凭中医的辨证尚不能全面、正确地认识疾病。如治疗母儿 ABO血型不合时,患者多无主诉,必须通过实验室检查方能确诊。该病以孕妇脾肾亏损,冲任功能失调,胎失所养为内在关键,孕后情志不舒、摄食不慎,湿热瘀邪乘虚直犯胞宫为外在因素,而单从疾病的表象来看,既无脾肾亏损之征,也无湿热蕴结之象,但从妇女孕后的生理特点及新生儿出生后的溶血性黄疸分析,乃为脾肾亏损、胎失所养、湿热蕴结以致气滞血瘀。故在处方中以黄芪、杜仲、仙鹤草等补肝肾,益冲任,茵陈、炒栀子、丹皮、制军等清热利湿祛瘀。临证之时屡试不爽。

陈颖异不仅在辨证时强调病证结合,用药亦在辨证施治的基础上选用具有一定药理作用的药物,以针对性地治疗疾病,来提高临床疗效。如治疗妊娠糖尿病,在辨证施治的基础上,气虚用黄芪、人参、山药,阴虚用制女贞子、生地、元参、玉竹,湿重用苍术、白术、米仁,热重用黄连、花粉、石膏、地骨皮,有表证加桔梗、桑叶、葛根等。因为此类药物经现代药理研究,均有不同程度的降糖效果,而对于柴胡、党参、秦艽、紫苏、浙贝、槐角、竹叶等有明显升高血糖的药物,则避免选用。

总之,应将中医病因病机和西医病理变化相结合,将中医的辨证施治与西医辨病的针对性治疗相结合,因人因时因地而制宜。

三、重视共性和个性,灵活施治

所谓共性是指某一疾病所共同具有的普遍性质,共同主要症状;共性就是对个性的抽象,是一种理论上的概括;所谓个性就是个别性、个人性,虽然许多病人患的是同一种疾病,但是每个人在不同的社会条件和不同的生活环境下所形成的思想、情感态度、体质等方面不同,所出现的兼症不同,每个患者也有自己独特的个性。陈颖异强调临证必须充分认识到个性与共性的辩证关系,把疾病的普遍性与个性特征结合起来,不拘于常法,不固执于成方,因人因时,随证加减,知常达变,灵活施治,以平为期。

如治疗子宫内膜不孕症,卵巢巧克力囊肿、腺肌瘤属中医的有形之邪,为痰瘀互结所致,治疗应消癥散结,活血理气,此为治疗癥瘕惯用之法,是共性。如果患者有生育要求,可依囊肿大小进行个体化治疗,囊肿直径 >4cm 者,应先行腹腔镜治疗,尽管单纯药物治疗可能使得囊肿与临床妊娠并存,但较大异位病灶的存在所导致的一系列免疫因素的异常始终是妊娠过程中的危险因素;对于囊肿直径 <4cm 者,以补肾活血为治疗原则,活血不动血,同时佐以补肾调冲之品,尽早促使怀孕,这是个性治疗。如治疗多囊卵巢综合征(polycystic ovary syndrome,PCOS),虽然该病患者的临床表现与病机有着许多共同点,但并非每个患者均同时具有以上所有症状,不同的患者有不同的主要表现。治疗的目的亦不同。对于青春期无生育要求的,注重调经,补肾化痰浊调经为主,且根据月经周期进行辨证加减用药;对于有生育要求的患者,中药在辨证基础上,重在促孕治疗,特别是经后期要补肾填精,调冲任,注意内膜厚度,注意卵泡生长速度和大小,卵泡发育成熟,将要排卵时,以补肾活血为主促使卵泡顺利排出。

对于已生育 PCOS 患者,既要控制体重,又要辨证论治调理月经,使内膜按时脱落,减少子宫内膜癌的发生。总之,掌握共性,进行个体化治疗,灵活施治。

四、权衡邪正消长,分期论治

正气是维持机体不得病的根本保证,邪气是扰乱机体得病的罪魁祸首。正气与邪气不断地进行斗争,疾病的发生、发展、痊愈取决于正气和邪气双方斗争的结果。

陈颖异在治疗疾病时认真审析疾病发生发展的关键,权衡邪正消长,明分主次,"扶正""祛邪"谁主谁辅,随证而确定,分期论治。

如治疗子宫内膜异位症"痛经",提出在经前期用药力求"专与猛"。因经前血海充盈,气血盛实,异位内膜呈增生状态,瘀象已成,用药必须"专与猛"。

所谓"专",即用药要专一,集中药力直达患处,但并非指同一类药的重复叠加,而是同类药的有机结合。所谓"猛",是指药性、药力而言,破瘀导滞,直达病所。可在经前7~10天开始用药。常用药:川芎、制香附、三棱、莪术、元胡、赤芍、水蛭、牛膝、益母草、王不留行。月经期用药力求"稳与度"。因月经来时,气血溢泻,异位的内膜属"离经之血",蓄血成瘀,客于少腹,滞于冲任,瘀血不去,新血不得归经,非活血不可,但用药太猛,络伤血溢,导致月经过多,经期延长,甚至崩漏等发生,所以用药要稳当、适度。既要控制离经之血,防进一步蓄瘀,又要防止血液妄行。过寒过热、大辛大散、破血之品宜慎用,以免动血。常用药:当归、白芍、制香附、花蕊石、血竭、元胡、失笑散、鸡血藤、益母草。经后期用药力求"疏与养"。因经后经水将净,内膜脱落,精血耗伤,血海空虚,正待修复,但瘀血蓄积于局部病灶,非一时能消,所以要疏中有养,养中有疏,调整气血运行,巩固疗效。"疏"即疏通,运行气血,调整阴阳,以平为期;"养"即滋养,养血益气,扶正固本。常用药:黄芪、党参、柴胡、当归、白芍、三七、鹿衔草、血竭等。

　　如治疗卵巢早衰,认为主要病机是肾虚,肾精亏虚为本。如果先天不足,或任何原因累及肾,肾精亏虚,肾水匮乏,则经水干涸;或气血不足,冲任功能早衰,经血的生成障碍致胞宫胞脉空虚,无血可下,均可早发绝经。治疗该病,也是权衡邪正消长,补肾填精,养中兼疏,且分期论治:初期:衷中参西,西医激素替代治疗与中医辨证治疗相结合,持续治疗(3~6个月)。而激素替代治疗可能在一定程度上干扰了机体自身的调节功能,易引起一系列不良反应,可以通过补肾中药来调节机体的整体功能,激发自身调节功能,消除激素副作用,提高疗效。中期:中药辨证为主,补肾填精,养中兼疏,经过半年治疗,卵巢早衰患者出现间断排卵,或卵巢基本功能恢复,或月经基本正常后,可改用中药单独辨证治疗,恢复期:中成药巩固,善其后。中成药使用也要依据中医理论辨证选药,或辨病辨证结合选药。常用中成药有:河车大造丸、天癸胶囊、生精胶囊、左归丸、右归丸及坤泰胶囊等。

　　总之,整个治疗中,时刻关注邪正消长,分期论治。

五、重视精血,调理冲任

　　肾藏精,主生殖,为天癸之源,冲任之本,与胞脉相系。肝藏血,女子以血为用,以肝为先天,肝血下注冲任,血海按时满溢。女性的经、带、胎、产均与肾密切相关,赖精血才得以进行维持正常的生理功能。故女子精血只宜固秘,最忌耗泻。

陈颖异在治疗妇科诸病之中,非常重视精血,调补肝肾,调理冲任。在临床应用中,根据女性不同的生理时期和精血的盈亏特点进行调护,用药时尽量避免耗伤精血,提出行气不能过于耗散,化瘀不能过于攻逐,在临床运用中,补肾填精法运用颇广,并有其独到之处。

如治疗围绝经综合征,陈颖异认为肾虚、天癸竭是绝经妇女正常生理现象,肾虚阴阳失调是围绝经期妇女致病的关键,心、肝、脾各脏功能失调为本病病机演变特征。提出治疗围绝经综合征以补肾为主,顾护他脏乃治病基本思路。同时对补肾中药在治疗围绝经期相关疾病中的重要地位进行了临床研究,因为大量的现代药理研究及临床实践证实了补肾中药中许多具有雌激素样作用,对下丘脑 - 垂体 - 卵巢轴有多水平、多靶器官的作用。可调节内分泌,改善围绝经期综合征症状,经几十年临床实践证明,她提出补肾中药不仅在治疗围绝经期综合征中具有重要地位;而且补肾法治疗围绝经期相关疾病疗效亦非常显著。如治疗围绝经期不寐,她认为病机是以肾精亏虚,肝血不足为本,肝气郁结为标,导致心神不宁,证属虚实夹杂。立法应以填补精血,舒肝滋肾,宁心安神。常用药物有熟地、杞子、杜仲、当归、白芍、郁金、合欢皮、绿梅花。陈颖异还特别强调,治疗围绝经期不寐宜"舒肝"而不宜"疏肝",临证用药不选柴胡、香附等香燥之品,而择轻清之花类,舒肝而不伤肝体,处处顾护精血,以期标本同治,共收良效。如盆腔器官脱垂,发生在围绝经期,西医学认为可能与雌激素缺乏、盆底手术和神经损害等因素有关。陈颖异认为与脾肾亏虚,中气不足有关。因肾在妇女一生中极其重要,肾通过多层次、多渠道、多位点等对机体各方面的生理活动发挥主导作用,围绝经期妇女的肾阴肾阳处于一种"弱平衡"的状态,超负荷的工作,肾虚、天癸竭的过程加剧加深,难以较迅速地适应这一个阶段的过渡。患者过度劳累,损伤脾肾,脾肾气虚,气虚则下陷,带脉弛纵、日渐下垂脱垂,出现盆腔器官膨出,如子宫脱垂、阴道壁脱垂,直肠脱垂等。气虚不足则大肠推动无力,而排便困难;所以治疗应从脾肾着手,益气健脾补肾,常重用金樱根,其具有补肾举托之功,单用剂量可增加到 60g。大便秘坚,配用既有补肾又有润肠功能的药物,肉苁蓉、当归补精血润肠。总之,治疗妇女之病,要重视精血,调理冲任。

六、重视脾胃,调理脏腑

脾胃为后天之本,精血化生之源,为妇人经、孕、乳之本,脾胃健运则冲脉血盛,月事以时下。脾胃虚弱,气血生化不足,冲任失养,血海耗竭,或水湿停聚,闭阻胞宫而生诸症。调理脾胃属"医中王道",也是妇科疾病的重要治则之一。

在妇科病治疗中,陈颖异非常推崇李东垣所言:"善治病者,惟调和脾胃。"强调:脾胃未伤,用药以不伤脾胃为原则,提出清热不要苦寒伤胃;补气不要壅滞中焦,养血不要一派滋腻,滋阴不要影响胃纳,助阳提防耗竭津液。时刻不忘胃气为本。如治疗精血不足、肝肾亏虚型闭经或月经延后,月经过少,其经验方:养血填精调冲汤,紫河车、当归、杞子、熟地、制女贞子、紫石英、丹参、红花、鸡血藤、川芎、牛膝、制香附。在大量的养血填精药的基础上佐以少量的理气活血之品,补中兼疏,且力避滋腻累及胃气。如治疗癥瘕之病,需用攻邪之品,亦注意用药不损伤脾胃。脾胃已伤,宜调治脾胃为先务。后天资生有源,中气斡旋得复,疾病始有转机。如曾治黄某,女性,29岁,初诊2008年7月2日。因婚后4年,未避孕3年未孕就诊。子宫输卵管造影提示:右侧输卵管堵塞,左侧输卵管炎。初诊时患者诉近半月来下腹胀坠,疼痛反复发作,腰骶酸痛,便溏,日解二三次。舌淡,苔薄白,脉沉细。妇科检查:外阴已婚未产型;阴道(-);宫颈光滑;宫体前位,大小正常,质中,活动可,无压痛;左侧附件轻压痛。辅助检查:B超:子宫前位,60cm×51cm×43cm,后陷凹积液。陈颖异认为患者肝脾不调,寒邪客于下焦,气滞血瘀,冲任受阻而致不孕。拟先调肝脾,调理肠胃,温通气机。嘱:避孕3个月,待胃肠功能恢复正常,再疏通输卵管,促孕治疗。柴胡10g、肉桂3g、党参12g、炒白术15g、茯苓15g、炒米仁30g、鹿角10g、胡芦巴10g、建神曲12g、赤芍15g、麦芽15g、元胡15g、绿梅花8g、夜交藤30g,7剂。二诊:2008年7月15日,药后纳可,大便转正常,夜寐转安。巩固疗效,续服5剂。三诊:2008年7月20日,经半个月治疗,症状消失。正值经前,即用经验方暖宫通歧加元胡15g、益母草15g,在清热解毒行瘀通络的基础上,佐以温肾暖宫,行瘀通歧,月经期停用。随证加减治疗3个月经周期。月经调顺,腹痛如失。于11月2日患者复查"子宫输卵管造影"提示右侧输卵管通畅。嘱其可准备怀孕,并以养血补肾药善其后。2009年3月27日,患者已怀孕50天,因上感来治疗。

重视脾胃,调理脾胃,使脾气健运,保持良好的功能状态。陈颖异强调平时需注重养护调摄,《难经》云:"损其脾者,调其饮食,适其寒温。"随着现代生活节奏的加快,饮食失节即伤脾;脑力劳动的增加及人际关系的复杂化,忧愁不解则伤意,导致脾常不足。故调理之法,不专于医,而在于节饮食、畅情志、慎医药,使脾胃无伤,则根本固矣。故养生之道,治病之法,不可不谨于调理脾胃。

七、辨证审慎,用药精专

陈颖异常说:"医者意也。"诊治疾病必须谨慎而尽心,务求专心致志、精心思虑、反复推敲。故在诊治过程中,专精谭思,不许旁人高谈阔论。中西结合,仔细了解病史,特别是月经情况,从量、色、质及伴随症状全面、整体地进行分析,确定证型。她更注重的是舌体和舌苔的变化。认为舌体和舌苔可以直接反映气血的盈亏和体质的寒热,脾胃的运行。用药需十分谨慎,不能过于寒凉,不能过于燥热,寒热搭配,以平为期。如见舌体中间光滑少苔,有阴津虚损之象,切忌用药太过香燥以免伤阴。临证用药讲究精、要、简、轻,遣方用药当辨证准确,注重君臣佐使的组方。抓住主症,照顾兼症,根据一药多性的特点,利用药物的主要功效治疗主症,次要功效治疗兼症,如治疗围绝经期月经量减少,失眠,浮肿,往往在辨证基础上加用琥珀,活血散瘀,镇静安神,利尿通淋,一药三用。用药精专,药到病除。且善利用药物特性以制约不良反应的发生。如用石膏和葛根配伍生津止渴,治疗妊娠糖尿病,燥热口干者,石膏性寒凉,易发生泄泻,而葛根既能生津止渴,又能升阳止泻,两者相使,加强了清热的功效,又避免了腹泻的发生。花蕊石和益母草配伍,活血祛瘀止血,治疗月经量过多,又无留瘀之忧。

如大黄在妊娠中运用,审慎精专。提出:运用大黄需做到:必须严格掌握适应证,要慎用、巧用、活用、妙用。做到用量上的灵活加减;药材炮制上的灵活转换;以水煎服为主,禁用后入、泡冲;服法以多次呷服为宜。强调生大黄应用时必须要求该孕妇没有流产史,且体壮邪实,舌红苔黄,口苦,大便秘结方可使用。剂量一般从5g开始,逐渐增加,可用至10g,保持大便日解1~3次,质软为度。出现泄泻即停。酒制大黄:泻下力较缓,虽然清热、泻火、除湿之功不如生大黄,但其活血化瘀之力较强。且酒制则升,可提升脾胃下陷之气。对于无生大黄适应证,或用生大黄后出现腹泻的患者,或脾虚夹湿者,或有血瘀者,可选用制大黄。剂量一般从6g开始,逐渐增加,可用至12g。同其他药一起入煎,分多次服用。大黄炭:乃大黄制成炭,其泻下作用减弱而止血增强。曾有流产史,或孕后腰酸,或下腹坠痛,或阴道少量出血,则禁用生、熟大黄,改用大黄炭,且常配合补肾止血安胎之品。剂量一般在6~10g,入药同煎,多次分服。

　　总之临证辨证审慎,遣方用药,配伍严格,且药味精简,一般方剂多由10~14味中药组成,往往一药多能,疗效颇显著。

　　以上是陈颖异主任治疗妇科疾病的学术思想及特点浅析,今摘其一隅于此,旨在继承与学习老中医的学术思想与临床经验。

第二章 思路与方法

作为医生，每天要解决错综复杂的疾病。思路是医生解决患者疾病的灵魂。人常道：思路清晰远比卖力苦干重要。所以医生临证，在分析患者病情和解决患者病痛过程中，清晰的解决问题思路颇为重要。

有思路才有方法，方法也颇为重要。思路与方法的得当与否往往会主宰整个疾病治疗过程，它能将你送到成功的彼岸，也能将你拉入失败的深谷。

笔者在40年临床中对一些疾病的治疗思路与方法有点滴体会，愿在书中与读者一起分享，共同探讨，共勉之。

第一节 围绝经期综合征

围绝经期综合征是困扰围绝经期妇女的一种常见疾病，约1/3围绝经期妇女能通过神经内分泌的自我调节达到新的平衡而无自觉症状，2/3妇女则可出现一系列性激素减少所致的不同程度的内分泌、躯体和心理方面变化的症状而需要治疗。为了使围绝经期妇女安度围绝经期，现将中医治疗围绝经期综合征的思路、方法与体会，简述如下：

一、病因病机

1. 病理特点——肾虚精血亏虚　围绝经期综合征属于中医绝经前后诸证范畴，其病理特点主要是肾虚精血亏虚。《素问·上古天真论》云："女子七岁，肾气盛，齿更发长……七七，任脉虚，太冲脉衰少，天癸竭，地道不通，故形坏而无子也。"说明女性一生各生理特征正是肾气自然盛衰的反映。肾为天癸之源，肾为冲任之本，肾为气血之根，肾通过多层次、多渠道、多位点地对机体各方面的生理活动发挥主导作用，故肾虚天癸将竭是绝经妇女正常生理现象，肾虚精血亏虚是围绝经期综合征的病理特点。

2. 发病关键——肾阴阳失调　围绝经期妇女的肾阴肾阳处于一种弱平衡的状态，如遇工作和生活突变，或外来的种种不良刺激的影响，则肾虚天癸

9

竭的过程加剧加深,难以较迅速地适应这一个阶段的过渡,以致肾阴阳平衡失调,或偏于肾阴虚,或偏于肾阳虚,甚则阴阳俱虚,即产生一系列病理变化,从而发生围绝经期综合征,故肾阴阳失调是发病关键。

3. 病机演变特征——肾虚累及心、肝、脾各脏功能失调　肾藏元阴元阳,五脏之阴气非此不能滋,五脏之阳气非此不能发。故肾阴阳失调常涉及其他脏腑,其中尤与心、肝、脾三脏关系密切。如:肾阳虚命门火衰,火不暖土,脾阳失其温煦,可导致脾肾阳虚,运化失司;又肝肾精血同源,肾阴不足肝失肾水之滋养,可导致肝肾同亏或肝火上炎;肾水不能上济心火,使水火不济,导致心肾不交等。

总之,围绝经期综合征病理特点是肾虚精血亏虚;发病关键是肾阴阳失调;病机演变特征是心、肝、脾各脏功能失调。

二、治疗思路

基本思路:补肾为主,兼顾其他脏器。补肾法是治疗围绝经期综合征基本法则,大量现代药理研究及临床实践已证实补肾中药中许多具有雌激素样作用,对下丘脑 - 垂体 - 卵巢轴有多水平、多靶器官的作用。可调节内分泌,改善围绝经期综合征症状,常用补肾药物有:鹿茸、鹿角胶、肉苁蓉、仙茅、仙灵脾、紫河车、何首乌、熟地、黑芝麻、桑椹、龟甲、女贞子、黄精、枸杞子等。同时临证要顾护其他脏腑。扶脾:是在疾病尚未累及脾胃之前,先安未病之地,或脾胃受伤之时即用健脾胃之药品,这样不仅脾胃可免肾衰之累,且脾胃健则精血化生有源,气血充盈,可以后天养先天之虚,能延缓肾气衰退的进程,且可代偿其先天不足。常用健脾药有党参、白术、山药、茯苓、芡实、扁豆等。调肝:根据精血同源,互相滋生之理,用补肾养肝血之药品,有望减缓肾之衰势,缓冲脏腑阴阳失调,常用养肝血药有当归、白芍、鸡血藤、杞子、熟地、木瓜等;而且精亏不能化血,肝失濡养,肝气逆乱,或情志所伤,疏泄失常,气机阻滞,调和气机有利于精血化生,常用调肝理气药有绿梅花、玫瑰花、郁金、八月札等。养心:根据心肾相交,彼此交通相互协调关系,用交通心肾之药品,调和阴阳之失调。养心常用药物有黄芪、浮小麦、枸杞子、灵芝等;交通心肾常用药物有肉桂与黄连、黄连与阿胶、鸡子黄等;清心火常用药物有竹叶、莲子心、黄连;泻相火常用药物有黄柏、知母、地骨皮等。

三、治疗方法

一证一方,兼疏夹邪　临证时要严格掌握辨证要点进行分型,每一证型都应有一张基本方,且要把握基础方的要点,根据夹瘀、痰、火不同之邪,随证加减。

(1) 肝肾阴虚型——滋肾养肝:这类患者多见于先天肾精不足,初潮较晚,月经稀发或量少,常有双目干涩,头晕耳鸣,腰膝酸软;烘热汗出,五心烦热;皮肤瘙痒如蚁行;舌质红,苔少,脉细数,临床妇科检查常有子宫略小或略有增大,卵泡刺激素(FSH)偏高,基础体温测定多呈单相型。治以滋肾养肝,常用药物:枸杞子、熟地、山萸肉、丹皮、当归、白芍、制龟甲、蛤蚧、木瓜等。伴有阳亢者加生石决明、珍珠母、天麻;口糜者加升麻、石斛等。此类药颇为滋腻,气滞者,常佐以鸡内金、木香调理气机,同时必须温服,小口频服,以利于药物吸收。

(2) 脾肾阳虚型——温肾健脾:这类患者多见于先天后天多不足者。常有月经紊乱,崩中漏下,白带清稀量多,精神萎靡,形寒肢冷,腰膝酸软,小便清长;面浮肢肿,大便溏薄,舌质淡或胖嫩边有齿痕;苔薄,脉沉细无力。临床检查常见子宫萎缩或子宫内膜变薄,FSH 偏低,基础体温单相。治以温肾健脾,常用药:肉桂、附子、人参、山药、芡实、紫河车、干姜、炒白术、鹿角胶等。对这类患者必须密切观察是否夹有痰湿,如痰湿壅盛者,必须先化痰湿,后健脾,再补脾肾。

(3) 肾阴阳两虚型——滋阴助阳:这类患者多见于禀赋不足,肾气肾精俱亏者。常有月经紊乱,量少或多;时而畏寒,时而烘热汗出;头晕耳鸣,腰膝酸软;舌质淡,苔薄,脉沉细。临床妇科检查常发现性腺功能低下,治以滋阴助阳,常用紫河车、鹿角胶、仙茅、仙灵脾、巴戟天、知母、黄柏、龟甲、当归、白术、地骨皮、蛤蚧等调理冲任、阴阳,正所谓"善补阳者必于阴中求阳,则阳得阴助而生化无穷,善补阴者必于阳中求阴,则阴得阳生而泉源不竭"。且这类患者一般免疫功能较差,平时要注意饮食调养,积极参加运动,改善机体功能。

(4) 心肾不交型——宁心滋肾:这类患者多见于脑力劳动、精神压力过大者,特别是高层次职业女性。常有月经不调,心悸易惊,心烦不宁,失眠多梦;腰膝酸软,健忘,甚或情志失常;舌质红,苔少,脉沉细。临床检查卵泡刺激素(FSH)多大于10IU/L,治以宁心滋肾,常用药物:肉桂、黄连、太子参、麦冬、制五味子、浮小麦、枸杞子、灵芝、百合、制龟甲、阿胶、龙眼肉;心火偏旺者,加竹叶,且加重黄连的量。对这类患者要注意改善生活方式,缓解心理压力。

(5) 肝郁肾虚型——舒肝滋肾:这类患者多与过去精神状态不稳定有关,或有较大的精神压力,情志不遂者。常见有经行不畅,色紫黯,郁郁寡欢,或多疑多虑;胁肋乳房胀痛;腰膝酸软,头晕耳鸣;苔薄黄,脉细弦。肝郁化火,则心烦口苦,舌质红苔薄黄,脉细数。治以疏肝滋肾,常用药物:绿梅花、郁金、当归、白芍、熟地、杜仲、玫瑰花、枸杞子、合欢皮;瘀血阻滞者,加丹参、炮山甲、急性子。同时对这类患者要重视心理疏导,良好的心理有助于病情缓解。

四、临诊要点

1. 明确诊断与鉴别诊断 围绝经期综合征的特点是症状多,体征少,对该病必须明确诊断,临诊时要特别重视临床症状与雌激素测定:围绝经期,雌二醇下降明显,雌酮下降不显著,导致 E1/E2>1。且 FSH>10IU/L,表示卵巢功能开始下降,出现卵巢功能衰退的征兆,如果两次 FSH≥25IU/L(测定时间间隔至少4周),提示早发性卵巢功能不全,进入绝经过渡期,FSH>40IU/L 表明卵巢功能衰竭。且应用现代先进设备,进行一系列检查,与心血管、肝肾疾病、肥胖、水肿、营养不良疾病及精神、神经病变及早予以鉴别,特别是对于年老血崩的患者,更应高度重视,仔细进行盆腔检查,彩超或内膜诊刮以排除器质性病变,以免延误诊断和治疗。

2. 衷中参西,力求实效 围绝经期综合征个体差异很大,对于初诊患者,若症状颇多颇重,伴有多思多虑者,首诊疗效至为关键。对这类患者中药加激素替代疗法(HRT)治疗可迅速减轻症状。但是必须严格掌握 HRT 适应证,病情缓解,即去其激素,用中药善其后。

3. 注重精血,顾及胃肠 本病治疗既要补肾气,又要注重精血,慎避香燥刚烈之品,以免重伤阴气;苦寒峻下之品要慎用,有时虽肝火偏盛,却是肾水不足之诱因也,不宜选用龙胆草、芦荟、炒栀子等大寒苦泄之品,而应择黄柏、知母,既能滋阴,又能泻火;疏肝气临证用药不宜选用柴胡、香附等香燥之品,而择其性轻扬之品,如郁金、合欢皮、绿梅花、玫瑰花等能解郁滞,调气机,而不伤肝体。同时临证细审胃纳,注意调便。若胃有病者,当以调理脾胃为先,胃无病者以药不伤胃为原则。

综上所述,虽然围绝经期综合征病程长短不一,疗效常不满意,但该病不属于器质性病变,只要正确掌握中医治疗围绝经期综合征思路与方法,重在补肾气以资天癸,养精血以营脏腑;肾虚涉及他脏同病者,辅以扶脾、调肝、养心等;对于夹有邪气者,兼以疏泄,即可提高患者肾气活力,减轻或消除围绝经期综合征症状。

第二节　子宫内膜异位症

子宫内膜异位症（endometriosis，EMT）是指具有生长功能的子宫内膜组织出现在子宫腔被覆黏膜以外身体其他部位的疾病，EMT虽为良性疾病，但具有生长、浸润、反复出血等恶性行为，它引起的痛经、不孕、性交痛以及月经异常严重影响广大妇女的生活质量近年来，EMT发病率呈逐年上升趋势，育龄妇女中占10%~15%，EMT患者的不孕率达30%~70%，80%的痛经问题由EMT所引起。

一、病因病机

EMT属中医"痛经""癥瘕""不孕""月经不调"范畴。中医学认为子宫内膜异位症与血瘀密切相关。《景岳全书·妇人规》曰："瘀血留滞作癥，唯妇人有之。其证则或由经期，或难产后，凡内伤生冷，或外受风寒，或恚怒伤肝，气逆而血留，或忧思伤脾，气虚而血滞，或积劳积弱，气弱而不行。总由血动之时，余血未净，而一有所逆，则留滞日积而渐以成癥矣。"异位之子宫内膜周期性出血为"离经之血"，客于少腹，滞于冲任。然瘀血不仅是病理产物，又可成为新的致病因素，导致气滞、痰凝的产生，瘀血、气滞、痰凝相互影响、相互转化，形成一种因果相干、恶性循环的顽疾。子宫内膜异位症既是一个整体性的疾病，又是一个个体化的疾病，其核心病机虽然为瘀血，但多数患者在治疗过程中已久经攻伐，往往正气匮乏；或是目前正气尚足的患者，因治本病非一时能消，久服药有伤正气之忧，病势日久，多会累及肾，所以肾气亏虚，瘀血阻滞为本病的根本病因病机。若欲退邪消癥，必须整体考虑。现将其治疗思路与方法介绍如下。

二、治疗思路

1. 病证结合，首重主症　治疗EMT首先要明确诊断，辨证与辨病相结合；应详细询问病史，根据其临床表现，结合妇科检查、超声检查、肿瘤标志物检查：CA125、CA199、抗子宫内膜抗体等实验室检查，并要定期复查，必要时可经腹腔镜或手术确诊。其次，必须抓住能体现疾病病理本质的主要症状。强调"取症不唯多，中肯而足，突出主症为其要"。且要围绕主症，进行辨证；EMT患者80%有明显的痛经；50%合并不孕；20%合并囊肿；15%~30%有月经过多、经期延长或淋漓不断。不同的主症代表着瘀血所形成的不同病理机转,代表了不同的证候属性,因瘀血停留,流注胞脉、胞络,致气血运行不畅,不通则痛,发为痛经;瘀积日久,聚则成癥;旧瘀不去,新血不得归经,妄行致月经不调;瘀血凝结下焦,肾气郁阻不畅,阳气无以温煦,以致肾亏精少,气机不利,不能摄精成孕而不孕。故在治疗过程中,需根据患者的主症,就诊目的,不同年龄及生育要求等确定具体的治疗原则,强调个体化用药原则,做到有的放矢。

2. 权衡邪正,不忘活血 本病的治疗,遵"血实者宜决之",以活血化瘀为大法。但仅用此法是不够的,因为递进反复治疗,屡投活血祛瘀散结、清热解毒药,易使患者正气耗伤,治疗应时刻注意邪正关系,提倡"气以通为顺,血以调为补",以祛邪为主,佐以扶正或攻补兼施,禁过施攻伐,遵循"大积大聚,衰其大半而止"的原则,对于正气尚盛之 EMT 患者,治疗以活血不动血为原则。对于正气极虚之患者,宗前人"养正积自除"之法。权衡邪正,关注患者脏腑、气血、阴阳的平衡。

三、治疗方法

1. 活血理气治痛经——阶段疗法 对于痛经明显的患者主要目的是控制或解除疼痛症状,《血证论》中指出:"瘀之为病,总是气与血胶结而成,须破血行气以推除之。"故治疗本症主要采用活血理气,化瘀止痛为基本之法。具体治疗时采用经前、经期、经后 3 阶段疗法,且强调掌握时间窗。经前重在疏理气血,以防经潮腹痛,用药要"专与猛","专"要专一,集中药力直达患处;"猛",是指药性、药力而言,破瘀导滞直达病所。可在经前 7~10 日开始用药,常用药:鹿角片、川芎、制香附、三棱、莪术、元胡、赤芍、水蛭、牛膝、益母草、红藤、路路通、王不留行等。经行期,重在活血祛瘀止疼,用药"稳与度"。"稳",是指用药及配伍平稳,攻不可过,"度",是指掌握适度,中病而止。具体说,既要活血,解除疼痛,又要控制离经之血,防进一步蓄瘀,且要防止血液妄行。过寒过热、大辛大散、破血之品宜慎用,以免动血,导致月经过多,经期延长,甚至崩漏等发生。月经第 1 天开始用药,常用药:当归、赤白芍、制香附、花蕊石、血竭、元胡、失笑散、鸡血藤、益母草、乳香、没药、三七片、九香虫等。经后重在养血活血,经后用药要"疏与养","疏"即继续疏通气血,调整阴阳,以平为期,"养"即养血益气,扶正固本。常用药:黄芪、党参、桂枝、鹿角片、炮穿山甲、柴胡、当归、白芍、三七、鹿衔草、胡芦巴、丹参等。此疗法遵循了中医有关月经生理的认识,与现代医学对卵巢、子宫周期性变化的认识不谋而合,在辨证准确的基础上往往可以取得比较满意的疗效。

2. 消癥散结治癥瘕——综合疗法　卵巢巧克力囊肿,肌腺瘤,局部痛性结节,属中医的有形之邪,为痰瘀互结所致,治疗应消癥散结,活血理气,是治疗癥瘕的惯用之法,陈颖异认为癥瘕之病,非一时而成,该病有缠绵难愈之特点,必须综合治疗,缩短疗程。综合疗法其概念有二:一是组方综合考虑,应根据患者身体状态及病情夹杂症,消癥散结,活血理气与其他法合理兼用。常用消癥散结药:丹参、莪术、制鳖甲、生牡蛎、石见穿、炮穿山甲、皂角刺、穿破石等;配理气药常用:制香附、郁金、柴胡等;配清热解毒药常用:红藤、败酱草、夏枯花等;配化痰药常用:白芥子、姜半夏、浙贝母、海藻,昆布等;配扶正药常用:黄芪、红景天、党参等;顽痰久瘀,配用虫类药,因为虫类药灵动走窜,搜剔经络,常用:水蛭、地鳖虫、蜈蚣等。病症结合,常常结合现代药理研究,同时加用一二种抗肿瘤的中药,如鬼箭羽、喜树子、红豆杉、蛇六谷等。月经量多加用失笑散、花蕊石;量少加用益母草、牛膝;若形体肥胖,加山楂、白芥子;若疼痛剧烈,加元胡、乳香、没药;若体质壮实而血瘀甚者,加地鳖虫、水蛭;经后加用黄芪、当归;若体虚血枯者,应养血消癥,加用当归、鸡血藤、赤芍等。二是治疗方法,采用综合疗法,配合中药保留灌肠可使有效成分通过直肠黏膜直接吸收,直捣病所,吸收迅速,疗效显著,常用药物:红藤、败酱草、三棱、莪术、丹参、元胡、红花、金银花、川芎;配合中药熏蒸外敷,通过温热刺激来促使包块消散,常用药物:白芷、艾叶、羌活、独活、防风、桂枝、秦艽、伸筋草、透骨草、牛膝、鸡血藤、附片、五加皮;善用中药泡酒,借助酒力增强活血散结的功效,常用药物:黄芪、丹参、枸杞子、三七、制鳖甲。癥瘕外用药组方也要精简,且注意选择药猛力专之品,以增加局部的渗透力,并注意药物归经,可适当加以辛散之品引导药物直达病灶,充分发挥药效;同时陈颖异强调外用处方药的组方同内服中药亦需要辨证论治。对于一些EMT重症患者,如卵巢巧克力囊肿直径大于4cm并伴粘连者,中药保守治疗难以达到治疗目的,则应建议患者接受手术或激素治疗。

3. 补肾祛瘀治不孕——分步疗法　首先要审明原因;西医学认为EMT引起不孕的原因主要有以下几方面:EMT可造成盆腔粘连,输卵管梗阻或通而不畅;不破裂卵泡黄素化综合征(luteinzed unruptured follicle syndroms,LUFS)造成卵巢无排卵;黄体功能不全引发的月经紊乱。陈颖异认为肾虚血瘀为不孕的主要病机,不仅有血瘀的表现,还常见腰膝酸软,小腹冷感,头晕耳鸣,夜尿频多,面色晦黯等肾虚的症状;故常以补肾活血法贯穿治疗EMT不孕的始终,祛瘀则气血通畅,补肾养血,调理冲任以养胞宫。其次整体调理,对因治疗。首先嘱病人避孕二三个月,围绕主症,针对不同的病因采用不同的治疗方法,且治疗具有特异性。

如 EMT 造成盆腔粘连,输卵管梗阻或通而不畅,大多数医家倾向于"湿热瘀阻胞宫"为其主要病机,治疗多投以活血化瘀通络、清热解毒利湿之品。而陈颖异结合多年的临床经验认为:治疗输卵管阻塞的最终目的是促其受孕,如果一味化瘀清热,终使宫寒不能触发氤氲之气而不能摄精成孕。而胞宫失于温煦,胞脉气血运行迟缓成瘀,又加重了输卵管阻塞。故治疗本病在抓住"瘀阻胞宫"这一根本病机的同时,暖宫摄精以助胞胎受孕,意在"微微生火,即生肾气",温煦胞宫土壤以待日后种子,且能助阳行瘀。故陈颖异提出"暖宫助孕,行瘀通歧"的治疗新观点。在清热解毒行瘀通络的基础上,佐以温肾暖宫,以增加受孕率。自拟暖宫通歧汤(当归、赤芍、丹参、桂枝、鹿角、胡芦巴、生薏苡仁、炮穿山甲、红藤、穿破石、鸡血藤等)加减治疗输卵管阻塞,湿热重者重用红藤、加败酱草;虚寒者重用桂枝;肾虚者加用仙灵脾等。连续治疗3个月,输卵管碘油造影复查通畅者,改为补肾活血促孕治疗。

如对于月经紊乱的患者则遵中医周期疗法调经助孕,目的在于强健黄体、改善卵巢功能、恢复正常排卵、提高卵子质量、优化子宫内环境,而这些作用恰是西药调经无法力及之处。合并黄素化不破裂卵泡综合征(LUFS)者,在经间期用药倡导"补与破",即补肾破血,因此时为阴转入阳的过渡阶段,肾非补不可,卵非破不排,所以要补肾破血。常用药:鹿角片、巴戟、小茴香、穿破石、续断、乌药、丹参、王不留行等。所有的病人,经过3个月避孕治疗,病因消除,症状基本消失,应马上促孕治疗。因 EMT 相关不孕的患者求诊的最终目的为怀孕,女性一经妊娠,体内分泌大量孕激素可达到假孕疗法的相同目的,使得子宫内膜转为分泌期,在一定程度上切断异位内膜的激素供应,使其萎缩脱落,临床可缓解痛经诸症,一举两得,事半功倍。

第三节 母儿 ABO 血型不合

母儿 ABO 血型不合是孕妇与胎儿间因血型不合而产生的同族血型免疫性疾病。可发生流产、早产、死胎、死产或新生儿早发性黄疸、重症黄疸,发生不同程度的溶血性贫血,严重威胁新生儿的健康乃至生命,是新生儿溶血性疾病的重要原因,占我国新生儿溶血病的96%。对该病中医学虽无确切的病名记载,但根据其临床表现,以流产为主要表现者属于中医"胎漏""胎动不安""堕胎""小产""滑胎";以胎儿水肿为主要表现者属于"胎水";以新生儿早发性黄疸为主证,则属于"胎黄""胎疸"等范畴。

一、病因病机

1. 湿热瘀邪乃致病关键　陈颖异认为湿热瘀阻蕴结胞胎,冲任受损是致病的关键。因为孕后阴血聚于胞宫养胎,阴血偏虚,阳气偏旺,助热化火,因过食辛辣、情志不舒等致湿热内盛,侵犯胞宫,湿热久稽,血分受病,血为热熬成瘀;且腹中胎儿渐大,胎体上升,升降之气必受影响,气郁则血行不畅,瘀血更加内阻。《诸病源候论·胎疸候》言:"小儿在胎,其母脏气有热,熏蒸于胎,致生下小儿体皆黄。"

2. 脾肾虚损乃发病根本　孕母脾肾虚损,冲任气血失调,胎失所养是发病的根本。因为脾为后天之本,肾为先天之本。脾主健运,化生精微,乃气血生化之源;肾藏精,主生长、发育和生殖,为冲任之本,肾脉系胎。孕母素体脾肾虚损,气血生化乏源,肾精不足,且孕后精血下注胞宫以养胎,使肾精更加不足,气血亏虚,气虚无以载胎,血虚无以养胎,肾虚无以系胎。如果湿热瘀邪乘虚相搏结于胞宫,会使冲任更加受损,以致胎元不固。

二、治疗思路

对本病的治疗思路是清热利湿退黄,行气活血祛瘀,健脾补肾安胎,标本兼治,使祛邪不伤正,治病安胎并举。陈颖异经验方"莲黄汤"是数十年治疗该病的经验总结,疗效满意。其药物组成就是依据本病的病机特点和治疗原则而拟定的。该方由莲房、茵陈蒿、制大黄、炒栀子、牡丹皮、杜仲、木香、白术、黄芪等组成。在临证运用本方,随症加减治疗母儿 ABO 血型不合时,贯穿了以下 3 个主要的治疗原则及方法。

三、治疗方法

1. 扶正祛邪,治病安胎　基于以上认识,经验方"莲黄汤"的组方充分体现了攻补兼施,补中有清,清中寓补,扶正祛邪,治病安胎的原则。方中莲房味苦涩温,无毒,为方中君药,功能:除湿、消瘀、止血,可治胎漏下血,具有除湿祛瘀不伤正,止血不留邪,又有安胎之功。《本草纲目》言:"莲房,消瘀散血,与荷叶同功,亦急则治标之意也"。莲房在此方中作为君药,除湿祛瘀不伤正,止血不留邪,又有安胎之功。非常契合该病的发病病机,又加强了大黄、茵陈的清热利湿之功;制大黄具有泄热解毒,活血祛瘀双重功效,荡涤瘀热下行,使邪有去路,推陈出新;茵陈清湿热退黄疸,自古就是治疗黄疸的要药;炒栀子清热利湿,凉血解毒,炒黑兼入血分而止血,又协同茵陈加强清热利湿退黄之功;牡丹皮苦寒,清热凉血,活血散瘀,具有凉血而不成瘀,活血而不妄行的作用;木香行气,使气行则血行,血行则瘀化;白术健脾益气,以后天养先天,生化气血以化精;杜仲则补肾固冲安胎,先后天同补,加强安胎之功;黄芪甘、微温,为补气之要药,既有益气之功,又有利水湿、托脓排毒之效,一味药就具有扶正祛邪的作用。临证应用本方时主要根据孕周和血清抗体效价高低及伴随症状,辨别标本虚实孰轻孰重,随症加减攻补药物及剂量。若孕母血清抗体效价水平高,身体强壮,大便秘结,可大胆使用本方;如果孕母出现腰酸背痛、阴道出血的情况,大黄泻下、牡丹皮活血,一定要慎用,且要加用藕节炭、血余炭、仙鹤草、苎麻根等安胎止血药。

2. 重视湿热,不忘活血　母儿 ABO 血型不合主要表现为血清抗体效价不同程度的升高,但孕母本身往往无临床症状。血清抗体效价水平越高,出现流产、胎儿畸形、胎儿发育受限、死胎或新生儿早发性黄疸、重症黄疸风险性也越大。中医学认为黄疸的病因多主湿、热。《伤寒论·辨阳明病脉证并治》云"瘀热在里,身必发黄。"《金匮要略·黄疸病脉证并治》亦主张"黄家所得,从湿得之"。陈颖异认为黄疸主要是湿热蕴于血分,病在百脉,中医学所谓"瘀热发黄""瘀血发黄"都说明黄疸是血分受病,主要是湿热瘀阻血脉,所以治疗应从治血入手,即在茵陈、炒栀子等清热利湿药的基础上不忘加用制大黄、莲房、牡丹皮等活血祛瘀之品。须知"有病则病当之"的道理,但需严格掌握剂量,中病即止,以免动胎伤胎。

3. 慎审大便,顾护胃气　脾胃乃后天之本,主腐熟,纳谷,转输运化之职,是气血生化之源。孕母气血旺盛是长养胎元之根本。《诸病源候论·妇人妊娠病诸候》云:"胎之在胞,血气滋养。若血气虚损,胞脏冷者,胎则翳燥,萎伏不长。"故重视脾胃功能应贯穿本病治疗始终。莲黄汤中制大黄、茵陈等清热利湿、活血祛瘀之品多具味苦寒、性滑利的特性,多服久服有损脾伤胃之虞。故方中配入白术健脾安胎,木香调理气机。在治疗过程中,陈颖异还特别注意孕母大便的溏结情况来了解脾胃功能是否健运。若服药期间出现恶心、呕吐等不适,可嘱其嚼生姜片或喝生姜汁止呕。根据大便的溏结情况,调整方中白术和大黄的用法和剂量。若大便偏软者,制大黄用量小于 6g,选用炒白术

15~30g,或酌加炒葛根以安胎止泻;若大便秘结者,制大黄可增加到 6~10g,改用生白术 15~30g。临证灵活运用,随症加减,培补后天之本,以固胎元之气。

第四节 功能失调性子宫出血

功能失调性子宫出血简称功血,是由于下丘脑 - 垂体 - 卵巢轴调节反馈功能失调,并非器质性病变引起的异常子宫出血。按发病机制可分无排卵型和排卵型两大类。前者占 70%~80%,多见于青春期及绝经过渡期妇女,后者占 20%~30%,多见于育龄妇女。

无排卵型功能失调性子宫出血属中医崩漏的范畴,崩漏是指经血非时暴下不止或淋漓不尽,前者谓之崩中,后者谓之漏下,为经乱之甚,也可以说是多种妇科疾病所表现的共同症状。排卵型功能失调性子宫出血与中医的月经先期、月经过多、经期延长和经间期出血等病证相类似,可互相参考。功能失调性子宫出血常伴见不孕。

一、病因病机

中医认为崩漏的发病是肾 - 天癸 - 冲任 - 胞宫生殖轴的严重失调。中医根据病因常将崩漏分为气虚(脾虚和肾虚)、血热、血瘀、外伤。气虚是指脾气虚,甚则虚而下陷,冲任不固,不能制约经血;肾虚则封藏失固,藏泻失常,血溢于外。血热是指因热邪随经血下行,扰乱冲任,迫血妄行。血瘀是指瘀血不去,血不归经而妄行。外伤是指外伤后导致冲任受损,血不归经。总之,本病由劳伤气血或脏腑损伤或血热扰乱血室,致冲任二脉虚损,不能制约经血。

陈颖异通过多年的临床实践,认为肾虚是崩漏发病之根本。《素问·阴阳论》所言"阴虚阳搏谓之崩",这是关于崩的最早记载。释为"阴,谓尺中也,搏,谓搏触于手也",主要是指肾阴虚,而崩漏病情深久,阴损及阳,终致阴阳俱损。而且临床观察发现七情、饮食、劳倦、生活、环境等多种因素都会引起肾气 - 天癸 - 冲任 - 子宫生殖轴功能失调。在理论与实践上对天癸的应用,常以肾取而代之,所以,肾虚是引起崩漏的根本,当然不离血、热、瘀。

二、治疗思路

综上所述,治疗崩漏应该从肾着手,但要注意顾护肾气所累及的脏腑、气血功能失调出现的相关症状。临床治疗崩漏常按年龄段分治:女子青春期功能失调性子宫出血从肾论治；育龄期功能失调性子宫出血，目前称之为异常子宫出血，重调肝；围绝经期功能失调性子宫出血主要健脾。中医妇科医生往往把这理论作为法则而遵守。青春期肾气不足，天癸失衡，功能失调性子宫出血应该从肾论治；育龄期功能失调性子宫出血重调肝，但补肾更不能忽视，"肝肾同源""精血同源"，若肾精不足可导致肝血不足，肝血不足可致肾精亏损；围绝经期功能失调性子宫出血肾气衰竭，天癸渐竭，冲任失调，主要健脾，目的是通过后天养先天，延缓肾气衰竭，代偿其先天不足，根据"虚则补之"原则，围绝经期功能失调性子宫出血必须补其肾，填其精，固其冲任。所以，陈颖异认为不管任何年龄段，治疗该病应立足于肾，补肾填精，固冲任，兼顾他脏，兼清夹邪。

三、治疗方法

1. 治崩——变通运用治崩三法 塞流、澄源、复旧，被近世称为"治崩三法"，其法来源于《丹溪心法附余》，有效地指导着妇科崩漏症的治疗。其实三者治疗中的三个阶段，不能孤立地截然分开，常常塞流澄源并举，塞流复旧并举或澄源复旧并举，各有侧重。陈颖异在临床往往根据病情变通运用治崩三法，且分阶段进行治疗。

（1）重塞流佐澄源，意在速止血崩不留邪：所谓重塞流，即是塞其暴崩之流血液，有急先止血之意。人常道，留得一分血便是留得一分气；佐澄源是指在止血时，辨清寒热虚实，清其邪气，其意义在于迅速止血而没有留邪之虑，而这种治疗方法一般适用于崩漏初期，或暴崩之患者，或者出血量虽不很多，但出血时间颇长，且 B 超提示子宫内膜较薄的患者。重塞流佐澄源，应用该法在临床上陈颖异一般将该病分为 3 型。

1）肾阳虚，阳不摄阴，封藏失司，冲任不固：临床表现为经乱无期，出血量多或淋漓不尽；月经颜色淡红，质稀；肢冷畏寒，舌淡黯，脉沉细。治以温肾益气，固冲止血。临床予以附子炭、人参、黄芪、怀山药、鹿角胶、菟丝子、炮姜炭、三七粉、仙鹤草、海螵蛸等。

2）肾阴虚，肾水亏虚，冲任失守：临床表现为经乱无期，淋漓不止或暴崩下血，血色鲜红稍稠，头晕耳鸣，腰膝酸软、五心烦热，舌红少苔，脉细数。治以滋肾益阴，固冲止血。临床予以熟地黄、枸杞子、山萸肉、牡丹皮、当归、白芍、龟甲胶、阿胶、女贞子、旱莲草等。

3）肾阴阳两虚，冲任失调：临床表现为月经紊乱，量少或多，头晕耳鸣、健忘，腰背冷痛，舌淡，苔薄，脉沉弱。治以益肾滋阴，固冲止血。临床予黄芪、附子炭、人参、麦冬、五味子、山萸肉、花蕊石、龟甲胶、鹿衔草、仙鹤草等。治疗立足于肾,重塞流佐澄源,且要针对不同病因,加入甘温补气或甘寒益气之品和祛瘀止血药,如经色淡红,质稀,加附子炭、人参、黄芪等;如经色鲜红,质稍稠,加用麦冬、女贞子、五味子等,以固耗散之元气,回阳气于垂绝,止阴血于顷刻之间。此乃尊崇古训"有形之血不可速生,无形之气所当急固"也;腹痛夹有血块者加三七、鹿衔草等,此乃涩不虑其过滞也。

（2）重澄源佐复旧,意在清夹邪奏其愈:所谓重澄源是继续澄清血液中的杂质,探索出血的病源;佐复旧是根据脏腑经络气血的盛衰,补其不足,清其有余,恢复健康。而这种治疗适用于崩漏中期,经量逐渐减少,其出血之势已缓,治疗立足补肾祛邪,如湿热内蕴,口苦、大便秘结者加大黄炭、槐花米、炒栀子;阴虚火旺,五心烦热者,加黄柏、龟甲;夜寐不安,心悸怔忡加枣仁、生龙齿。

（3）重复旧佐调周,意在恢复月经周期善其后:所谓重复旧,是指通过继续调理,使身体恢复原状。佐调周,是指调理月经周期,注意生理性白带变化,恢复排卵或健全黄体功能。这种治疗之法,一般适用于崩漏的后期,血海宁静。对于崩漏患者,经治疗后出血虽已停止,但本病只是治疗成功的第一阶段,当继续调整,采用周期治疗。

1）增生期:一般指月经第5~14天,卵泡发育成熟期,内膜腺体和间质细胞呈增生状态。此期共分为3期:增生早期（月经第5~7天）:此时患者内膜薄,益气补肾,祛瘀止血,在补肾基础上加牡丹皮炭、茜草炭及选用上面提到的祛瘀止血药,目的是填补空虚的血海,制其血液妄行,促使子宫内膜逐渐修复,使经期缩短;增生中期和晚期（月经第8~14天）:益气补肾养血调冲,目的是使气阴得复,精血资生,血海充盛,子宫内膜完成修复,子宫内膜增生变厚。促使周期如常。

2）分泌期:一般指月经第15~28天,相当于黄体期,内膜呈分泌状态。此期也分为3期:分泌早期（月经第15~19天）:补肾、填精、养血,在补肾的基础加当归、鸡血藤,继续观察患者子宫内膜厚度,权衡邪正力量,如果内膜≤5mm,血红蛋白低于80g/L,在补肾填精养血基础上,加四物汤;子宫内膜厚度>10mm,血红蛋白增加至90g/L以上,在补肾、填精、养血基础上加活血药。分泌中期和晚期（月经第16~28天）:补肾行气活血,在补肾基础上加牛膝、益母草、红花等;目的是使肾精充盛,持续增厚的内膜按时脱落,促使经水畅行。

2. 治漏,权衡邪正,以平为期　对于漏之患者,初不塞流止血,而是认真审查病因,衷中参西。已婚未避孕之妇女,首先应检查血绒毛膜促性腺激素,排除妊娠可能;其次要检查 B 超,观察子宫内膜厚度,若内膜厚度≥10mm,先活血后止血,若内膜厚度≤5mm,即补肾填精止血。要根据中医的理论,分析正邪的消长盛衰情况,判断邪正与祛邪的主次先后,处理好止血与祛瘀的先后原则。古人云"十漏九瘀",在治疗中不能忽视瘀阻胞宫这一基本病机,要做到活血不动血,止血不留瘀,临证常配合三七、花蕊石、失笑散、大黄炭、茜草、鹿衔草等,治疗原则亦是从肾着手,补之、养之、清之。补益肝肾,调整阴阳,补偏救弊,以平为期。

值得注意的是围绝经期重在补肾填精,但必须继续观察患者子宫内膜,辨病与辨证结合,特别是在围绝经期后期,患者 FSH>40IU/L,子宫内膜很薄,表明卵巢功能衰竭,在辨证施治时月经当断未断者,则应诱导其绝经,在辨证基础上加用紫草、龟甲、仙鹤草,必要时可配合西药协同治疗。

对于绝经过渡期及病程长的育龄期异常子宫出血患者,如治疗效果不佳,应考虑使用刮宫术,既可以迅速止血,又具有诊断价值,可了解内膜病理,除外恶性病变。

四、小结

总之,治疗功能失调性子宫出血之患者,治疗上应立足于肾,分阶段用药,变通运用塞流、澄源、复旧方法,临证时严格掌握辨证要点,根据夹邪不同,随证加减,调整肾阴肾阳平衡,促其健康。

第五节　不孕不育

夫妻有正常性生活 1 年以上,未避孕没有怀孕称为不孕不育症。因女性原因导致的称不孕症;虽能受孕但因种种原因导致流产而不能获得存活婴儿的称为女性不育症,因男性原因导致配偶不孕称男性不育症。

一、病因病机

受孕是一个非常复杂的过程。《易经》中有"男女氤氲,万物化淳,男女构精,万物化生",必须男女肾气旺,肾精充,任通冲盛,脏腑气血调和,蓄溢有常,才能阴阳和合,从而妊娠。不孕究其原因,错综复杂,中医大家清代陈士铎在《石室密录·卷之五·论子嗣》中认为:"女人不能生子有十病。十病为何? 一胞胎冷也,一脾胃寒也,一带脉急也,一肝气郁也,一痰气盛也,一相火旺也,一肾水衰也，一任督病也，一膀胱气化不行也，一气血虚而不能摄也。"西医学认为，女方不孕原因有排卵功能障碍、生殖器官病变、免疫因素等。男方不育因素有生殖器官发育异常和功能异常，以及少精无精症、死精症、精索静脉曲张、输精管堵塞以及精子自身免疫抗体等。

二、治疗思路

临证必须借鉴西医检查手段，倡导辨病辨证相结合，立足于辨病的基础上，发挥中医的特点，抓住主要矛盾，进行辨证分析，拟定治疗计划。

1. 确定治疗范畴——可治与不可治　对于不孕症患者，首先要筛查不孕的原因，确定是否属于中医治疗范畴。有两类不孕中医认为不可治也。一是：西医学认为生殖器官先天畸形，不能生育者，中医古典医籍称为"五不女""五不男"属于不可治范畴；二是病情颇重，非中医药能解决的。如年龄大于35岁，输卵管重度阻塞，致密粘连，积水多；或男性精道梗阻，导致男子不育，药物治疗难以奏效。不宜作为中药治疗对象，谓之不可治也。宜施行人工授精或试管婴儿；男性可以通过显微手术，使精道复通，保证精子顺利排出。盆腔器官无解剖变异因素存在，属于功能性不孕症，首选中药治疗，谓之可治也。

2. 确定治疗步骤——缓治与速治　对于不孕患者，既然属于中医治疗范畴，必须抓主证，分步骤进行。确定缓治与速治，对于盆腔炎症，月经不调，盆腔粘连，输卵管梗阻或通而不畅。根据中医"先治病后助孕""先调经后助孕"的原则，先避孕1~3个月，规范治疗，病情缓解或治愈，后助孕治疗不孕症，谓之缓治也。中、重度子宫内膜异位症不孕，输卵管通畅，盆腔粘连松解手术后，卵巢巧克力囊肿手术后，或者卵巢小囊肿患者，本着助孕重于治病的原则，速战速决，争取早点怀孕。因为不孕患者求诊的最终目的为怀孕，怀孕后好多问题得到解决。如子宫内膜异位症小囊肿患者，女性一经妊娠，体内分泌大量孕激素可达到假孕疗法的相同目的，使得子宫内膜转为分泌期，在一定程度上切断异位内膜的激素供应，使其萎缩脱落，临床可缓解诸症，一举两得，事半功倍。这所谓速治也。

三、治疗方法

1. 中医与西医——合理协调　中医与西医在诊断上要病证结合，在治疗时要合理协调，要通盘考虑疾病过程中的整体反应及动态变化。在治疗不孕中特别对一些特殊患者，中医与西医要力求同步进行。例如常规中医周期疗法,对不孕患者在黄体期采用温肾健脾养血填精,以维持和改善黄体功能。但是在生殖中心,垂体降调节是辅助生殖技术(ART)超促排卵过程中的重要一环。在使用 GnRH-a 降调节方案时,使用降调节药物,干预下丘脑 - 垂体 - 卵巢轴的调节,这时我们不仅要与西医同步进行,慎用温阳辛热类中药,在中医的辨证基础上解决降调节出现的一系列症状,如潮热、盗汗、五心烦热等,治疗上常用生地、龟甲、知母、黄精等滋阴补肾,力求配合西药达到降调标准:超声显示:子宫内膜厚度 <5mm,双卵巢卵泡直径 <10mm 或者无黄体囊肿,血清 E2(雌激素)<50pg/ml,P(孕酮)<1ng/ml,LH(黄体生成素)<10mIU/ml、FSH(卵泡刺激素)<10mIU/ml。

2. 专方与辨证——类别选择　所谓专方是采用一张专方,针对某一疾病,且针对贯穿整个疾病始终的病机的方药。如诊断明确一些不孕不育患者:如输卵管性不孕——暖宫通歧方(经验方);子宫内膜异位症不孕——促孕消癥活血汤(经验方);宫腔粘连不育——养膜汤(经验方);封闭抗体不育——逆封汤等,一般采用专方治疗为主,临床根据伴随症状加减。对于多囊卵巢综合征,排卵障碍性不孕,往往采用辨证治疗,个体化治疗,且择时调周,也就是中药序贯疗法,根据女性生理特点,在辨证的基础上调节下丘脑 - 垂体 - 卵巢 - 子宫轴,调节肾 - 天癸 - 冲任 - 胞宫轴。

3. 补益与疏通——明析主次　肾主生殖,藏精系胞,肾气盛,肾精充,冲脉调节有度;肝藏血,脾统血,气血生化之源满溢,五脏六腑功能正常,则月经正常,两精相辅,胎孕乃成。因此不孕之根本在肾,离不开肝脾,妇人先天肾气不足、后天脏腑功能失常、气血失调、冲任胞宫病变则导致不孕,往往以补益法为治疗不孕症的主要方法。常用药如:鹿角片、龟甲、菟丝子、紫河车、紫石英;补益固然重要,疏通也不能忽视,常常在补益之剂加上几味理气药:如制香附、郁金、玫瑰花等,寓通于补。对于输卵管性不孕、子宫内膜异位症不孕、盆腔炎引起不孕,治疗以疏通为主,常用药如:穿山甲、丹参、红藤、败酱草等,但也要在辨证基础上加几味补益之品,如红景天、鹿角片、巴戟天等,寓补于通,通补兼施,明析主次,方获良效。

4. 丈夫与妻子——同步进行　虽然在不孕不育患者中女性占的比例较大,但也不能因此而忽视男性因素。男性有许多疾病(如甲状腺疾病、生殖系统炎症等)可影响生育能力,而且不良的生活习惯,也可影响精子的活力。即使男方一切正常,"精液常规""精液分析"无明显异常;且不孕患者经过反复治疗,输卵管通畅,排卵正常,然反复治疗未受孕者,必须夫妻同治。夫妻同治可提高疗效,男方精子质量的提高可在一定程度上弥补女方的不足,特别是在围氤氲期对男子进行调理,在辨证的基础上加上几味补肾强壮之品,如潼蒺藜、阳起石、锁阳,效果更佳。同时双方要进行心理疏导,指导性生活,掌握时间窗,在氤氲期要守株待兔,以获成功。夫妻同诊同治不孕不育可以达到"事半功倍"效果。

5. 内服与外治——综合调理 对于不孕的患者,除药物治疗之外,综合治疗也不可忽视,综合调理包括内服、外用灌肠、外敷、针灸、饮食等。如盆腔炎、输卵管阻塞,要配合灌肠药:如红藤、败酱草、丹参、红花、土茯苓、苦参等,注意灌肠药也要辨证施治。对于盆腔包块,宫腔粘连可进行理疗,必要时配合外敷药:如艾叶、细辛、小茴香、乳香、没药、桂枝等。但外敷药也要个体化选用,且要注意皮肤过敏。治疗不孕症饮食疗法颇为重要。古有药食同源之说。不同类型患者采用不同的饮食疗法。如早发卵巢功能不全(premature ovarian insufficiency,POI),大豆、黑豆、蜂蜜、蛤士蟆等含有丰富的优质蛋白和微量元素,含有天然雌激素,可提高体内雌激素水平,对早发性卵巢功能不全有一定的辅助治疗作用;盆腔积液,冬瓜、薏仁米、赤小豆等利水利湿,具有辅助作用,且药理研究有增强免疫与抗炎作用,同时这一类食品可促进体内电解质(Na^+为主)和水分排出,增加尿量以消除积液;心情抑郁不孕患者,在治疗时一定要给予精神疏导,心情酣畅,对受孕也是一个重要条件。故综合治疗,整体治疗,个体化治疗,持之以恒,方能成功。

第六节　妊娠期肝内胆汁淤积症

妊娠期肝内胆汁淤积症(intrahepatic cholestasis of pregnancy,ICP)是妊娠中晚期一种特发性疾病,是妊娠期常见的并发症之一,临床表现为妊娠期出现皮肤瘙痒、黄疸、肝功能异常,产后症状消失或恢复正常,易出现早产、胎儿窘迫、死胎、死产及产后出血等,给孕产妇身心健康带来极大伤害,目前其病因病机尚未明确且难以治愈。因此如何达到良好的疗效,改善围产儿预后,是中外学者们研究的重要方向。

一、病因病机

西医学对 ICP 的确切病因尚不清楚,可能与雌激素水平增高、肝脏中酶的异常引起胆红素代谢异常、免疫功能的改变、遗传及环境等因素有关。本病属于中医学"妊娠瘙痒""妊娠黄疸"等范畴,从其临床证候看,病因多为湿、热,发病机制还兼夹瘀血。正如《金匮要略·黄疸病脉证并治》"黄家所得,从湿得之",《伤寒论·辨阳明病脉证并治》云"瘀热在里,身必发黄"。妊娠后聚血养胎,肝血不足,失于疏泄,可致肝木侮土,脾运失健,湿浊留滞,郁积化热,久积成瘀,影响肝胆的疏泄,以致胆液不循常道,渗入血液,溢于肌肤,故见黄疸、皮肤瘙痒。

二、治疗思路

1. 衷中参西,力求明确诊断 中医古训曰:"治病不明经络,无异于盲子夜行。"妊娠期妇女出现皮肤瘙痒,黄疸等症状,应详细询问病史,根据其临床表现,结合实验室检查,明确诊断,临床上对于无临床症状的妊娠妇女。一般空腹检测血清甘胆酸水平升高≥10.75μmol/L(正常值5.61μmol/L)或总胆汁酸水平升高≥10μmol/L可诊断为ICP。

2. 慎守病机,临证机圆法活 治疗该病要根据本病的主要病因病机,扶正祛邪、治病安胎并举。采用中医辨证与西医辨病相结合的模式,确立专病专方,临证时一定要根据孕周,根据病情变化,审时度势,辨别标本虚实孰轻孰重,及时调整处方剂量,调整辅佐药。

三、治疗方法

1. 疏肝利胆、兼顾补肾安胎 经验方"安胎清肝方"是陈颖异数十年来治疗妊娠期肝内胆汁淤积症方药,由茵陈、炒栀、砂仁、莲房、制军、苏梗、平地木、垂盆草、生黄芪、旱莲草、寄生、苎麻根组成。具有清利湿热、利胆退黄、安胎补肾之功效。治疗重点在清利肝胆湿热的同时,要充分顾及孕妇及胎儿安全,加用补肾安胎药物,且临证时应随症加减:如皮肤瘙痒,加地肤子、白鲜皮;黄疸重者应重用茵陈、炒栀子、口苦加黄芩、黄连;恶心呕吐加陈皮、砂仁、半夏等。如出现胎漏出血者,制军改为大黄炭,加丹皮炭、三七粉等。而且要西为中用,要根据生化指标进行针对性用药。如生化指标提示直接胆红素≥6μmol/L,丙氨酸氨基转移酶≥200U/L,天冬氨酸氨基转移酶≥200U/L,在辨证的基础上,还要加用过路黄、白花蛇舌草以降低胆红素、丙氨酸氨基转移酶等。

2. 清利湿热,不忘活血祛瘀 《金匮要略》云:"脾色必黄,瘀热以行。"《说文》云:"瘀,积血也。"《金匮要略浅注补正》认为:"瘀热以行,一个瘀字,便见黄疸皆发于血分。"特别强调其发病与血分有关。西医学认为ICP病程长且病情重时,血循环中异常增高的胆红素、胆汁酸可在胎盘绒毛间腔沉积并刺激细胞滋养细胞增生,绒毛间质水肿,使胎盘绒毛间腔狭窄,胎盘血流灌注不足,胎儿缺氧。陈颖异认为黄疸主要是湿热蕴于血分,病在百脉,即所谓"瘀热发黄""瘀血发黄",所以在治疗上,既要注重病位在肝、胆;在经验方"安胎清肝方"基础上加柴胡、郁金、过路黄疏肝利胆;又要茵陈、炒栀清热利湿。该病是妊娠特有疾病,根据有滞必行、有瘀必消原则,适当运用活血药,如丹皮、凌霄花、丹参等,但必须要掌握活血不伤胎,中病而止的治疗原则。

3. 泄热顺便,强调通畅气机 《中藏经》:"其本实者,得宣通之性必还其寿;其本虚者,得补益之精必长其年。"ICP属于本虚标实之症,实者乃湿热瘀蕴结。故治疗时要通畅气机,使大便软顺,通腑降浊,热清、湿去、瘀化,可使体内轻微积滞毒素及时得以清除,这也充分证明了中医"以通为补"是有科学道理的。但大便每天保持1~3次,以顺畅为度,如果出现腹泻,要调整方中大黄的用法和剂量,制大黄用量小于6g,加用炒白术15~30g,或酌加炒葛根以安胎止泻;若大便秘结者,制大黄可增加到9~10g,加用生白术15~30g。临证灵活运用。

第七节 输卵管性不孕

不孕症是妇科常见的多发病、疑难病,也是全世界范围内的一个重要的医学与社会问题,输卵管因素引起的不孕占首位。输卵管性不孕主要是指输卵管急、慢性炎症,盆腔炎性疾病后遗症,输卵管发育不全,子宫内膜异位症等原因导致的不孕症,其中最常见的是输卵管阻塞性不孕(TFI),指因输卵管阻塞、粘连引起的不孕症,其病程缠绵难愈,给患者身心带来很大的痛苦。

一、病因病机

输卵管的重要功能是运输精子、摄取卵子、把受精卵送至子宫宫腔,故任何因素导致输卵管的不通或功能障碍都会引起不孕。西医学认为:输卵管疾病引起不孕颇为多见,有先天性输卵管发育不良、功能性输卵管痉挛、炎症性输卵管堵塞、结核性输卵管不通、子宫内膜异位症等。

输卵管不孕主要的病理改变为非特异性慢性输卵管炎,其次输卵管子宫内膜异位、结节性输卵管峡部炎、输卵管管腔纤维闭塞及输卵管结核,导致输卵管伞的严重破坏及输卵管近端(间质部及峡部)的闭塞。

中医学虽无该病的专门记载,但其临床表现可能见于"无子""断绪""带下""癥瘕""月经不调""小腹痛"等篇章中。

输卵管属中医范畴,位居下焦少腹,为足厥阴肝经所过。中医学认为感受外邪,邪客胞宫;或情志失调,气失宣行,瘀滞胞脉,或反复刮宫、频繁流产、经期同房等直接损伤冲任,导致瘀血阻滞,脉络不通,则可导致输卵管阻塞而不孕。本病属于中医学的血瘀范畴。它的发病机制主要是瘀血阻滞冲任、胞络,累及肾、肝、脾三脏,使其不能摄精成孕。肝主藏血,肾主藏精,肝气条达,肾精充盈,下注冲任,方能受精成孕。若胞脉瘀阻,肝气失宣,肾精亏损,则不能摄精成孕,因而本病存在着"肾虚"的方面。临床所见,往往虚实夹杂,气滞血瘀,寒凝瘀阻、湿热瘀阻,不论气滞、寒凝、湿热或因虚致瘀,其最终病理产物为瘀血,瘀阻胞脉而致不能成孕。故血瘀是本病的病机关键,且与肾、肝、脾三脏密切相关。

二、诊断

诊断输卵管不孕的方法有很多,如输卵管通液试验,超声检查,经 X 线的子宫输卵管造影术(HSG),宫腔镜下输卵管插管通液术,宫、腹腔镜联合手术,输卵管镜检查及介入性输卵管再通术,但上述方法都存在一定的局限性。目前认为 HSG 对于输卵管异常的检查准确性较高、风险小、费用低廉,能够清楚看到子宫腔的大小形态和位置、输卵管的形态,可以辨认子宫内膜、输卵管和盆腔的结核病变情况,故 HSG 是现在进行不孕原因检查最常用的方法之一,没有明显盆腔炎和子宫内膜异位症的不孕症妇女可首选 HSG 进行检查。但是 HSG 存在自身局限性,有一定的假阳性,易产生输卵管伞端粘连假阴性的诊断。腹腔镜及输卵管镜检查腹腔镜下,可直接观察子宫、输卵管、卵巢情况,发现盆腔病变。而输卵管镜能直视整条输卵管腔的形态和内膜情况,可同时治疗,排除痉挛所致梗阻。根据国际多个中心的研究结果,世界卫生组织 1986 年提议并推荐输卵管通液腹腔镜检查作为判断输卵管通畅度的首选方法。

三、传统治疗

传统综合治疗方法:①急、慢性输卵管炎造成的阻塞,选用敏感抗生素抗感染治疗;对于结核性输卵管炎、盆腔炎给予抗结核治疗。②阻塞性输卵管性不孕,输卵管通液治疗,但它是一种盲通,有可能造成输卵管破裂大出血的危险,反复进行输卵管通液术可能会使患者输卵管阻塞的程度更加严重,患者痛苦无比。③对于子宫内膜异位症引起的不孕,需要清除病灶同时结合药物治疗,如孕三烯酮(内美通)、达那唑等。

手术治疗:可进行输卵管端端吻合术、输卵管周围粘连分解术、输卵管积液造口术、伞部成形术,但术后怀孕的成功率只有15%。

内镜治疗:内镜治疗有逐渐取代传统显微外科的趋势。宫腔镜、腹腔镜、输卵管镜、生育镜以及微型宫、腹腔镜和机器人腹腔镜手术的陆续开展,给输卵管性不孕患者提供了更有效的治疗方法。辅助生殖技术:随着辅助生殖技术的快速发展、不断完善,技术逐渐走向成熟。目前可开展宫腔内配子移植和体外受精胚胎移植,可以免除手术创伤并可达到30%~50%的周期妊娠率,已成为输卵管性不孕较常选用的治疗方法。不管是现代传统的药物治疗,还是先进的手术治疗,都有其不足之处,无法完全满足患者的需求。

中医采用内服中药、直肠给药、中药外敷、针灸、中药离子导入、穴位贴敷、周期治疗等,治法多样,用药灵活。中医内治法方法简单,疗效明显,易被患者接受。

参考许润三、罗元恺、张玉珍、胥受天等全国名老中医对该病的认识,目前输卵管性不孕大致分为以下几型:气滞血瘀型、肝郁血滞型、湿热瘀滞型、寒湿凝滞型、气虚血瘀型、肾虚血瘀型及阴虚血瘀型。气滞血瘀型、肝郁血滞型治以理气疏肝,化瘀通络,以膈下逐瘀汤加减;湿热瘀阻型治以清热利湿,活血通络,以红藤汤加减;寒凝瘀阻型治以温经散寒,祛瘀通络,以少腹逐瘀汤加减;气虚(或肾虚)血瘀型治以补益脾肾,化瘀通络,用药:黄芪、淫羊藿、红花、炮山甲、路路通、水蛭、地龙等;阴虚血瘀型治以滋阴清热,化瘀通络,用药:熟地黄、鳖甲、龟甲、丹参、知母、炮山甲、路路通等。

陈颖异通过几十年临床观察,积累了一点临床经验,对输卵管性不孕,特别是输卵管阻塞性不孕治疗有一定的认识,疗效满意。

四、治疗思路

治疗输卵管性不孕的思路是从根本上解除病因,缓解症状,又能为以后受孕打下坚实的基础。故其最终目的是促其受孕,如果一味清热解毒,中药内服用药过于寒凉,终使宫寒不孕。故我们提出"暖宫助孕,行瘀通歧"的全新治疗观点,在清热解毒行瘀通络的基础上,佐以温肾暖宫,以增加受孕率。

五、治疗方法

1. 专病专方，随症加减　暖宫通歧方，是陈颖异治疗阻塞性输卵管性不孕常用方。方中当归、赤芍、丹参、鸡血藤养血活血通络；炮山甲、穿破石、水蛭消癥散结、活血通络；红藤、薏苡仁清热解毒化湿；胡芦巴、桂枝温肾暖宫。全方起到破血通络以通歧道，温肾暖宫以助受孕之效，意在"微微生火，即生肾气"，温煦胞宫土壤以待日后种子，且能助阳行瘀。若血瘀日久火热者，症见小腹灼痛，拒按，月经量多，治宜清热解毒，活血化瘀，酌加金银花、败酱草等；若兼血虚者，伴心悸少寐，头晕眼花，酌加熟地、川芎、白芍，当归稍加量，共奏养血活血之效，使其调经促孕；若因炎症而导致腹痛甚至，常加乳香、没药、白术等清利水湿；对于子宫内膜异位症患者多用五灵脂、生蒲黄、水蛭、地鳖虫等软坚散结、活血化瘀、理气止痛。现代药理学研究证实，应用中药行气活血化瘀药能改善输卵管和盆腔的血液循环，调节合成代谢，吸收输卵管炎性病灶，促进输卵管运送卵子和精卵的功能，并能改善输卵管的受精环境。温肾暖宫药物能促进卵泡的发育，从而增加受孕率。

2. 谨守病机，综合疗法　在治疗输卵管阻塞性不孕症时，在临床上通常把西医学诊断方法与中医学辨证思路相结合，中医治疗要谨守病机，综合疗法，采用中药内服、灌肠、联合中药外敷的方法进行。内服通其闭塞，使其通畅是首要任务。且现代药理研究，某些中药能改善输卵管和盆腔组织的微循环，吸收炎性病灶，调节合成代谢，修复增生的结缔组织。配合中药灌肠及外敷，使药力直达病所，促进炎症吸收、粘连松解，恢复输卵管的纤毛运动，内外结合，使输卵管通畅，重建生机而助孕。同时在运用该方药治疗输卵管性不孕过程中，嘱患者注意避孕，防止输卵管将通未通之时受孕，造成宫外孕，给患者带来不必要的伤害。

但有些顽固的病例，如输卵管重度阻塞，致密粘连、积水的，中药治疗显效有时较慢，需要延长疗程；必要时建议手术治疗，如腹腔镜下输卵管粘连松解术、输卵管造口术等，术后配合中药辨证治疗，可能会提高受孕率，这需要我们临床中进一步去总结验证。

总之，对于输卵管性不孕，经临床研究，认为综合治疗效果颇佳，辨证治疗固然要紧，但在清热活血的基础上，必须考虑宫腔的内膜，不能伤其输卵管黏膜细胞，要注意正气，要注意暖宫，意在微微生火，温煦胞宫土壤，有助于今后怀孕。

对于中医药治疗存在许多不足之处,如辨证分型和临床疗效的判定等均缺乏统一标准,中医药治疗本病的机制研究也不够深入,均有待于今后进一步研究探讨。

第八节　卵巢早衰

卵巢早衰(premature ovarian failure,POF)是40岁前由于卵巢内卵泡耗竭或被破坏,或因手术切除卵巢而发生的卵巢功能衰竭。而发生POF是早发卵巢功能不全(premature ovarian insufficiency,POI)的终末阶段。40岁之前卵巢早衰发生率为1.5%,30岁之前发生率为1%。近几年来该病发病率有增高趋势,目前已经成为困扰医学界的难题。中医虽无卵巢早衰的病名,但其发病特点在中医古籍中早有记载,属"血枯""血隔""不孕""经水早断""绝经前后诸证"等范畴。陈颖异通过总结中医学家的各类经验并根据自己的临床体会,将中医治疗卵巢早衰的思路、方法与体会简述如下:

一、病因病机

1. **根源在肾**　肾为先天之本,藏先天之精。肾精生血乃为月经的物质基础,且肾精能化肾气促使天癸充盈。《素问·上古天真论》亦有云:"女子七岁,肾气盛,齿更发长;二七而天癸至,任脉通,太冲脉盛,月事以时下……七七任脉虚,太冲脉衰少,天癸竭,地道不通,故形坏而无子也。"该经文充分证明了月经的初潮、绝经与肾有密切相关,决定于肾气的盛衰。所以卵巢早衰,月经早绝发生根源在肾。

2. **其本在虚**　卵巢早衰以肾虚肾精亏虚为本。肾为天癸之源,为冲任之本,为气血之根。肾气不足,不能温化肾精以生天癸,通达冲任,温养胞宫;肾-天癸冲任-胞宫轴的功能低下,月水难生;肾精不足,精亏血少,冲任血虚,冲脉经血亏虚,任脉之气衰竭。所以先天不足,或任何原因累及肾,肾精亏虚,肾水匮乏,则经水干涸;或气血不足,冲任功能早衰,经血的生成障碍致胞宫胞脉空虚,无血可下均可早发绝经。故本病其本在虚,主要是肾虚也。

3. **累及心肝脾**　虽然说该病发生是以肾虚为根源,但人体是一个有机的整体,在生理上互相协调,在病理上互相影响,而且肾与心肝脾关系非常密切,心为君火,肾主元阴,水火既济,心肾相交,彼此交通相互协调关系。肾虚累及心,会出现一系列心肾不交的症状。肾藏精,肝藏血,精血同源,互相滋生,肾虚精血不足,必定累及肝,引起肝血不足,或肝气失去条达,临床出现与肝肾有关的症状。脾为后天之本,气血生化之源,脾胃健旺则精血化生有源,气血充盈,可以后天养先天之虚,延缓肾气衰退的进程。肾虚也会影响脾胃,临床出现与脾肾有关的症状。综上所述,肾与心肝脾关系甚为密切,所以肾虚会累及心肝脾,促使卵巢早衰。

二、治疗思路

1. 病证结合,明确诊断,慎审病因 病症结合是诊治疾病的基本法则。根据疾病特点进行辨证,确定治疗方案,能够把握疾病的重点和关键。辨病首先要明确诊断:①女性40岁以前出现闭经、促性腺激素水平升高 FSH≥40IU/L 和雌激素水平降低,并伴有不同程度围绝经期症状,是 POI 的终极阶段。②卵巢储备功能减退(diminished ovarian reserve,DOR)指卵巢内卵母细胞的数量减少和/或质量下降,同时伴有抗缪勒管激素(anti-Müllerian hormone,AMH)水平下降、窦卵泡数(antral follcle count,AFC)减少、FSH 水平升高。其次要慎审病因,更好地指导疾病的诊疗。中医认为,POF 虽然都责之于肾,但也有累及心肝脾之不同,也有夹痰夹瘀夹湿之区别。因此,不同的原因可采取不同的治疗方法。

2. 以补肾填精为主,顾护他脏 分型治疗根据 POF 发病的病因病机,陈颖异认为补肾填精法是治疗卵巢早衰的基本法则。大量的现代药理研究及临床实践证实补肾中药本身虽不是激素,但其中许多具有雌激素样作用,对下丘脑-垂体-卵巢轴有多水平、多靶器官的作用。补肾中药可调节内分泌,特别是能提高卵巢对促性腺激素的反应性,进而恢复和改善卵巢功能。因此,"补肾疗法"与"激素替代疗法"两者有异曲同工之效,且补肾疗法无激素替代疗法的副作用。治疗该病的补肾中药多选用补肾填血之品,常用药为鹿茸、鹿角胶、肉苁蓉、紫河车、何首乌、熟地、黑芝麻、桑椹、龟甲、女贞子、黄精、枸杞子、菟丝子等。

临证在补肾填精的基础上要顾护其他脏腑,如扶脾、调肝、养心等。只有这样,才能标本兼顾,获得整体之效。一般我们在临床上将该病分为4型论治。

(1)精血不足、肝肾阴虚型:这类患者多见于先天肾精不足,初潮较晚,月经稀发或量少,子宫偏小。

(2)精血不足、脾胃虚弱型:这类患者多有慢性胃病病史,或是节食减肥经历。

（3）精血不足、肝郁肾虚型：这类患者多有较大的精神压力，或者情志不遂。

（4）精血不足、心肾不交型：这类患者多见于脑力劳动、精神压力过大者，特别是高层次职业女性。

3. 补中兼疏，缩短疗程　对卵巢早衰我们一直强调以补肾补精血为主，但是气血关系甚为密切，气为血之帅，在治疗上主张"气以通为顺、血以调为补"。故我们在填精血调冲任的基础上，佐以理气活血之品。常用于治疗 POF 的基础方是：紫河车 6~10g、紫石英 12~20g、当归 10~12g、熟地 12~15g、枸杞子 12~20g、丹参 15~30g、鸡血藤 15~30g、牛膝 12~20g、红花 3~5g、制香附 10~12g 等。在运用基础方时，除要顾护相互关联的脏腑外，还要兼疏瘀、痰、火之邪气，只有这样，方可补而不壅，缩短疗程，提高疗效。

三、治疗方法

1. 个体化治疗　虽然 POF 患者的临床表现与病机有着许多共同点，但不同的患者有不同的主要表现。因此需要根据患者的年龄、可能的发病原因、生育要求、卵巢内有无发育中卵泡以及经济状况等情况来确定具体的治疗原则，强调个体化用药原则，做到有的放矢。

2. 分阶段治疗

（1）初期衷中参西，提高疗效。西医激素替代治疗与中医辨证治疗相结合，持续治疗 3~6 个月。如果病初，单用益肾填精之中药治疗，远水救不了近渴。而激素替代治疗虽然可能在一定程度上干扰了机体自身的调节功能，易引起一系列不良反应，但可以通过补肾中药来调节机体的整体功能，激发自身调节功能，消除激素副作用，提高疗效。

（2）中期中药辨证治疗为主，补肾填精，养中兼疏。经过半年治疗，POF 患者出现间断排卵，或卵巢基本功能恢复，或月经基本正常后，可改用中药单独辨证治疗。临证时要严格掌握辨证要点进行分型，每一证型都应有一张基本方，且要把握基础方的要点，根据不同的兼症，随证加减。①精血不足、肝肾亏虚型：证见闭经或月经延后，五心烦热，两颧潮红，烘热时作，烦躁易怒，闭经，阴部干涩、灼痛，白带量少等症状。治以养血填精、补肝益肾、调理冲任。常用基础方：养血填精调冲汤，紫河车 6~10g、当归 6~10g、枸杞子 10~15g、制女贞子 12~15g、丹参 15~30g、红花 3~5g、鸡血藤 15~30g、川芎 5~8g、牛膝 12~15g、紫石英 15~30g。腹胀者加用广木香 10~12g；五心烦热者可佐加龟甲 15~20g

等。②精血不足、脾胃虚弱型:证见闭经或月经稀发,伴头晕神疲,腰酸畏寒,足底不温,性功能下降,月经停闭,活动后心悸,毛发不荣,便溏等症状。治以健脾益气,培补气血生化之源。常用基础方:养血健脾调冲汤,当归6~10g、山药10~12g、党参12~15g、炒白术12~15g、陈皮3~5g、生鸡内金3~5g、莪术6~8g、丹参15~30g、枸杞子15~30g、鸡血藤15~30g、红花3~5g、巴戟12~15g。对该类患者尤其要注意大便情况,若患者便秘,可将炒白术改为生白术;若便溏,可减量当归、枸杞子,加用神曲、薏仁米、砂仁等药物。③精血不足、肝郁肾虚型:证见不定期经行或闭经,胸胁胀痛,烦躁易怒,腰酸,尿频,性欲淡漠,舌黯,脉细数等症状。常用基础方:养血疏肝调冲汤,当归6~12g、白芍10~15g、熟地12~15g、鸡血藤15~30g、枸杞子12~15g、紫河车6~12g、郁金10~15g、川芎6~10g、牛膝10~15g、玫瑰花5~10g、红花3~6g、柴胡6~8g。对该型患者在使用疏肝理气药物时,尤其注意不可过于香燥。同时在药物治疗之余,常给予适当精神疏导。④精血不足、心肾不交型:常有月经不调,心悸易惊,心烦不宁,失眠多梦,腰膝酸软,健忘,甚或情志失常,舌质红,苔少,脉沉细。治以宁心滋肾。常用药物:肉桂2~3g、黄连2~4g、太子参12~15g、麦冬10~12g、制五味子3~5g、浮小麦15~30g、枸杞子12~15g、灵芝10~15g、百合10~12g、丹参12~15g、红花3~5g、制龟甲12~15g、阿胶10~12g、龙眼肉10~12g。心火偏旺者,加竹叶6g,且加重黄连的用量。对这类患者要注意改善生活方式,缓解心理压力。

(3)恢复期,中成药巩固,善其后。经过1年多治疗,症状消失,月经基本恢复正常,改成中成药治疗。中成药有着悠久的历史,应用广泛,方便,在防病治病、保障人民群众健康方面发挥了重要作用。中成药使用时要依据中医理论辨证选药,或辨病辨证结合选药。常用中成药有:河车大造丸、天癸胶囊、生精胶囊、左归丸、右归丸及坤泰胶囊等。

3. 静心治疗　人们曾经认为POF是不可逆的疾病,且患其病者不断增多,POF已成为干扰医学界的难题,疑难之病,需要静心治疗。"静心"含义有三:一是病人静心,对患者采取相应的疏导与宣教治疗,使病人放下思想包袱,静心地配合治疗;二是医生静心,对该类患者只要辨证正确,应该静心治疗,持之以恒;三是用药平静,要以性味平和的补肾填精药物为主药,以理气活血药为辅助,不能攻之太过。用药如用兵,夫虚邪之体,攻不可过。要守法守方,方能水到渠成。

4. 辅助治疗　卵巢功能衰退的快慢程度因人而异,除与遗传因素和疾病影响有关以外,更重要的是与个体生活保健有密切关系。大量的流行病学调查显示不同人群中吸烟均会影响自然绝经年龄,吸烟女性绝经年龄较非吸烟人群提前1~2年。过量饮酒,酒精不仅可能致躯体损害、引起骨质疏松,还会引起月经失调,长期焦虑、忧郁、悲伤、愤怒、恐惧等负性情绪或强烈的精神刺激等,也会引起下丘脑 - 垂体 - 卵巢轴功能失调,直接影响卵巢功能,从而可致POF。因此辅助治疗非常关键,在疾病恢复中占有很重要的地位。辅助治疗主要包括指导患者做到起居有常、饮食有节、坚持锻炼、气血调和,避免各种因素诱发本病,从而促使卵巢功能保持健康平衡的状态,使疾病早日康复。

第九节 多囊卵巢综合征

多囊卵巢综合征(polycystic ovarian syndrome, PCOS)于 1953 年由 Stein-Leventhal 报道,也称 S-L 综合征。其病理、生理及临床表现多样化、多态性,涉及下丘脑、垂体、卵巢、胰腺、肾上腺及遗传等诸多因素。

临床表现是以持续性无排卵、高雄激素或胰岛素抵抗为特征的内分泌紊乱的症候群。主要以月经不调(月经延后、月经稀发,闭经或月经淋漓不尽)、不孕、肥胖、多毛、黑棘皮等为主要表现,中医古籍中并没有"多囊卵巢综合征"这个病名,属于中医学"月经失调""不孕"等范畴。

一、病因病机

肾 - 天癸 - 冲任平衡是月经正常来潮及受孕的必要条件,而这些功能发挥其正常活动,必须是脏腑功能冲任功能综合协调完成的。陈颖异认为脏腑功能与冲任失调是 PCOS 发病的内因。脏腑主要责之于肝脾肾,三脏功能失调,导致气滞血瘀,水湿内停,化生湿浊,日久化痰化瘀,痰湿瘀互结,壅塞胞宫、冲任,而出现多种临床症状。因冲任之本在于肾,肝失疏泄又是不可忽视的重要环节,肝气郁结,疏泄失司,气血失调,冲任不能相资,月经无法按时来潮,而致不孕。故三脏之中重在肝肾。总之,PCOS病因病机是脏腑功能、冲任功能失调,且以肝郁、脾虚、肾虚为本;其病理产物血瘀、痰湿为标。认为对该病的治疗必须衷中参西、明确诊断,综合分析,辨证施治,补其有余,泻其不足,标本同治,以平为期。

二、分型

中医学自古就非常重视体质在疾病发生发展中的重要作用,体质病因学代表为元代朱丹溪,他首创"肥人痰多,瘦人火多"的理论,认为体质因素与发病类型有着密不可分的关系。PCOS患者临床表现多样化,陈颖异根据平时临床经验,根据PCOS患者体质不同,参考亚洲人的BMI(BMI≥24.9kg/m²为肥胖,BMI在18.5~24.9kg/m²之间为正常,BMI≤18.5kg/m²为消瘦),将该病分为肥胖型、正常型和消瘦型。

1. 肥胖型 PCOS患者的体质多为痰湿体质,体重逐渐增加,BMI大于等于24.9kg/m²,发生率为50%,多见于青春期,常伴有胰岛素抵抗(insulin resistance,IR)或T(睾酮)升高,T≥80ng/dl,大致可以分为脾肾阳虚和肾虚痰瘀两型。

(1)脾肾阳虚型:症见月经后期、稀发乃至闭经,气短体乏,肢冷无欲,食欲不振,腰酸乏力、面白畏寒、大便不爽或溏泄、肥胖、多毛、舌淡胖、脉沉细等。生化特征:LH/FSH>2.5的PCOS患者常表现为肾阳虚之证,高胰岛素血症PCOS患者以脾阳虚为主要临床特征。

(2)肾虚痰瘀型:症见婚久不孕,形体肥胖,月经量少,经期延后或闭经,腰背酸痛,舌淡黯,舌体胖嫩有齿痕、苔薄白,脉沉细涩。B超提示卵巢多囊样变化,生化特征:T升高或伴有IR,少数患者伴有黑棘皮征。

2. 消瘦型 形体消瘦,BMI≤18.5kg/m²,血清LH浓度升高,血清中FSH浓度往往在正常低限以内,IR少见,可以分为肝经郁热型和肝肾阴虚型。

(1)肝经郁热型:症见月经先后不定,或闭经,或阴道出血淋漓不断,婚久不孕,毛发浓密,面部痤疮,乳房胀满,或溢乳,烦躁易怒,口苦咽干,大便秘结,舌质红、苔薄黄,脉弦数。生化特征:以PRL、T和LH升高为主要特征。

(2)肝肾阴虚型:症见月经初潮迟至、月经稀发、量少或闭经、或不规则阴道流血、婚久不孕、头晕耳鸣、视物昏花、五心烦热、口燥咽干、大便干结、舌红少苔、脉细数。生化特征:以LH升高为主要特征。

3. 正常型 BMI在18.5~24.9kg/m²之间,血清LH浓度升高,血清LH/FSH≥3,可见T或者PRL升高,PCOS不孕患者LH≥10IU/L占37%,多见肝郁肾虚型。

肝郁肾虚型:症见婚后多年不孕,月经量少、稀发或闭经;周期紊乱、乳胀、白带绵绵、腰酸软、四肢不温、头眩健忘,舌质淡、苔白;或舌质黯红、苔薄白;脉沉细或脉弦。生化特征:血PRL、T、LH、LH/FSH比值常升高。

三、治疗思路及方法

1. 衷中参西,疏补结合,谨慎用药 治疗该病以中医为主,而不拘泥于中医,倡导中西医结合,取长补短,发挥各自优势。根据西医理论,PCOS患者往往卵泡停滞在早期的窦状卵泡阶段,数量增多,无排卵。陈颖异认为中医可归为肾虚的范畴,治疗 PCOS 应以补肾为大法,常用补肾药如仙灵脾、鹿角片、巴戟天、菟丝子、紫河车、熟地、枸杞子、女贞子等。研究证实补肾药可促使卵泡发育,颗粒细胞增生,卵子成熟,排卵。补肾药中,认为需慎用滋腻、酸敛药物,如鹿角胶、阿胶虽然有补肾补血之功,但胶类之药有阻碍气的运行,易导致PCOS 患者的卵泡发育停滞;山萸肉、金樱子、桑螵蛸虽然也有补肾之效,但其性收涩,阻碍气机运行。卵泡发育停滞、闭锁过程,陈颖异认为亦与气滞、气郁有关,故需注意“疏补结合,寓疏于补,寓补于疏”,在补肾的同时往往加用理气药如柴胡、青皮、制香附、甘松、八月札、绿梅花、玫瑰花等。在治疗 PCOS 疾病时,要慎用大寒、破血药物。过于寒凉,经水难下,或使宫寒不孕,如金银花,炒栀子等其性苦寒药,用量宜小,必须中病即止;活血破瘀药易损伤子宫内膜,损伤输卵管黏膜、纤毛,故亦慎用。

为缩短疗程,增强疗效,临证必要时应采用西药,对于 PCOS 的治疗,可达到事半功倍的效果。对有生育要求者,在中药调治基础上适时加氯米芬或来曲唑诱导排卵,监测 BBT 和卵泡。无生育要求,伴有高雄激素血症,多毛痤疮明显者,常用避孕药,如达英 -35,能改善患者的高雄激素血症;对于高胰岛素血症或肥胖者,多采用二甲双胍、罗格列酮等减轻胰岛素(LNS)对 LH 的刺激。降低 T 值,改善 LH/FSH 值与激素混乱状态,使卵泡发育排卵。溢乳或血泌乳素偏高者,必要时可合用溴隐亭治疗;伴有肾上腺皮质功能亢进,血硫酸脱氢表雄酮(DHEA)水平明显升高者,或加用少量地塞米松治疗。

2. 专病专方,随症化裁,为求一效　治疗多囊卵巢综合征,辨病亦不忽视辨证,每一证有一张专方。脾肾阳虚型,常用验方强脾温肾调冲汤,方含紫石英、紫河车、仙灵脾、党参、白术、陈皮、鹿角片、丹参、鸡血藤、红花;肾虚痰瘀型,常用验方涤痰祛瘀调冲汤,方含石菖蒲、白术、半夏、泽泻、丹参、鸡血藤、皂角刺、石楠叶、仙灵脾、山甲、巴戟天、鹿角片、牛膝;肝经郁热型,常用验方丹栀调冲汤,方含丹皮、炒栀子、赤芍、茜草、八月札、丹参、女贞子、枸杞子;肝郁肾虚型,常用验方疏肝补肾调冲汤,方含绿萼梅、八月札、菟丝子、石菖蒲、仙灵脾、丹参、鸡血藤、红花、鹿角片、巴戟天;肝肾阴虚,常用验方滋补肝肾调冲汤,方含杜仲、枸杞子、女贞子、丹皮、黄精、熟地、丹参、鸡血藤。

PCOS 患者临床表现多样性,根据患者临床表现不同,用药灵活多变,注重“见是症,用是药”:若患者头发浓密或面部痤疮严重,加凌霄花、马鞭草、丹皮、红茜草、炒栀子、赤芍等;若患者 B 超提示多囊卵巢,喜用瓦楞子、浙贝、皂角刺、鳖甲、鸡内金、生牡蛎、炮山甲;若患者便秘,用生白术、当归、肉苁蓉;若便溏,用神曲、炒白术、薏仁米等药物;溢乳者加麦芽。且不同症型患者,其伴发的兼证有其偏向性,如脾肾阳虚型,对该类患者尤注意大便等;肝经郁热型易见面部痤疮等。

　　3. 因人制宜,同病异治,择期论治　根据患者发病年龄不同,治疗的目的不同,而采取不同的治疗方法。对于青春期无生育要求的,注重调经,根据月经周期进行辨证加减用药,陈颖异将其分为四期,卵泡期采用益肾养阴,阴中求阳;排卵期采用滋阴与补阳结合,于滋阴助阳法中加入活血理气之品;黄体期则温补肾阳,阴中求阳,以助月经来潮;行经期以活血调经为主。对于有生育要求的患者,陈颖异在注重调经的同时,还注意抓住时机,促其怀孕;对于已生育 PCOS 患者,既要控制体重,又要辨证论治调理月经,使内膜按时脱落,减少子宫内膜癌的发生。

第三章 临证撷菁

临证撷菁是每一个医生在实践治疗中所获得体会的精华点,也是临证在取得显著疗效的基础上凝聚提炼的学术闪光点,今天笔者把自己所有的临证心悟悉数写在书中,目的是与读者一起探讨,一起分享,拓宽医学知识领域,在继承中创新!

第一节 养膜汤治疗宫腔粘连不孕

宫腔粘连((intrauterine adhesions,IUA),又称为Asherman综合征。是妇科常见、对生育功能严重危害并且治疗效果较差的宫腔疾病,严重影响女性生殖生理及身心健康。

正常宫腔在生理状态下前后壁接触合拢,即使在月经期子宫内膜剥脱时亦不会出现粘连,这皆因子宫内膜基底层的完整性和功能正常。任何引起子宫内膜破坏的因素都可引起子宫腔粘连。宫腔粘连不孕是由于宫腔操作或炎症而形成的子宫内膜形态及功能变化,由于子宫内膜粘连使宫腔部分或者严重时全部闭锁,影响了胚胎的着床及生长,即使是轻度IUA即可引起原发或继发不孕不育。

临床表现:不孕及反复流产、早产;宫腔完全粘连者,可出现闭经,宫腔部分粘连及/或内膜部分破坏者,则表现为月经过少,但月经周期正常;周期性腹痛:一般在人工流产或刮宫术后1个月左右,其中有一半以上伴有肛门坠胀感;有些患者腹痛剧烈,坐卧不安,行动困难,甚至连排气、排便都很痛苦,有时有里急后重感。疼痛一般持续3~7天后逐渐减轻、消失,间隔1个月左右,再次发生周期性腹痛,且渐进性加重。

关于宫腔粘连,传统中医没有"宫腔粘连"这个病名,但根据其临床表现,可归于"月经过少""闭经""不孕""腹痛"等范畴。陈颖异认为90%患者属金刃外伤,瘀血内阻,损伤胞宫,耗损精血,精血不足,扰乱肾-天癸-冲任-胞宫轴的正常生理。出现一系列临床症状。陈颖异在长期的临床实践中,对本病的治疗以健脾补肾,填精养血,佐以理气活血为原则,常用的经验方是养膜汤,组成:红景天12g、党参15g、炒白术15g、鹿角片12g、枸杞子15g、当归6g、白芍10g、熟地12g、川芎10g、菟丝子30g、川牛膝12g、鸡血藤30g、丹参15g、粉葛30g、紫石英20g。临床根据辨证随症加减:气虚甚者,加黄芪15g;瘀血甚者,小腹疼痛者加元胡15g、三七6g;若血瘀日久火热者,酌加金银花15g、败酱草15g等;经期量多者加失笑散10g;睡眠不佳者加合欢皮15g、枣仁12g。②中药保留灌肠:红藤20g、丹参20g、桂枝10g、三棱10g、乌药10g、银花15g、川芎10g。可将保留灌肠中药煎好,取药液50~100ml保留灌肠,灌肠后抬高臀部20~30min,每日1次,月经期停用。陈颖异曾治疗李某,女,32岁,初诊:2016年2月16日。继发不孕3年。2013年6月难免流产清宫术,嗣后月经量少,稀发。在当地医生曾经给予戊酸雌二醇(补佳乐)、地屈孕酮片(达芙通)人工周期治疗半年,效果不佳。于2014年1月6日行宫腔镜下粘连分离术。输卵管通畅,B超多次检查内膜较薄,经前内膜仍只有5mm,末次月经2016年2月11日。刻诊:胃纳不馨,夜寐欠安,精神不振,忧虑重重,大便溏软,日解两次,舌淡红、苔略腻,脉细滑。中医诊断:断绪;西医诊断:继发不孕,宫腔粘连。证属心脾肾俱虚,胞脉受损,气滞血瘀。治法:拟先健脾调理肠胃,调理气机,佐以安神。处方:党参12g、茯苓15g、炒白术15g、怀山药15g、芡实15g、柴胡10g、防风10g、炒山楂15g、野葡萄根12g、薏仁米30g、合欢皮15g、砂仁6g,10剂。二诊:2016年2月25日,药后诸症减轻,药后大便日解一次,稍软,原方去野葡萄根加石楠叶12g、补骨脂12g、肉桂2g,7剂。三诊:2016年3月4日,药后大便正常,诸症好转。舌苔薄白,脉涩。即日B超检查子宫内膜5mm,拟标本兼治,健脾补肾,养血活血。红景天12g、党参15g、炒白术15g、鹿角片12g、龟甲10g、当归10g、白芍12g、熟地15g、川芎10g、菟丝子30g、川牛膝12g、鸡血藤30g、丹参15g、粉葛30g、紫石英20g,继续配合戊酸雌二醇(补佳乐)2g,每日1次。四诊:2016年5月6日,上方连续服用50天,子宫内膜7mm。原方加红花5g,继续服用,配以地屈孕酮片(达芙通)10mg,每日2次,10天。5月20日月经至,较前量略多,总量较正常量仍少,之后随症、随周期加减治疗,继续调理,8月18因月经应至而未至,检查HCG 1 879IU/L,雌二醇504.52pg/ml,孕酮66.68nmol/L,即予保胎治疗,2017年5月底已顺产一女孩,诸况良好。

该患者继发不孕3年。2013年6月难免流产清宫术,胞脉空虚,经水不能按时蓄溢,故经量少,稀发。夜寐欠安,大便溏软,乃心脾肾俱虚,瘀血内阻,导致子宫粘连,影响其生殖功能,继发不孕 3 年。脾胃健则精血化生有源,气血充盛。心神与孕育密切相关。首诊是关键。故先健脾调理肠胃,调理气机,安其心神。诸证消失,患者信心充满,嗣后中西医结合治疗,继续激素补充周期疗法,加中药养膜汤调之。方以鹿角片、龟甲、当归、白芍、熟地、菟丝子、血中养精;红景天、党参、炒白术健脾和胃;脾胃健旺,促进子宫内膜的修复;川芎、川牛膝、鸡血藤、丹参活血舒筋通络,促进粘连松解。取补中有通,通中寓补之意,随症调理 5 个月,终获成功!

小结:中医治疗宫腔粘连,常见的方法有:辨证分型、中药周期疗法、专方治疗、其他疗法、配合独特的中药方剂,恢复内膜完整,促进炎症的吸收和消退。陈颖异在长期的临床实践中体会对该病要综合治疗,确立专方,根据月经周期随症加减,配合热敷、灌肠、理疗,才能缩短疗程,同时对于破血、峻下、酸涩、收敛的中药,要慎用。

第二节　妊娠期易栓症治疗体会

易栓症(thrombophilia)即血栓前状态,是指多种因素引起的凝血、抗凝和纤溶系统功能失调或障碍的一种病理过程,使血液系统处于易于形成血栓的状态。美国病理学会(College of American pathologists,CAP)诊断指南指出妊娠由于病理生理改变导致易栓症发生率显著提高。妊娠期妇女中 1/10 的人具有血栓前高凝状态,静脉血栓栓塞性疾病(venous thromboembolism,VTE)史人群中,50% 的人存在易栓症,其发病因素可分遗传性和获得性。妊娠易栓症表现为子宫胎盘血流状态改变,微血栓形成,绒毛及子宫蜕膜血管纤维样坏死,从而引起胚胎缺血缺氧状态,最终发育不良及流产。

该病属中医"胎动不安""滑胎""数堕胎"及"屡孕屡堕"等范畴。陈颖异认为该病病因不外乎虚、热、瘀三个因素。诚如《格致余论·胎自堕论》云:"阳施阴化,胎孕乃成,血气虚损,不足荣养,其胎自堕,或劳怒伤情,内火便动,亦能堕胎,推原其本,皆因余热",指出"虚损""内火"可致病,胎自堕。《灵枢·邪气脏腑病形》云:"有所堕坠,恶血留内",阐述母体胞宫宿有癥瘕而致堕胎。虚、热、瘀三个因素均导致血行不畅,运行受阻,血液郁积在经脉和器官内呈凝滞状态形成瘀血故而致病。中医学认为五脏生理功能的相互协调与密切配合,共同保证了血的正常运行,其中任何一脏的生理功能失调,都可以引起血行失常的病变。由此陈颖异辨证分为以下三个类型:

一、气虚血瘀——益气祛瘀，兼固胎元

中医辨证气虚提挈无力，瘀血内阻者。多见于①早孕期：因早孕期胎儿发育尚未成熟，稍有不慎易发生胎漏、胎动不安，或胎萎不长，以至堕胎之苦；②小孕囊（囊芽差小于13mm）：《女科证治》曰："妇人有孕全赖血以养之，气以护之"，因"气为血之帅"，气能生血、行血，气血不足，孕囊滋养失充也；③高龄孕妇：正如内经所述"女子五七，阳明脉衰，面始焦，发始堕；六七，三阳脉衰于上，面皆焦，发始白"，高龄，气血渐渐亏虚，冲任失养，系胎无力。现代医学认为高龄妇女活动普遍少，纤溶系统调动慢，存在血液高凝状态；④胎盘位置低：《女科经纶》云："女子肾脉系于胎，是母子真气，子之所赖也，若肾气亏虚，便不能固摄胎元"，气以载胎，血以养胎，气虚血亏，濡养不足，胎气不固定，则胎盘低置不能附于子宫正常位置。概因气虚正气不足，外邪易入侵胞宫，局部血瘀，使冲任、胞宫损伤。气行则血行，气虚血瘀也。

气虚血瘀者，应重用补益药，气生血，气旺血行；临证重用黄芪30~50g，党参30~50g，补其气；胎盘位置低者，中医谓之中气下陷，以小剂量柴胡6g、升麻6g举下陷之气；为了扶正不留邪，辅以当归、芍药补血养血，佐以小剂量活血之品，丹皮5~8g，丹参5~10g，茜草5~10g、三七2~3g；补肾是固胎之本，方中加以寿胎丸兼固胎元，本固血充胎自安。

二、胞脉阻滞——养血活血，谨防胎漏

中医辨证为胞脉阻滞，瘀血内阻者。多见于①中晚期孕妇：随着孕周的增加，胎儿的发育已趋成熟，胎元已较稳固，抵抗力相对增强；②大孕囊（囊芽差大于19mm）：大孕囊患者说明胎儿目前营养充盛；③年轻孕妇：相对来说年轻孕妇比高龄孕妇肾气充满，筋骨强健有力，身体颇为强壮。正如《黄帝内经》所述："女子三七，肾气平均，故真牙生而长极；四七，筋骨坚，发长极，身体盛壮"。

清代王清任在《医林改错》中论述了血瘀而致流产的病机。血瘀，既是致病原因，也是病理产物。瘀血留滞胞宫，瘀血不去，新血不生。王清任在"少腹逐瘀汤"中论："常有连伤数胎者……不知子宫内，先有瘀血占其地，胎至三月再长，其内无容身之地，胎病靠挤，血不能入胞胎，从旁流而下，故先见血；血既不入胞胎，胎无血养，故小产"。经脉阻滞不通，瘀血蕴结则影响气血的化生，不能濡养胎儿，胎终难安。本着治病安胎并举，此期重用养血活血之品，常取得很好的疗效。当归10g、杭白芍10~15g增强补血养血活血之力；佐以丹

皮 10g、小剂量三七粉 3~5g、丹参 15g 等活血祛瘀，以求祛邪不伤正；辅以艾叶炭 5g、莲房 12g、瘪桃干 10g 祛瘀安胎；加以菟丝子 15~30g、苎麻根 15g、仙鹤草 15~30g，补肝肾，谨防胎漏。诸药合用，养血活血化瘀，使瘀去络通，冲任、气血通畅，胎有所养，而胎自安。故临证在辨证的基础上，适量运用活血之品无碍胎之弊，所谓"有故无殒，亦无殒也"。动中寓静，养血活血安胎，以促使血肿消失，治病安胎并举。

三、阳盛热甚——泄热活血，中病即止

中医辨证阳盛热甚，瘀血内阻者。多见于①孕期伴有感染者：孕期感染性疾病种类多样，病原体繁多，这些孕妇中医辨证临症常常湿热偏盛，热伤冲任，胎元不固；②孕期服用激素者：如美卓乐（甲泼尼龙）等，属于糖皮质激素，用量一般是 1~2 片，虽然剂量是安全的，但长期用药可引起体重增加、紫绀、易出血倾向、创口愈合不良、痤疮等等，中医谓之热邪；对西药所产生的不良反应，要早点干预，这是治未病；③抗磷脂综合征，肝内胆汁淤积等：中医认为既有瘀血内阻，又有湿热；《景岳全书·妇人规》："凡胎热者，血易动，血动者，胎不安"，此期予以清湿热、祛瘀血为主，清湿热常用茵陈蒿 15~20g、炒栀子 10~12g、椿根皮 10~12g、黄芩 10~12g；祛瘀血常用制大黄 6~10g、丹皮 6~12g、当归 6~10g、川芎 3~5g、莲房 10~12g、瘪桃干 10~12g。辅以黄芪 20~30g、苎麻根 10~15g、莲子 10~15g、墨旱莲 10~15g，益气利水、清热去火、解毒安神、止血安胎，共奏清湿热，宁胞宫，固胎元之功。但湿热去，瘀血消，必须中病即止，以防胎漏。

四、典型案例

患者王某，36 岁，职员，2017 年 10 月 18 日初诊。因"未避孕未孕 8 年"前来就诊。**现病史**：患者结婚 8 年，继发不孕 3 年，反复流产 2 次。患者 2010 年孕 50 天，难免流产；2012 年孕 11 周，又无诱因出现胎停。嗣后全面筛查原因，发现血小板聚集率：AA 聚集率 92%、ADP 聚集率 91%。2014 年 3 月 18 日超声显示：子宫动脉血流：左侧 RI（阻力指数）0.86、S/D（舒张压血流峰速比值）7.03，右侧 RI0.89、S/D7.57。

经积极多方治疗后，血小板聚集率正常，黄体期复查 B 超子宫动脉阻力正常，未见宫腔粘连，但是 2012 年流产后一直未怀上。男方各项检查未见异常。患者平素月经规则，经期 6 天，周期 28~30 天，量中，偶有痛经，2015 年 5 月，经 X 线子宫输卵管造影术（HSG），提示双侧输卵管通而不畅，2016 年 5 月、

2017年6月两次在上海某医院体外授精-胚胎移植术均失败。**刻诊**:患者末次月经(LMP)2017年9月23日,量偏少,7天净。精神欠佳,夜寐欠安,大便干,舌淡红略黯,苔薄白,脉弦细。**既往健康**。**辅助检查**:2017年10月16日绒毛膜促性腺激素(HCG)阴性。阴道超声显示:子宫单侧内膜0.6cm。**中医诊断**:1.断绪 2.数堕胎(肝郁肾虚,瘀血内阻,胞脉不通),**西医诊断**:1.继发不孕 2.输卵管性不孕? 3.复发性流产 4.血栓前状态。正值月经前,治拟疏肝补肾,活血通络。**处方**:红景天12g、鹿角片10g、当归10g、鸡血藤15g、醋香附15g、丹皮10g、丹参15g、益母草15g、牛膝15g、桃仁10g、合欢皮15g、马鞭草15g、桑寄生30g、穿山甲颗粒3g,7剂,浸泡20min,中火熬30~40min,每日2次,餐后口服。中药灌肠(丹参、红藤、败酱草、红花等)7剂,煎法同上,每日1次,保留灌肠,左右各侧卧20min,嘱经期停用,避孕3月。

二诊(2017年11月4日):药后月经于2017年10月24日来潮,量偏少,月经7天净,无腹痛。腰酸乏力,夜寐欠安,胃纳可,大便偏干。舌黯苔薄白,脉细弦。2018年10月27日血清检查:卵泡刺激素(FSH)5.2U/L、黄体生成素(LH)3.87U/L、雌激素(E2)98pg/ml、孕激素(P)0.49nmol/L、催乳素(PRL)17.91μg/L、睾酮(T)0.53nmol/L。**处方**:黄芪30g、红景天10g、桂枝6g、当归10g、炒白芍12g、丹皮10g、红藤30g、菟丝子20g、桑寄生30g、制香附12g、合欢皮15g、杜仲30g、丹参20g、生白术15g、桃仁10g,继续中药灌肠7剂。中药口服联合灌肠。

治疗3个月。于2018年1月8日复查HSG显示:双侧输卵管通畅。无腹痛。阴道超声显示:内膜双层厚1.2cm。胃纳一般,夜寐安,二便调。嘱其备孕,指导同房。经前予以疏肝补肾,活血调冲,**处方**:红景天12g、鹿角片10g、当归10g、丹皮10g、炒白芍12g、红藤30g、泽兰15g、桑寄生30g、制香附12g、杜仲30g、丹参15g、川芎10g、莲房12g、瘪桃干12g;经后重在疏肝补肾,益气健脾,佐以活血,**处方**:黄芪30g、红景天10g、党参30g、当归5g、炒白芍12g、红藤20g、菟丝子30g、桑寄生30g、丹皮10g、合欢皮10g、旱莲草15g、丹参12g、仙灵脾15g、葛根30g,煎服同前。围排卵期中医称为氤氲期,重在益气养血,补肾助孕,佐以活血,**处方**:党参30g、当归15g、炒白芍12g、制香附12g、杜仲20g、巴戟天15g、怀牛膝12g、丹参12g、石楠叶10g、卷柏10g。

前后继续调理3个月,围排卵期指导同房,2018年5月28日:患者LMP 2018年4月23日,月经届期未转,停经34天,大便秘结,当天查血HCG 2 010mIU/ml、E2 230.69pg/ml、P 28.57ng/ml、D-二聚体0.58,血小板聚集率:AA

聚集率 92%，ADP 聚集率 91%，甲状腺功能全套正常，同型半胱氨酸 13μmol/L。
修改诊断：1. 妊娠状态，2. 血栓前状态。**处方**：黄芪 30g、炒白术 6g、党参 30g、菟丝子 15g、莲房 12g、仙鹤草 20g、丹皮炭 10g、当归 10g、生地黄 15g、生白术 15g、木香 6g、炒谷芽 15g、苎麻根 15g、瘪桃干 10g，共 7 贴，每日 1 次。辅以低分子肝素针 5 000IU 皮下，每日 1 次；叶酸片 0.4mg，每日 1 片，3 个月；维生素 B$_6$ 10mg，每次 2 片，每日 3 次，1 个月。继续监测孕三项、肝功能、D- 二聚体、凝血功能、阴道 B 超、子宫动脉 B 超等。

2018 年 6 月 6 日：患者停经 42 天，大便稍干，伴有恶心，无呕吐，舌脉同前。2018 年 6 月 5 日血清检查显示：肝功能正常，D- 二聚体 0.51，HCG 35 548.5IU/L、雌二醇 2 690.37pmol/L、孕酮 93.29nmol/L，子宫动脉血流：左侧 RI0.90、S/D 9.2，右侧 RI0.91、S/D 7.3，提示子宫动脉血流偏高。阴道超声显示：孕囊 10.9mm×14mm×14mm，囊内可见卵黄囊，大小约 3mm，囊内可见长约 2mm 胚芽，原始心搏可见。提示宫内早孕，患者孕囊偏小，口干，大便干，考虑阴血亏虚，精血不足，故继续予以安胎养精方，**拟**：黄芪 30g、炒白术 15g、太子参 30g、菟丝子 15g、莲房 12g、仙鹤草 20g、丹皮炭 10g、生白术 30g、木香 6g、炒谷芽 15g、苎麻根 15g、生地 15g、瘪桃干 10g，共 6 贴，煎服同前，低分子肝素针 5 000IU 皮下，每日 1 次，继续治疗观察。

患者于 7 月 20 日查胎儿颈后透明带宽度（NT）及子宫动脉阻力一切正常，停低分子肝素针，继续中药治疗 3 个月。于 2019 年 1 月 26 日顺产一儿子，母子平安。

五、按语

复发性流产的治疗是一个动态的过程，陈颖异治疗该病时往往分三步走：第一步孕前（避孕）调理，审证求因，通畅胞脉，兼培其损；第二步备孕调理，补肾健脾，养血活血，摄精助孕；第三步孕后安胎，先后天同补，养血却瘀，固冲荫胎。《女科百问》在滑胎的治疗上即强调要"预服"之，即预培其损。陈师经过多年的临床摸索，认为"滑胎重孕前，根深方叶茂"。

一阶段孕前（避孕）调理：患者既往有两次小月份难免流产，两次体外授精 - 胚胎移植术失败病史，陈颖异认为患者肾气素虚、冲任失调为本；且患者多次流产，反复宫腔操作，精神压力较大，平素大便干，夜寐欠安。HSG 提示：输卵管通而不畅，乃肝气郁结，胞脉瘀阻为标。病机属本虚标实之证，治疗上先调理本身体质。初诊时正值经前，予以疏肝补肾，活血通络。方中方中当归、香附、丹参、丹皮、马鞭草、合欢皮养血凉血,疏肝理气,益母草、鸡血藤活血调经通络,桃仁活血通便,炮山甲活血通络,鹿角温肾暖宫,红景天、桑寄生、牛膝益气补肾调冲任。患者 HSG 提示输卵管炎,故联合中药灌肠,中药灌肠直接作用于盆腔病变组织,局部浓度高,通过直肠静脉丛吸收,内服外用联合,疗效较好。二诊时正值经后,脾肾为先后天之本,气血生化之源,气行则血行,瘀血得化,胞脉得通,故予以补肾健脾,养血疏肝,佐以清热凉血。方中黄芪、红景天、生白术、桑寄生、杜仲、菟丝子健脾补肾,固护二天;当归、炒白芍、制香附、合欢皮养血疏肝理气;丹皮、红藤清热凉血;其中黄芪、生白术、桃仁有益气养血通便;治疗期间嘱其避孕。

二阶段备孕调理:患者调理 3 月后,诸症好转,HSG 提示双侧输卵管通畅。胃纳一般,夜寐安,二便调。该阶段经后在原方治疗基础上,加强益气补肾促卵泡发育。方中黄芪、红景天、太子参、菟丝子、桑寄生、补肾健脾;当归、炒白芍、合欢皮养血疏肝理气;葛根为陈颖异常用药,促进内膜卵泡发育;旱莲草滋补肝肾,预防补药过燥,过而不及;红藤、丹皮炭、丹参清热活血凉血,同时改善子宫血液微循环;木香理气通便。排卵期重在益气养血,补肾助孕,党参、当归、炒白芍、杜仲、巴戟天补肾健脾,制香附疏肝理气,怀牛膝、丹参、石楠叶、卷柏促排摄精助孕;经前予以疏肝补肾,养血活血调冲,莲房、瘪桃干养血活血安胎,帮助着床。前后备孕调理 3 个月,围排卵期指导同房,成功受孕。

三阶段孕后安胎:患者怀孕后,认真检查各项指标,发现血清 D- 二聚体、血小板聚集率偏高、超声显示:子宫动脉血流偏高,提示存在血栓前状态,中医学认为瘀血内阻。而且患者孕囊偏小,口干,大便干,乃孕后血聚胎元,阴血亏虚,精血不足也。肾主生殖以荫胎,脾主化源以养胎,双补先天后天,使冲任得养,气血顺调,则胎元固。故以益气健脾补肾,养血安胎。方中黄芪、炒白术、太子参、菟丝子、生白术健脾补肾安胎;生地黄滋肾通便;莲房、瘪桃干、丹皮炭、当归化瘀安胎,木香、炒谷芽理气固护脾胃,仙鹤草、苎麻根凉血止血安胎,以防活血伤胎。众药相辅,取得佳效。孕12周检查胎儿的颈后透明带宽度(NT)及子宫动脉阻力一切正常。顺利诞下麟儿。

第三节 阳和汤在妇科中的应用

阳和汤为外科治疗阴疽的方剂。具有温阳补血,散寒通滞之功效。主治阴疽。漫肿无头,皮色不变,酸痛无热,口中不渴,舌淡苔白,脉沉细或迟细。

或贴骨疽、脱疽、流注、痰核、鹤膝风等属于阴寒证者。陈颖异临床上以阳虚寒凝为辨证要点，在妇科病中广泛应用，疗效显著，现举例如下。

一、不孕

朱丹溪曰："人之育胎，阳精之施，阴血能摄之，精成其子，血成其胞，胎孕乃成。今妇人无子，率由血少不足以摄精也，血少固非一端，然欲得子者，必须补其精血，使无亏欠，乃可成孕。"肾阳亏虚，或子宫虚冷，或精血不足，天癸乏源，冲任亏虚，难以摄精成孕也。各当求其源而诊治也。

曾治疗王某，女，28岁，1994年2月8日初诊。患者结婚4年未孕，夫妻同居，爱人健康。平素月经不调，数月一行，经行腰腹酸痛，小腹发凉，伴头晕眼花。末次月经1993年11月18日，妇科检查未见异常。经期取子宫内膜病理检查报告为增生期子宫内膜。舌质淡嫩苔薄白，脉沉细。证属肾阳不振，精血不足，寒凝胞宫，治拟温阳散寒暖宫，阳和汤加减：熟地15g、肉桂5g（冲）、生麻黄5g、干姜5g、鹿角胶10g（烊冲）、炙甘草5g、白芥子10g、枸杞子15g、菟丝子30g、川芎5g、鸡血藤30g、巴戟15g、牛膝12g。

3月16日二诊，上方共服25剂。月经于3月7日至，经量较前增多，色正，经水5天净，舌脉如前。原方加穿破石12g，服8剂。

4月12日三诊，患者自诉投上药后量基础体温上升，在35.7~35.9℃之间，持续20天未下降。尿妊试验检查阳性，B超检查提示早孕。本例不孕，肾阳不振，故腰腹酸痛，小腹发冷，寒凝胞宫，经水数月一行。精血不足头晕眼花，血少不足以摄精，婚后多年不孕。所谓"寒水之地，不生草木，重阴之渊，不生鱼龙"，符合阳和汤施治指征。阳和汤温阳补血，温通血脉，散寒化凝。加川芎、鸡血藤养血活血，巴戟增加补肾之功；鹿角胶、熟地、枸杞子、菟丝子、补精血，穿破石、牛膝引药下行，直达病所，阳气恢复，胞脉得养，故摄精成孕。

二、带下

带下之名始见于《素问·骨空论》："任脉为病……女子带下瘕聚。"病理性带下在《沈氏女科辑要笺正·带下》中有记载："如其太多，或五色稠杂及腥秽者，斯为病候。"《诸病源候论·卷三十七》："带下者，有劳伤过度，损动经血，致令体虚受风冷，风冷入于胞络，搏其血之成也。"冲脉、任脉为经络之海，任之为病，女子则带下。所以肾阳虚，寒湿内盛，带脉失约，临床常见。曾治疗许某，女，27岁，1994年5月6日"初诊。带下增多2年。色白如清涕，有时呈水样。

平素形寒肢冷，四肢无力。妇科检查：外阴正常，阴道通畅，分泌物量多，色白质稀，宫颈轻度糜烂，子宫后位，正常大小，两附件（−），阴道分泌物未见滴虫霉菌。刻诊：舌质淡嫩、苔薄白，脉细弱。证属脾肾阳虚、寒湿带下。阳和汤加减：熟地15g、麻黄5g、鹿角胶12g（烊冲）、肉桂5g、白芥子10g、干姜5g、炙甘草5g、白芷6g、白鸡冠花15g、煅龙牡20g（先煎），5剂。二诊：1994年5月12日，服上药后症状明显好转。原方续服7剂，诸症悉除。此患者带下清冷，形寒肢凉，为寒湿带下。阳和汤温阳散寒以治其本，加白芷燥湿，白鸡冠花、煅龙牡收湿止带，以治其标。故在短时间内取得良好效果。

三、痛经

《诸病源候论·卷三十七》云："妇人月水来腹痛者，有劳伤血气，以致体虚，受风冷之气，客于胞络，损冲任之脉……其经血虚，受风冷，故月水将来之际，血气相击，故令痛也。"临床上寒凝血瘀痛经最为常见。

曾治患者，姜某，女，25岁，初诊，1995年8月5日。患者14岁月经初潮，期、量、色、质均正常，近两年贪凉饮冷，而且经期游泳不忌。经期逐月落后，40~50天一行，量较前减少。近两个月经行之际，其腹甚痛，大汗淋漓，手足不温。末次月经1995年6月20日，舌质淡嫩、苔薄白，脉细涩而沉，寒凝胞宫也。阳和汤加减：生麻黄5g、桂枝8g、白芥子10g、干姜5g、熟地12g、鹿角片10g、牛膝12g、制香附12g、路路通12g、红花5g，3剂。8月11日二诊，投药后，月经于8月10日至，唯经量尚不多。原方加进口血竭2g（吞），3剂。进前方后，经量较前增多，腹痛消失，为巩固疗效，嘱每月经前10天服上方7剂，半年后随访，痛经未发。此患者痛经乃生冷不忌，而且经期胞宫空虚，阳气不足，下水游泳，寒湿之邪，乘虚而入，客于胞官，血遇冷则凝，血行不畅，故月经量减少，经期落后，经来腹痛，均为寒湿中阻胞宫，气血瘀滞之象。方中麻黄、桂枝、白芥子、牛膝通达下焦，温经散寒，以化湿邪；制香附、路路通、血竭活血化瘀，以行气血；加入鹿角片、熟地行中有养，祛邪不伤正，诸药合用，痛除病愈。

四、小结

阳和汤适用于素体阳虚，营血不足，寒凝湿滞所致阴疽，治疗以温阳补血，散寒通滞为主。综观全方，补血与温阳并用，化痰与通络相伍，益精气，扶阳气，化寒凝，通经络，温阳补血而治本，化痰通络以治标。用于阴疽，犹如离照当空，阴霾自散，故以"阳和"名之。在临床上，辨证治病，要明察根本，经方活用,老方新用,随证变化,灵活化裁,擅用"同异相治"原则。此乃以不变应万变之谓也。

第四节　围绝经期妇女不寐

随着社会老龄化程度的日益提高,女性的一生将有 1/3 的时间在围绝经期及绝经后度过。而围绝经期伴发的不寐则严重地影响患者的生活质量。对该病病因病机,用药心得如下:

一、求因——精血不足,肝郁肾虚,心神不宁

陈颖异认为,引起不寐的原因固然有"邪气之扰"之实证和"营气不足"之虚证,而围绝经期不寐的病因病机则有别于此,以肾精不足,肝气郁结,导致心神不宁为多见。

《素问·上古天真论》云:"女子七岁,肾气盛……六七,三阳脉衰于上,面始焦,发始白;七七,任脉虚,太冲脉衰少,天癸竭,地道不通,故形坏而无子也。"中医学以为肾藏精,为先天之本,脏腑阴阳之根,生命之源,人体的生长发育与生殖、人体的自然盛衰过程皆由肾所主。妇女一生历经、孕、产、乳,耗伤阴血,穷必及肾,进入围绝经期,肾气渐亏,天癸将竭,冲任二脉虚衰,肾精更日趋亏虚,表现为月经稀少,头晕耳鸣等。由于肝肾同源,精血互生,肾精既亏,肝血亦虚。肝血虚又会导致两方面的病变,一则血少不能养肝,肝木不滋而致肝气不舒,气机郁滞,正如《血证论》曰:"阳浮于外,魂不入肝,则不寐也。"二则精血不足不能养心,心神失养,神不内守,不得安宁。又如《景岳全书·不寐》所说:"……其阴精血之不足,阴阳不交,而神有不安其室耳。"此二者可引起失眠多梦,郁郁寡欢,胸胁胀痛等症状。围绝经期的妇女不仅生理上处于这种肝肾亏虚,精血不足的脆弱时期,生活上也处于特殊的家庭及社会环境中,如赡养父母、抚养子女、工作问题,自身经济及社会地位的改变等,这些因素一旦成为一种不良刺激,亦会不断产生各种不良情绪,而致七情内伤,影响脏腑的气机,加重肝气郁结。

二、立法——填补精血,舒肝滋肾,宁心安神

基于以上认识,常用的经验方是舒肝滋肾宁心汤,药物有熟地、杞子、杜仲、当归、白芍、郁金、合欢皮、绿梅花、玫瑰花等。方以熟地滋肾阴、杞子益肾

精、杜仲补肾气,熟地、杞子得杜仲补而不腻,三者合用,补肾而不失偏颇。又熟地为血中之血药,其性善守,当归为血中之气药,能守能走,相须为用,增强滋阴精,益营血之效。白芍入肝经血分,具有滋肝阴,益肝血,柔肝体之功,合熟地则静守纯善,精血互化,滋益肝肾,养阴补血力彰;配当归,动静相宜,补血而不滞血,共收滋肝血、养肝体之功。再参入体轻气窜之郁金,入气分则行气解郁,入血分则凉血清心。合欢皮解郁结、和心志、安心神。玫瑰花与绿梅花功用相近,其气清,其性和,行气柔肝,宣通郁滞而无辛温刚燥之弊。纵观全方,补肾而不刚烈,舒肝而不香燥,精血足则神内守,郁结解则寐自安矣。

三、配伍——掌握要点,知常达变,随证加减

临证时要严格掌握基础方的要点,知常达变,随证加减。对围绝经期妇女虽以肝郁肾虚者多见,但疾病是错综复杂的,夹杂症颇多,伴有心烦、口苦者加川连、莲子心等;五心烦热者加龟甲、知母;大便干结加麻仁;大便溏软者当归用量宜轻,可加粉葛30g,葛根药用价值极高,称之为"江南之人参"。现代药理学研究表明,葛根异黄酮具有防癌和雌激素样作用,尤其对中年妇女和绝经妇女保健作用明显;彻夜不寐者加生龙齿;必要时可加镇静西药速安其神,待症状缓解后去其西药,以中药善其后。

例如曾治疗:周某,女,48岁。2007年12月8日初诊。患者性格内向,少言寡语,有不寐宿疾,2007年11月5日行"子宫肌瘤剥除术"后加重。曾多方求医,屡投以生脉饮、交泰丸,加珍珠母、龙齿、夜交藤镇静宁心安神,不寐之证未见好转。刻下:入睡困难,早醒,月经量少色黯,腰膝酸软,头晕耳鸣,胸胁满闷不舒,纳可,便干,舌红苔薄白,脉细弦。查:血压130/90mmHg;心电图、甲状腺功能测定正常;B超提示子宫偏小,两侧卵巢萎缩;性激素测定:卵泡刺激素(FSH)70U/L,黄体生成素(LH)35U/L,雌二醇(E2)50pmol/ml;血、尿、大便常规正常。诊断为"围绝经期不寐",证属肝郁肾虚,心神不宁,治宜舒肝滋肾,宁心安神,遂投以当归5g、白芍12g、郁金12g、熟地12g、炒杜仲20g、杞子15g、绿梅花6g、玫瑰花10g、合欢皮15g、黄连3g、茯苓15g,7剂,水煎服,每日1剂。2007年12月15日二诊,患者服上药后能从晚上10时睡至次日6时,诸证亦减,纳可便调,舌淡红苔薄白,脉细稍弦。遂不更方,上方去黄连,加淮小麦30g,7剂,水煎服,每日1剂,并嘱其平时以杞子、玫瑰花泡茶常服,以获常效。后随访3个月未见复发。

四、小结

总之,围绝经期不寐是以肾精亏虚,肝血不足为本,肝气郁结为标,导致心神不宁,证属虚实夹杂。值得注意的是治疗本病宜养精血为主,肝气郁结者,宜"舒肝"而不宜"疏肝",临证用药不选柴胡、香附等香燥之品,而择轻清之花类,舒肝而不伤肝体,处处顾护精血,以期标本同治,共收良效。

第五节　龟鹿四仙汤加减治疗绝经后骨质疏松症

绝经后骨质疏松症(PMO)是一种与衰老有关的常见病,主要发生在绝经后妇女,由于雌激素缺乏导致骨量减少及骨组织结构变化,使骨脆性增多,易骨折,由骨折引起疼痛、骨骼变形,出现合并症等,严重影响老年人的身体健康和生活质量,甚至缩短寿命。绝经后妇女发生 PMO 的患病率为男性的 4 倍。世界卫生组织(WHO)对骨质疏松症定义为在双能 X 线(DEXA)下骨密度低于正常值 2.5 个标准差以上。

一、病因

西医学认为本病最主要原因是性激素水平下降。雌激素能促进早期成骨细胞分化,刺激胶原蛋白并抑制破骨细胞活性。绝经后雌激素严重不足,致破骨细胞活性增加,骨密度降低,增加骨转化率,影响钙盐沉积,使骨消融增加,大量骨质丢失,最终导致 PMO。同时与饮食习惯(钙摄量减少)、遗传因素等有关。

中医学中无"绝经后骨质疏松症"这一病名,根据其临床特点及病因病机,将其归属为"骨痿""骨痹""骨枯"范畴。根据绝经后妇女"多虚多瘀"的特点,陈颖异认为本病与肾精亏损,肾气虚弱,天癸衰竭有密切关系。中医认为:"肾为先天之本,肾主骨生髓"。肾精充足,则骨髓生化有源,骨骼得以滋养则骨坚固有力。《素问·痿论》云:"肾者水脏也,今水不胜火,则骨枯而髓虚,故足不任身,发为骨痿。"肾气既乏,精血不足,无以养肝,资脾,壮骨,健髓,清窍失养;骨髓化生乏源,致髓枯骨脆,胫骨不坚,以致出现骨质疏松等一系列绝经后诸症。荣血不足,气血行不畅,往往出现兼痰兼瘀的病理现象。本病病位在肾,在骨,病性属虚中夹实。本虚主要是肝肾亏虚,标实主要是瘀血内阻,或痰浊内壅。

二、治疗

绝经后骨质疏松症治疗以补肾、强壮筋骨、填精血为主,佐以活血通络之品。常用的经验方:龟鹿四仙汤。本方是由龟鹿二仙胶合二仙汤加减组成,处方:龟甲15g、鹿角胶12g、仙茅10g、淫羊藿10g、知母12g、黄柏10g、当归10g、巴戟天15g、丹参25g、土鳖虫6g、红参8g(另炖)、枸杞子15g。临床可根据寒热虚实随证加减或改变其剂量。腰疼剧烈加三七、九香虫;胃胀加莪术、陈皮;大便秘结加桃仁、黑芝麻;大便溏稀加葛根、薏仁米等。曾治疗:患者,女,70岁,因腰痛1个月,剧痛3天来诊。患者近5来经常腰背痛,曾多次无诱因跌倒。X线片提示脊柱压缩性骨折,老年性脊柱骨质疏松症。经当地伤科医师治疗及卧床休息后,症状虽缓解,但疼痛终未解除,动则甚,卧则舒,不能料理家务,长期依赖保姆服侍。3天前进行弯腰锻炼,而后出现剧烈脊背疼痛,痛苦呻吟。经X线检查,骨小梁明显疏松,胸12、腰1、腰3压缩性骨折,脊柱后突变形。CT检查:骨小梁减少伴骨小梁连续性中断。刻诊:面色萎黄,精神疲乏,脊背剧痛,不能仰卧,翻身,畏寒喜热,大便较坚,舌质淡嫩,苔光滑,脉沉细。给予龟鹿四仙汤并辅以性激素替勃龙2.5mg,每日1次治疗。10天后,疼痛明显减轻,翻身自如,49天后能下地行走,腰痛基本消失。患者连续服中药30天,诸症悉减,生活自理。雌雄激素配合应用,可降低子宫出血率,防治骨质疏松症,而且能促进蛋白质同化作用,促进骨基质和骨的形成,从而促进机体健康。

三、小结

龟鹿二仙胶为补益剂,具有滋阴填精,益气壮阳之功效。能治疗肾中阴阳俱虚,任督精血不足;腰膝酸软,形体消瘦,两目昏花,发脱齿摇,阳痿遗精,久不孕育。二仙汤温肾阳、补肾精、泻肾火,本方曾在多种疾病应用,特别对围绝经期综合征、围绝经期高血压有显著疗效,已引起人们普遍关注。二方合用,龟鹿四仙汤能通督脉而补阳,通任脉而补阴。方中鹿角胶填精补髓,强壮筋骨,龟甲胶通任脉而补阴,龟鹿两味,为血肉有情之品,能峻补阴阳以生气血精髓;枸杞以养精血,补肝肾;巴戟天强筋骨;仙茅、淫羊藿、知母、黄柏平衡阴阳;佐以丹参,土鳖虫活血祛瘀止痛,与滋补药合用,可使补而不腻。阳生于阴,阴生于阳,阴阳并补,寒热并调,标本同治,治疗绝经后骨质疏松症效果颇佳。但是要注意绝经后骨质疏松症应与一般骨折区别论治,不能长期卧床休息。卧床本身可加重骨质疏松,而且会产生很多并发症。早期在床上应该积极活动,疼痛减轻后应马上下床轻微锻炼。在有条件的情况下,也应继续服中药一两个疗程,增强患者体质,防止本病复发。

第六节　固脬汤治疗压力性尿失禁

压力性尿失禁(stress urinary incontinence,SUI)是指腹压的突然增加导致尿液不自主流出。其特点是在正常状态下无遗尿,而腹压突然增高时尿液自动流出,也称真性压力性尿失禁、应力性尿失禁、解剖性压力性尿失禁。必须与急迫性尿失禁、充盈性尿失禁、分流性尿失禁、精神性尿失禁明确鉴别。

一、病因病机

压力性尿失禁分为两型。90% 以上为解剖性压力性尿失禁,由盆底组织松弛引起;不到 10% 的患者为尿道内括约肌障碍性,为先天发育异常所致。盆底松弛导致解剖型压力性尿失禁的原因:妊娠与阴道分娩损伤;绝经后雌激素减低或先天发育不良所致的支持薄弱;尿道、阴道手术;盆腔巨大肿物。

西医学对压力性尿失禁的发病机制目前尚不清楚,其主要病因可能是盆底支持组织薄弱,进而盆腔脏器移位而引起的盆腔器官位置或功能异常,称为压力传导理论和吊床理论。

压力性尿失禁,中医学归属于遗尿范畴,《素问·宣明五气》说:"膀胱不约为遗尿",林佩琴《类证治裁》说:"夫膀胱仅主藏溺;主出溺者,三焦之气化耳。"因此小便之所以能维持其正常的排泄,有赖于膀胱与三焦之气化。且三焦的气化,上焦以肺为主,中焦以脾为主,下焦以肾为主,故一般认为遗尿或不禁与肺脾肾三脏密切有关。陈颖异认为与心、肝亦有密切关联。因为尿自禁机制西医学从神经系统而论,认为下泌尿道受连接大脑中部皮质、脊柱、膀胱、尿道和盆底的一系列复杂的神经回路控制,而我们认为心为君主之官,心有统率全身脏腑、经络、形体、宫腔的生理活动,心为"五脏六腑之大主";且西医学认为压力性尿失禁是盆底肌肉松弛,导致尿道阻力降低,中医认为肾精不足,肾气虚,封藏失固。且肝与肾密切相关,同居下焦,肝藏血、肾藏精,肝调气、肾化气,对脏腑气化具有促进作用,对全身水液代谢有调节作用。故陈颖异认为尿失禁的病机与气的功能不足有关,以心脾肝肾俱虚为关键,封藏失固,且与脏腑功能正常与否有密切关系。

二、临床表现

以腹压增加不自主溢尿为主要症状,其体征是指在咳嗽或屏气用力时观察到尿道外口有尿液漏出。其他不典型症状有:尿频,尿急,尿不尽感;急迫尿失禁;排尿后膀胱区胀满感;下腹坠胀感占 80%~100%,SUI 患者膀胱膨出,但膀胱膨出的患者只有半数有压力性尿失禁。

中医目前对压力性尿失禁尚无统一标准,陈颖异将该病分为以下三型:

(1)心肺两虚,封藏失固:该类患者是由于平时劳伤忧思过度,损伤心肺,耗伤心血,累及肾脏,耗伤肾精肾气,肾气亏虚,不能约束水液致膀胱失禁而发此症。平素易感外邪,畏风畏寒,心悸多梦,腰酸背痛,精神不振,小便失禁。

(2)脾肾亏虚,封藏失固:这类患者多有慢性胃病病史,或有饮食不规律。先天后天多不足者。少气懒言,有腰酸背痛,神疲怯寒,食欲不振,小便失禁大便溏软,舌质淡,脉沉细。

(3)肝肾阴虚,封藏失固:多见于工作繁忙,操劳过度,夜生活过频者。烦劳伤肾或病后体虚,精血被耗,下元不固,或阴虚内热,扰乱膀胱,水液不藏,引起小便失禁。治拟滋水制火,固肾涩尿。

三、治疗方法

治疗压力性尿失禁,有辨证治疗、专方治疗、针灸治疗、推拿治疗、外用外敷等。陈颖异对本病治疗以养心安神,健脾补肾为主,以固封藏。基本方:固脬汤:黄芪 15g、党参 12g、麦冬 12g、五味子 3g、柴胡 6g、熟地炭 12g、山萸肉 10g、乌药 10g、益智仁 10g、桑椹子 10g、淮小麦 30g、合欢皮 12g、鸡内金 5g。临床上根据辨证分型随症加减。肺肾两虚,封藏失固者,拟固脬汤加怀山药 15g、炒白术 12g、防风 10g 兼益肺气;脾肾亏虚,封藏失固者,拟固脬汤加附片炭 3g、炒白术 12g 兼补脾阳;肝肾阴虚,封藏失固者,拟固脬汤加大补阴丸,兼滋肝肾之阴。

四、典型病案(压力性尿失禁)

姓名:王某,女,35 岁,已婚,工人,2016 年 8 月 26 日初诊,主诉:尿失禁 1 年余。现病史:患者近 1 年来每每打喷嚏、提重物时出现不自主小便溢出,过度疲劳时尤甚,伴尿频,尿急,无尿痛,偶有少腹下坠感,白带色微黄,气秽臭,无瘙痒,心悸,夜寐不安,曾在当地医院就诊,中西药治疗后未见好转,末次月经为 8 月 10 日，经行 6 天，量多，色黯，夹血块，无腹痛，无乳房胀痛，刻诊：纳可，寐欠安，大便 2 日一行，质尚软，舌淡苔白，脉缓。既往健康。生育史：1-0-2-1。妇科检查：外阴（-），阴道畅，宫颈光滑，宫体前位，饱满，无压痛，双附件（-）。辅助检查：阴道超声显示：子宫附件正常。甲胎蛋白正常。尿液常规检查正常。西医诊断：压力性尿失禁；中医诊断：遗溺，辨证：心脾肾亏虚，中气下陷，下元不固，膀胱气化不利。治拟养心健脾补肾，化气固元。处方：黄芪 15g、党参 12g、当归 10g、熟地炭 12g、柴胡 6g、山萸肉 10g、乌药 10g、益智仁 10g、桑椹子 10g、杜仲 20g、生鸡内金 5g、淮小麦 30g、合欢皮 12g、野葡萄根 12g。7 剂。二诊（2016 年 9 月 7 日）：药后尿失禁症状减轻，偶有喷嚏时尿失禁，无尿频尿急，胃脘部不适，偶有反酸。少腹有隐痛，外阴瘙痒，白带量少，色黄。舌淡红苔白脉滑，正值经前：处方：当归 10g、太子参 15g、生鸡内金 5g、合欢皮 12g、杞子 15g、杜仲 20g、丹参 15g、红花 3g、制香附 12g，10 剂，7 剂。三诊（2009 年 9 月 21 日）：尿失禁症状已明显好转，要求中药巩固治疗，诉有咳嗽，无痰，无咽喉疼痛，末次月经 9 月 13 日 ×5 天，量中，无腹痛，未夹血块，外阴偶有瘙痒，白带量少色黄。胃纳可，寝欠安，大便 2 日一行，质干。舌淡，苔白，脉细。处方：黄芪 30g、党参 12g、麦冬 12g、五味子 3g、柴胡 6g、熟地炭 12g、山萸肉 10g、乌药 10g、益智仁 10g、桑椹子 10g、淮小麦 30g、合欢皮 12g、鸡内金 5g，14 剂。继续随症加减治疗 3 个月。随访：患者病情基本治愈，未再发作。

五、小结

固脬汤具有养心健脾，补肾固脬作用。方中黄芪、配生脉饮益气养心，"心为君主之官"，心神安定则遗溺自止也，佐以淮小麦、合欢皮安其神，加强养心之功效；党参、当归健脾益气、养血固本；山萸肉、益智仁、桑椹子、熟地炭补肝肾、固涩摄尿；乌药行气止痛，温肾散寒。治疗膀胱虚冷，遗尿尿频，《校注妇人良方》缩泉丸：与益智仁、山药等同用，治肾阳不足、膀胱虚冷之小便频数、小儿遗尿。在大量的补益药中配上乌药，补而不滞也；鸡内金主小便利、遗溺，具有涩精止溺之功；诸药合用，共奏其效。患者王某，虽尿失禁 1 年余，其病机主要是脾肾之气亏虚，固涩无力，膀胱气化失司，故经过 3 个月的调理，健脾补肾，化气固元，临证随证加减，尿失禁症状消失。

值得注意的是，治疗尿失禁等症状，除了辨证施治，随证加减，还要排除某些病因，如尿路感染、梗阻、先天性尿路畸形、尿瘘及前列腺疾病等，十分重要。如果是单纯的压力性尿失禁，应该在治疗时注意补气，注意补肾，用药宜升，宜收。且要适当休息，忌剧烈运动。

第七节　补肾中药在治疗围绝经期 相关疾病中的重要地位

围绝经期综合征是指妇女绝经前后由于卵巢功能衰退，雌激素水平下降为主的神经内分泌、心理和代谢失衡所致的各器官系统症状和体征的综合症候群。属中医学"绝经前后诸症"范畴。陈颖异认为围绝经期综合征病理特点是肾虚精血亏虚；发病的关键是肾阴阳失调；该病病机演变特征为心、肝、脾各脏功能失调。补肾法是陈颖异治疗围绝经期综合征基本法则，因为大量的现代药理研究及临床实践证实了补肾中药中许多具有雌激素样作用，对下丘脑 - 垂体 - 卵巢轴有多水平、多靶器官的作用。可调节内分泌，改善围绝经期综合征症状，临床实践证明，补肾中药不仅在治疗围绝经期综合征中具有重要地位；而且补肾法治疗围绝经期相关疾病亦疗效非常显著。

一、围绝经期尿路感染

西医学认为围绝经期妇女或老人尿路感染反复发作者，往往与泌尿道黏膜失去雌激素的支持之后会变薄，抗炎能力减弱有关，此亦与中医"邪之所凑，其气必虚"理论相符合。该病是肾虚精血亏虚损于前，膀胱湿热内侵下注于后，因此对于围绝经期妇女淋证，不管热淋或劳淋、气淋，病机并非单纯划一，湿热内蕴热淋往往有肾气虚或肾精不足证候出现，小便涩热刺痛，淋沥不已，遇劳即发；脾肾亏损的劳淋、气淋常见有湿热未尽表现。其病机特点是肾虚兼膀胱湿热。治疗从肾着手，病证结合，选择性用药。陈颖异曾治疗夏某，女，52岁，2008年10月15号初诊。患者48岁绝经，3年来反复出现尿路感染，在泌尿科接受治疗后症状消失。嗣后劳累过度经常复发。近3个月因工作繁忙，腰酸膝软，下部隐痛，尿频尿急涩痛，尿 Rt：WBC（+~++），RBC（+），经过反复治疗，静滴、口服用了大量抗生素，效果不佳。刻诊：溲频、涩痛、余沥难尽，面色苍白，腰背酸痛，纳差食少，舌淡红，苔中光，舌根黄腻，脉细滑。诊断为：泌尿道感染。中医辨证：肾气亏虚，膀胱湿热留恋；当以扶正祛邪，补肾着手，佐以清热利湿之品。投以补肾清淋方（经验方）：生黄芪30g、杜仲15g、桑寄生30g、茯苓12g、女贞子12g、白花蛇舌草20g、通草6g、乌药10g，7剂，水煎服，每日1剂，并给予外用灌肠方7剂，服药后，患者尿频、尿急症状消失，尿 Rt：WBC 0~2个/HP，

RBC 0~2 个 /HP，尿培养正常。继以健脾补肾之品调服月余。随访 6 月未见复发。治疗围绝经期的尿路感染，一般选用清补肝肾之品治其本，如制女贞子、杜仲、桑寄生等，不宜选用补肾收敛药物，如金樱子、益智仁等，因为本病以肾气虚膀胱湿热内蕴为多见，补肾清淋方体现了这一观点，组方简单，效果颇佳。方中黄芪补气生血，利尿消肿，本身具有扶正祛邪作用。研究表明黄芪不仅含有雌激素，而且对多种细菌有抑制作用，尿路感染不管是虚证或实证，加用黄芪使患者的尿细菌阴转加快。杜仲、桑寄生补肝肾强筋骨祛湿，女贞子既补肝肾又清热，且补而不腻，茯苓、通草皆为淡渗之品，取其利水而不伤阴。乌药温肾理气，白花蛇舌草清热解毒，利尿通淋，诸药合用，标本兼顾，补肾清湿热也。

二、围绝经期女性盆底功能障碍

女性盆底功能障碍疾病中重要问题之一，盆腔器官脱垂，发生在围绝经期，西医学认为可能与雌激素缺乏、盆底手术和神经损害等因素有关。按中医理论，陈颖异认为与脾肾亏虚，中气不足有关。因肾在妇女一生中具有重要性，肾通过多层次，多渠道，多位点地对机体各方面的生理活动发挥主导作用，围绝经期妇女的肾阴肾阳处于一种"弱平衡"的状态，超负荷的工作，肾虚天癸竭的过程加剧加深，难以较迅速地适应这一个阶段的过渡，以致肾阴阳平衡失调，即产生一系列病理变化。该患者过度劳累，损伤脾肾，脾肾气虚，气虚则下陷，带脉弛纵、日渐下垂脱垂，出现盆腔器官膨出，如子宫脱垂、阴道壁脱垂，直肠肌腠脱陷（直肠脱垂等）等。气虚不足则大肠推动无力，而排便困难；所以治疗应从脾肾着手，病证结合，选择性用药，持之以恒，方能取效。如曾治疗王某，女，52 岁，2008 年 5 月 15 日初诊，自诉阴中有物坠出，历时半年，持重、站立后脱出加重，休息后减轻，小便难以自禁。妇科检查：子宫颈已脱出阴道口外，属于Ⅱ度子宫脱垂。近半年来一直服用补中益气方，症状未见明显好转。刻诊：精神不振，大便秘坚，舌淡苔薄，脉虚弱，乃脾肾两虚也。治拟补益脾肾，升提举陷，方用：黄芪 20g、人参 8g、当归 15g、肉苁蓉 20g、炙甘草 10g、陈皮 10g、升麻 10g、柴胡 10g、木香 10、巴戟天 15g、金樱根 20g、胡芦巴 15、枳壳 20g，连续治疗半年，诸证消失痊愈。该患者服用补中益气丸半年效果欠佳，乃只补其脾气未补其肾气也。围绝经期妇女盆底功能障碍，应该根据主证加减，内脏下垂者，既要补气又要补肾，且要加升提药；金樱根具有补肾举托之功，单用剂量可增加到 60g。因大便秘坚，故选用药物既有补肾又有润肠之功，肉苁蓉、当归补血润肠；同时临证亦不能忽视益气补脾之品也。

三、围绝经期失眠

失眠中医学称"不寐"。引起"不寐"的原因很多,但不外乎虚实两种,如《景岳全书》中曰:"不寐证,虽病有不一,然唯知邪正二字则尽之矣……由邪气之扰,二由营气不足耳。"何为营气?中医学认为,营属阴,主血,阴血不足则无以养心,心虚则神不守舍,神无所依而成"不寐"。围绝经期妇女不寐多见于营血不足,肾精耗伤之患者。不寐"阳气自动而之静,则寐;阴气自静而之动,则寤;不寐者,病在阳不入阴也"。其病理变化,肾阴耗伤,不能上奉于心,水不济火,则心阳独亢。以阳盛阴衰,阴阳失交为主。所以围绝经期妇女不寐治疗常常从心肾着手,滋肾阴,养心神,泄虚火。如曾治疗施某,女,53岁。失眠两年,中西医反复治疗,且服多种镇静安眠药物,收效不显,两年来靠药物维持,头晕眼花,夜寐不安或彻夜不寐,辗转反侧,心烦不安,平素喜欢饮浓厚咖啡,喜欢吃辣且喜熬夜,舌光红少苔,脉证合参,此阴虚火旺,心肾不交所致。诊断为围绝经期不寐。治法宜滋肾水,清心火,交通心肾。给予黄连阿胶汤和甘麦大枣汤,佐以滋肾安神之品,黄连6g,黄芩6g,阿胶10g(烊化),白芍12g,鸡子黄2枚,甘草6g,大枣15g,淮小麦30g,生地15g,枸杞子15g,百合12g,生龙齿20g。12剂,药后便能安然入睡,不寐之疾从此而愈。

本案不寐历时5年,至夜则心烦不安,难以入寐。

陈士铎《辨证录》云:"夜不能寐者,乃心不交于肾也……心原属火,过于热则火炎于上而不能下交于肾。"乃心火不下交于肾而独火炎于上,不能下交于肾,则肾水难以上济于心。故用黄连阿胶汤以滋阴降火,交通心肾,体现了《难经》所谓"泻南补北"的精神;且黄连、黄芩泄血中之火,淮小麦、生地、枸杞子、百合滋肾中之水;生龙齿定志安神。诸药合用,使心肾相交,心神安宁,共奏其效。

四、小结

补肾中药在治疗围绝经期综合征中及其相关疾病中运用,要结合现代科学技术,对补肾中药的药理学及作用机制进行深入研究;临证既要注重补肾气以资天癸,养精血以营脏腑,同时要抓主证,辨证施治,肾虚涉及他脏同病者,或以扶脾、调肝、养心等;对于夹有邪气者,兼以疏泄;用药要选择得当;从而可提高患者肾气活力,减轻或消除围绝经期综合征及其相关疾病症状。

第八节 产后病诊治体会

产后病指妇女分娩后至产褥期内发生的与分娩或产褥有关的疾病。由于孕、产导致气血失常、脏腑功能失调所发生的诸多病证,若不重视调理医治,许多病症会缠绵日久,甚至终生难瘥。因此,产后病应积极有效地治疗,防其传变,防其迁延日久,对维护健康具有十分重要的意义。

一、"勿拘于产后,亦勿不忘产后"临证治病贵在应变

1. "产前宜凉,产后宜温" 产前宜凉,即妊娠期间应以食用凉性食物为主。因为生育期妇女正是肾气充足、气血旺盛之时,母体与子体的代谢活动都处于活跃阶段,即体内阳气偏亢。为了保持阴阳平衡,不可再服用过多的阳性食物。过于辛燥肥甘,大热之品,如姜、葱、花椒、大料、辣椒、狗肉、羊肉等,最好少食。用药宜凉,宜平。产后宜温,即产后 3 个月,应该食用温热食品。起居也不能贪凉着风。用药宜温,宜养。因产后产妇产程中伤血耗气,冲任之脉受到损伤,新产妇处于"百节空虚""百脉空虚",且瘀血内阻,风、寒、湿、热邪气极易侵犯人体。因此产后宜温,慎用寒凉药物。但临证应"勿拘于产后,亦勿不忘产后",临证治病贵在应变。在临床上曾遇到很多产后高热,在辨证的基础上陈颖异每每用银花、大青叶,加白虎汤而获效。例如林某,剖宫产后 15 天,外感引起发热 4 天,体温在 38.5~39.5℃波动,持续数小时不减,以午后为甚,伴头痛,咽喉肿痛,曾在当地诊所就诊,曾予以给予酚氨咖敏及美洛西林静脉滴注治疗,但症状未见明显好转,仍有高热,并有四肢肌肉酸痛,求诊于中医治疗。刻诊:T:38.6℃,查血常规提示白细胞 1.0×10^9/L,CRP:10.7mg/L,血沉:12mm/h,淋巴细胞:10.9%,中性粒细胞:88.1%。纳呆,口苦,口干,二便调,舌红,苔黄,脉滑偏数。乃外邪卫分未减,热已入气分,即用辛凉平剂和辛凉重剂同用,银翘散和白虎汤加减运用。黄芩、银花、连翘、桔梗、薄荷,重用生石膏粉30g(先煎)、知母、花粉、甘草、大青叶、荆芥、葛根、柴胡,4剂,水煎服,日服2剂。药后第 1 天体温减而未除,第二天体温下降至正常。

2. 产后用药"三禁" 即禁大汗,禁峻下,禁通小便。产后气血俱虚,虽有表证,不可过汗,因风药性多升散,元气受损,津亏血少,甚至汗脱,引起骤虚,即禁大汗,以防亡阳;大便难,认为产后内伤津液,胃内枯燥,若强峻下,更伤阴血,禁峻下,是防亡阴。认为小便不利,病在产后,不可滥用通利小便之品;认

为小便不利乃是气虚不能通调水道，用通利药以利小便，则小便愈闭。禁通小便，以防亡津液。故汗、下、利三法列为产后三禁。但临证时需灵活掌握，结合病情当审因治之。《沈氏女科辑要便笺正·卷下》："新产发热……感冒者，必有表证可辨，然亦不当妄事疏散。"《济阴纲目·卷之五》："产后固不可轻用大黄，若大肠干涩不通，或恶露点滴不出，不得大黄以宣利之。"故产后三禁乃是提示临床医生在治疗产后病时要时时注意阴精气血，根据病情需要，邪实者，当汗则汗，当下则下，当利则利，但必须中病而止。例如郭某，女，32岁，产后便秘2月余。大便干结如羊屎状，3~7天1次，前医根据产后三禁原则，一直服用中药养血润肠数十剂，外用开塞露，未见明显改善。刻诊：大便已1周未解，口臭，口苦，口腔溃疡，腹胀满，纳呆，夜寐欠安，烦躁不安，小便正常。舌黯红苔黄腻，脉涩。陈颖异认为患者下焦蓄血，肠道燥热，加之产后多食温热厚味，食热内结，腑气不通。治拟攻下腑实，泄热通便；大承气汤和桃核承气汤加味：厚朴、枳实、桃仁、桂枝、玄明粉（冲）、大黄、莱菔子、生白术，2剂。服药1剂大便下，2剂病瘥。

二、抓住主证，探究病因，临证详析虚实兼杂

产后一般病人倾诉的症状很多，临证要在错综复杂的许多症状中抓住主证，主证是纲，是决定全局地位的症候，主证是反映病之常。病因乃是致病的重要因素。以主证为纲，探究发病的原因，详析虚实兼杂，临证治病才能得心应手，游刃有余。例如产后癃闭，不管兼证有多少，主要症状就是小便不通，结合四诊，分析小便不通的原因，方足以尽辨证之能事。例如孙某，30岁，剖宫产术后28天，小便不出1月。患者于28天前行剖宫产术，手术后常规留置导尿管24小时，拔管后小便不能自行排出，遂再次放置导尿管，7天后拔管，小便仍不出，无奈第三次导尿，10天后拔出，小便仍不解，患者只能第四次导尿，10天后导管自行掉出，小便毫无改善，遂请求中医诊治。刻诊：患者小腹憋胀拒按，头晕乏力，面色㿠白，腰膝酸痛，纳可，舌淡红苔白腻，脉沉细。既往健康。婚育史：1-0-1-1。腹部检查：下腹部膨隆伴触痛，耻骨上方叩诊浊音。西医诊断：产后尿潴留；中医诊断：产后癃闭；辨证思路：乃肺脾气虚，肾阳不足，气滞瘀血，故水液转输不利，符合产后"多虚多瘀"的特点，经多年临床观察，本病的病理实际上是属于虚实夹杂，气血水运行失常。故本病的治疗原则以扶正祛邪，畅通水道为主，治拟益气补肾，行气化瘀，通利小便。黄芪、桔梗、通草、丹参、茯苓、乌药、杜仲、琥珀粉（冲）、炒王不留行、车前子、冬葵子，3剂，服药后，患者

小便通,下腹膨隆减,欣然前来告之。

总之对于产后病治疗,补虚不能滞邪,祛邪不伤正气。清热解毒,泄下导滞,中病即止。治疗"勿拘于产后,亦勿不忘产后"。正如张景岳所说:"凡产后气血俱去,诚多虚证。然有虚者,有不虚者,有全实者。凡此三者,但当随证随人,辨其虚实,以常法治疗,不得执有成心,概行大补,以致助邪。此辨不可不真也。"

第九节　妊娠期绒毛膜下血肿中医治疗临证体会

绒毛膜下血肿(subchorionic hematomas,SCH)是指绒毛膜板与底蜕膜分离出血,使血液积聚在绒毛膜与底蜕膜之_,形成血肿。随着 B 超技术的普及和技术的提高,发现早期 SCH 患者数量日益增多。在妊娠过程中的发病率为4%~48%。在妊娠早期出血患者中,绒毛膜下血肿出血占18%,且近年来呈上升趋势。

一、病因病机

妊娠期 SCH 发生的原因尚不明确,目前关于 SCH 的机制主要有以下5个方面:①妊娠早期绒毛膜向蜕膜侵入扩张时会释放更多的蛋白水解酶,从而导致蜕膜的血管损伤,造成蜕膜出血,积聚在绒毛膜与蜕膜之间;②在妊娠8~14周时蜕膜会出现生理性萎缩,细胞凋亡,血管因此会变得脆弱,更加容易出血;③胎盘边缘由于血管变异存在静脉血窦,如果破裂就会造成低压性出血;④蜕膜内 Th1/Th2 失衡导致蜕膜血管内凝血并进一步引起绒毛血管截断,使绒毛膜血管容易破裂出血;⑤胎盘间充质发育不良。

妊娠期 SCH,属于中医"胎漏""胎动不安""滑胎"范畴。《女科经纶》云:"女之肾脉系于胎,是母之真气,子之所赖也,若肾气亏损,便不能固摄胎元。"是古人提出"肾以载胎"说的根据。《灵枢·邪气脏腑病形》云:"有所堕坠,恶血留内",阐述母体胞宫宿有癥瘕而致堕胎。中医认为肾主生殖、胞络系于肾,肾虚冲任损伤,胞胎失养、胎不成实,表现为胎漏、胎动不安。现在随着人工流产及宫腔操作次数的增多,重创胞宫,伤肾精、耗肾气的同时,多有瘀血停留胞宫;血以通为用,若瘀血内阻,血行瘀滞,则胎元失养,则出现胎漏,西医学称为阴道流血,或妄行之血聚于宫腔,不能及时排出,则表现为宫腔积血。

二、临床表现

早期妊娠期 SCH 患者常合并腹痛、阴道出血等症状,对妊娠结局有不良影响。超声波检查可见胎膜与蜕膜部分剥离,其间呈无回声液性暗区,血肿较大有凝血内可见点状、线状或云状高辉度像,剥离处胎膜辉度较高,轮廓较明显,常位于胎盘下缘,多呈新月状,其血肿下缘常与子宫内口相通,而出现阴道流血。也有一部分因未与宫颈口相通而无流血症状,仅表现为宫腔暗区。

本病多在妊娠早、中期出现,无论有无临床症状,无论血肿大小,均建议保胎治疗,以期获得较好的临床预后。

三、治疗方法

妊娠用药离不开"治病与安胎并举"的原则,SCH 既有虚又有瘀,古书《血证论》云:"若瘀血不去,则新血不生",故治疗须扶正祛邪,补肾健脾,养血生新,祛瘀安胎。陈颖异通过临证治疗,有以下几点体会,抛砖引玉,供同道探讨。

1. 观察阴道出血有无,辨证施治　塞流澄清:SCH 患者,要先察其是否有阴道少量出血,出血者为胎动不安也。《陈素庵妇科补解·胎前杂症门》:"妊娠胎动不安,大底冲任二经血虚,胎门子户受胎不实也。然有饮酒过度,房事太多而胎动者;有登高上厕者,风入阴户,冲伤子室而胎动者;有因击触而胎动者;有因暴怒伤肝胎动者,有用力过度伤筋胎动者。"临证综合分析,察其原因,辨证施治,若见阴道出血者,塞其流,止其血,待阴道出血已净,配合养血活血安胎之品;若未见阴道出血者,澄其浊,安其胎,配合养血补肾安胎之品。

2. 视孕囊大小,先后缓急,动静适度　SCH 患者由于孕妇禀素体质不同,孕 9 周前,要观察其孕囊大小。根据广东省总队医院陈建明主任精确保胎报告:平均孕囊直径与顶臀长(crown-rump length,CRL)的差值,是预测流产有价值的妊娠早期测量参数。孕囊值径与 CRL 之差值为 14~18 范围。如果囊芽差小于或等于 13 为小孕囊;囊芽差大于或等于 19 为大孕囊。陈颖异临证体会对于小孕囊患者,用药先以静补为宜,少佐动药。所谓静是指一些平性药,是指药性寒、热之性不甚显著,作用比较缓和;补即是补益药。静补药如黄芪、太子参、白术、山药、菟丝子、枸杞子、熟地、阿胶等,重在补气养血填精,以促使孕囊发育;动药是指药性偏辛或偏温之药,以促进血行,消散瘀血为主的药物。如当归、三七、艾叶、五灵脂等。如果是大孕囊,动中寓静,养血活血安胎,以促使血肿消失,治病与安胎并举。但是使用动药时,对于峻下、滑利、破血、耗气、散气以及有毒之品,多要禁用。

3. 察积液面积,权衡轻重,中西精究 对 SCH 患者,要观察血肿大小,权衡轻重,考虑全中药保胎治疗,还是中西医结合治疗。王晓利将 209 例 SCH 患者根据血肿与孕囊大小比例来将血肿分为轻、中、重三组进行比较:轻度血肿所占孕囊面积比例小于 1/3;重型为该比例面积大于孕囊面积 2/3;中度为介于两者之间。对于轻型 SCH 患者,而且人绒毛膜促性激素腺(HCG)翻倍正常,雌激素(E2)正常,孕酮(P)正常,其他指标基本达标,B 超显示孕囊、胚芽与停经天数符合,以中药辨证治疗为主;如果是中度或重度 SCH 患者,要根据病因,配合孕酮、低分子肝素或加免疫抑制剂等,此乃中西结合,西为中用也。

4. 析病情进展,谨防他证,未病先治 SCH 能加重先兆流产孕妇的一些临床症状,给妊娠结局带来不利影响。Bennett 等报道对 516 例 SCH 孕妇研究发现,大血肿流产率(18.8%)几乎是小中血肿流产率(7.7% 和 9.2%)的 3 倍;小于 8 周流产率明显高于大于 8 周流产率(13.7% 和 5.9%)。所以临证要动态观察保胎治疗后积血吸收情况,有助于正确判断预后。经过保胎治疗,若积血逐渐减少,预后较好;若积血逐渐增大,阴道出血不止,预后多难免流产。同时治疗时要严格检测孕妇的生命体征和各项生化、凝血及感染指标。对妊娠晚期 SCH,要谨防胎盘早剥,谨防产妇大出血,危及生命。对中度、重度中西医结合治疗 SCH 患者,在中药治疗时,要辨证与辨病相结合,对西药所产生的不良反应,要早点干预。这是中医学治未病,未病先治。

5. 善用专方,标本为纲,随症加减 疾病有标本之分,有因病(实)致虚者,有因虚致实者。SCH 的患者大多见脾肾两亏——本虚;瘀血内阻——标实,为虚实夹实的病理。根据该病的病因病机,陈颖异在继承何氏女科的基础上,结合自己几十年的临床经验,组成一张专方:安胎养血汤,用来治疗妊娠期 SCH。处方组成:黄芪、太子参、当归、白芍、砂仁、炒白术、莲蓬壳、桑寄生、三七粉、艾叶炭、丹皮炭、瘪桃根,临证随症加减,如果阴道出血加阿胶珠、血余炭;口苦,加黄芩;口干者加麦冬;腰疼者加炒杜仲、续断;大便秘结者加制大黄 5g,去炒白术改生白术 20g,胃脘不舒,恶心呕吐者去三七粉,艾叶炭,加陈皮 6g,姜夏 6g。方中黄芪、太子参补其气;当归、白芍养其血;且脾为一身之津梁,主内外诸气,而胎息运化之机全赖脾土,故用白术以助之,滋后天以养先天;桑寄生为安胎常用药物,可以补肝肾固冲任,以止血安胎;配砂仁理气安胎;莲蓬壳、瘪桃干祛瘀安胎;三七粉、艾叶炭、白及粉、丹皮炭活血止血、促进宫腔内瘀血的消失,符合中医"有故无殒,亦无殒也"的思想。

四、验案

陈某,女,30岁,2016年8月4日初诊,停经48天,阴道少量出血两天,血量增多4个小时。末次月经2016年6月17日。生育史0-0-2-0,既往曾流产两次,2012年孕40天自然流产;2014年孕50天,见胎心血管搏动,因阴道反复出血,后因出血量增多,又自然流产。曾多次筛查原因,未见明显异常。此次孕后立即在当地西药保胎,这几天因阴道出血,而且量增多,心情异常紧张,求诊于陈颖异,要求中药治疗。**刻诊:**血颇多,色黯红,少腹隐痛,伴腰酸。舌苔薄黄,脉沉细偏滑。即时B超检查提示:宫内见胚囊回声,大小约1.6cm×1.5cm×1.2cm,内见长约0.3cm的卵黄囊及长径约0.4cm的胚芽,原始心搏可见,胚囊旁边见液性暗区,范围约3.4cm×2.9cm×1.5cm,提示宫内早孕,宫腔内积血。血HCG 56 186pg/ml,E2 553pg/ml,P 25.56ng/ml。**西医诊断:**先兆流产,妊娠绒毛膜下血肿;**中医诊断:**胎动不安　滑胎。**病机:**脾肾亏虚,瘀血内阻,治则—益气健脾补肾,祛瘀止血安胎。**处方:**安胎养血汤加减。黄芪20g,高丽参10g(另调),当归5g,白芍12g,砂仁5g(后下),炒白术12g,莲蓬壳12g,寄生20g,瘪桃干10g,艾叶炭3g,白及粉4g(吞),丹皮炭10g,阿胶珠10g,血余炭10g,6剂。分次口服,每日2次,温服。地屈孕酮片(达芙通)口服,10mg,每日2次,10天。

二诊(2016年8月9日):药后阴道出血大减,仅仅见点滴红色分泌物。8月8日复查血HCG 105 892pg/ml,E2 982pg/ml,P 28.66ng/ml,D-二聚体正常,血小板聚集率正常。子宫动脉检查血流阻力正常。原方去高丽参加太子参20g,7剂,煎服同前。

三诊(2016年8月14日):迭药13剂,诸证好转,腹痛消失,腰酸减轻。阴道再无出血。血HCG 125 620pg/ml,雌二醇1 656pg/ml,孕酮25.56ng/ml。原方去血余炭加炒杜仲20g,7剂。继续口服地屈孕酮片(达芙通),10mg,每日2次,10天。

四诊(2016年8月27日):血HCG 150 800pg/ml,雌二醇2 620pg/ml,孕酮24.50ng/ml。B超提示:宫内见胚囊回声,大小约4.5cm×3.9cm×1.0cm,内见长约3.5cm—顶臀径长胚胎回声,可及原始心搏,宫腔内积血消失。提示宫内早孕。刻诊,患者诸恙安好,效不改方,继续服用上方,12周B超胎儿的颈后透明带宽度(NT)检查正常。停地屈孕酮片(达芙通),安胎养血汤隔天服1剂。嗣后社区建卡,定期复查。随访2017年3月16日剖宫产一女婴。母女均健康。

按语:胞脉者系于肾,若肾气亏损,则不能固摄胎元。脾主运化,后天之本,气血生化之源,气血乏源,冲任不固,无以载胎。正如《校注妇人良方》:"夫人以胃气壮实,冲任荣和,则胎得所,如鱼所渊"。该患者既往有两次自然流产史,此次怀孕后伴有腹痛、腰酸、脉沉细偏滑,所以陈颖异认为患者脾肾素虚,故补脾肾这一思想几乎贯穿始终。《医林改错》指出:"不知子宫内,现有瘀血占有其地,胎至三月再长,其内无容身之地……故小产。"患者少腹隐痛,超声提示宫内积液,本病其标为瘀血内阻,佐以活血化瘀。一诊时予以自拟安胎养血汤,患者就诊时出血量增多,"有形之血不能速生,无形之气所当急固",急者治标,故太子参改为高丽参益气摄血,其性温,应根据体质辨证用药;阿胶珠、血余炭止血安胎;瘪桃干、酸、苦、平,入肺肝二经,具有化瘀止血安胎作用,《本草纲目》记载"治小儿虚汗,妇人妊娠下血"。二诊时患者出血减少,故改高丽参为太子参。三诊时患者出血消失,腹痛缓解,故去血余炭以免止血留瘀,加炒杜仲加强补肾。

五、小结

《沈氏尊生书》曰:"阳施阴化,胎孕乃成。血气虚损,不能养胎,则胎自堕。譬如枝枯则果落,藤萎则花坠。"SCH 患者大多脾肾亏虚,孕后阴道出血,或宫腔积液,乃中医谓之经脉虚损,气虚不摄,瘀血内阻。陈颖异在临床常用经验方安胎养血汤中药加减治 SCH。该方是陈颖异在继承何氏女科独特的经验基础上,结合自己几十年的临床体会而组成的。该方具有扶正祛邪,健脾补肾,养血活血安胎之效。标本兼顾,胎元方得以固摄。对于中重度患者常常配合西药地屈孕酮片(达芙通)联合运用,促进内皮细胞(NO)合成,改善子宫血流灌注,抑制子宫平滑肌收缩,地屈孕酮片(达芙通)可提高孕激素诱导阻断因子(PIBF)水平,参与胚胎保护性免疫调节。

因此对于伴有绒毛膜下血肿的先兆流产患者来说,中药补脾肾,养血活血安胎,联合西药地屈孕酮片(达芙通)治疗,有益于病情的改善,可以促进绒毛膜下血肿的吸收、减小或消除血肿面积。有效降低先兆流产和复发性流产患者流产发生风险。综合措施对维持妊娠和改善预后是有利的。

第十节 浅谈大黄在妊娠疾病中的运用

大黄是最常见的中药,又名黄良、火参、川军、将军、蜀大黄、牛舌大黄、锦纹、生军,有"将军""元帅"之称。其味苦寒、性沉降,归脾、胃、大肠、肝、心经,可泻热毒、破积滞、行瘀血。主治胃肠积滞、大便秘结,血热妄行之出血症,热毒疮疡、丹毒及烧烫伤,亦适用于瘀血诸症、黄疸、淋证等。根据现代药理学研究,大黄有抗感染、健胃、利胆、保肝、止血等作用;可抑制免疫性抗体,促进肝脏摄取、结合及排泄胆红素的作用,尤其大黄能抑制红细胞抗体的产生。因此大黄运用范围广泛,在现有中成药的药味组成中大黄占 20% 左右。在妊娠特有疾病中应用比例很高,如治疗妊娠急症,妊娠期肝内胆汁淤积症,妊娠期急性胰腺炎,妊娠期急性阑尾炎,妊娠高压综合征(PIH),特别是在治疗母婴ABO 血型不合的方剂中,选用大黄占 95% 以上。但是在妇科书中,大黄属于妊娠期慎用药,应用不当,可使肠蠕动增强,子宫收缩增强,引起流产。因此对孕妇而言,中药的用药安全,备受医生和孕产妇的关注。用药时,需要同时关注疾病本身对胎儿的影响及药物对胎儿的影响;需要考虑疾病治疗与不治疗的风险孰轻孰重。所以应用大黄治疗妊娠特有疾病中,如何达到治病与安胎并举的目的,这是值得大家探索的重要课题。

大黄之炮制有生、制、炭之分;煎法有后入、泡冲、同煎之别;剂量有大、小之差。在妊娠特有疾病中,大黄用得恰当,会收到事半功倍之效。但应用大黄决不可随心所欲。

一、生大黄

生大黄,又名生军。乃原药拣净杂质,大小分档,焖润至内外湿度均匀,切片或小块,晒干。《本草正义》云:"大黄迅速善走,直达下焦,深入血分,无坚不破,荡涤积垢,有犁庭扫穴之功。"因其药性峻猛,泻下之力过强,若孕妇用之不当,可诱发宫缩,易导致滑胎,流产。如果在妊娠特有疾病中,其病机是湿热蕴阻胞胎,根据有湿必去、有热必清,根据"有故无殒,亦无殒""衰其大半而止"的原则,大黄是必用之品。但必须严格掌握剂量及适应证,注重舌脉,审慎大便。应用时要求该孕妇没有流产史,且体壮邪实,舌红苔黄,口苦,大便秘结方可使用。剂量一般从 5g 开始,逐渐增加,可用至 10g,保持大便日解 1~3 次,质软为度。出现泄泻即停。煎法:同其他药一起入煎,分多次服用。

二、熟大黄

熟大黄,又名熟军。取切片或小块的生大黄,用黄酒拌匀,放置蒸笼内蒸制或瓷罐内密封。坐水锅中,隔水蒸透,取出晒干。制过后的大黄泻下力较缓,虽然清热、泻火、除湿之功不如生大黄,但其活血化瘀之力较强。且酒制则升,可提升脾胃下陷之气。从药理作用而言,可加强对红细胞的凝聚力,因此更有效地保护婴儿。如果在妊娠特有疾病中,其病机是气滞血瘀,根据有滞必行、有瘀必消,熟军以活血之长补泻下之短,仍不乏泻热解毒的功效。对于无生大黄适应证,或用生大黄后出现腹泻的患者,或脾虚夹湿者,或有血瘀者,可选用熟大黄。剂量一般从6g开始,逐渐增加,可用至12g。水煎服,同其他药一起入煎,分多次服用。

三、大黄炭

大黄炭,是用武火炒至药材表面焦黑、部分炭化,内部焦黄,但仍保留药材固有气味(即存性)者称炒炭。炒炭能缓和药物的烈性、副作用,可增强其收敛止血和功效。有专家以家兔为对象行药理实验证实:根据中药"烧炭存性"的原理,将大黄制成大黄炭,使其泻下作用减弱而止血作用增强,且效果优于云南白药和去甲肾上腺素。同时大黄炭除了保持大黄本身有效成分的止血作用外,又可在受损黏膜上形成一层薄膜起到屏障作用,利于止血。且能够最大限度地提高药物的吸收和生物利用度,从而缩短药物的起效时间。如果曾有流产史,或孕后腰酸,或下腹坠痛,或阴道少量出血,则禁用生熟大黄的,改用大黄炭,且常配合补肾止血安胎之品。剂量一般在6~10g,水煎服,入药同煎,分多次服用。例如曾治疗复发性流产,黄某,女性,31岁,初诊2012年10月2日。患者怀孕14周余,4天前无明显诱因出现阴道出血,量不多,色黯红,伴有下腹隐痛,腰酸,遂至温州某医院妇科住院,予25%硫酸镁针30ml保胎治疗,但仍有阴道少许出血,伴下腹隐痛及腰酸,时觉乏力,大便秘坚难解,要求中医药保胎治疗,于2012年10月2日会诊。刻诊:舌边尖红,苔薄白舌根厚,脉滑。孕产史:4-1-2-1,妇科B超示:单胎,胎儿存活。诊断:先兆流产,中医胎动不安。处方:黄芪30g、太子参20g、生白术15g、杜仲15g、菟丝子12g、陈皮5g、阿胶(烊冲)12g、仙鹤草15g、墨旱莲15g、升麻炭5g、血余炭10g、黄芩炭10g、大黄炭5g、木香6g、苏梗10g,3剂。二诊(2012年10月6日):仅服药2剂,大便已解,略溏,日解2次,出血即止。服完3剂,诸症消失,稍感腰酸。舌红,苔薄白,舌根苔转薄,脉滑,原方去生白术,去大黄炭,加炒白术,砂仁(冲)3g、苏梗10g、黄芪20g、太子参15g、杜仲15g、菟丝子12g、仙鹤草15g、墨旱莲15g、苎麻根12g、升麻炭5g、黄芩炭10g、阿胶(烊冲)12g、砂仁(冲)3g、苏梗10g、血余炭10g,5剂。随访,情况很好,于10月16日出院。

又如治疗口疮,夏某,女,28岁,初诊:2013年3月10日。孕14周,口腔溃疡发作15天。患者平素常发口腔溃疡,近15天来口腔多处溃疡,以上腭为主,症状明显,疼痛剧烈,口渴、口苦、口臭,曾口服中药及复方维生素B,外用西瓜霜等治疗未见明显好转,刻诊:纳可,寐安,大便秘结,3天未解,尿黄,舌红苔黄腻,脉滑数。孕产史:0-0-0-0,辅助检查:血常规未见异常。超声显示:胎儿单胎横位,双顶径2.7cm(约孕14w),腹围7.8(约孕14w),股骨长1.2cm,胎心搏动好,胎心率166次/min,节律齐。羊水清晰,最大深度3.4cm,胎盘:位于前壁,厚度2.0cm,成熟度0级。胎儿颈部及体部未见U形压迹,彩色多普勒:脐动脉血流正常范围。

西医诊断:中期妊娠,口腔溃疡处方:黄连6g、黄芩10g、升麻15g、生地黄15g、丹皮10g、生大黄5g、黄芪30g、甘草5g、竹叶10g、麦冬10g、苎麻根12g、人参叶10g、木香6g、墨旱莲15g、仙鹤草15g,3帖。2013年8月随访时诉服药1天后,解了大便,疼痛好转,5天后溃疡痊愈,半年未再发。

四、小结

如何合理应用大黄乃是其关键所在,占有举足轻重的地位。在辨证的基础上,应需做到:慎用、巧用、活用、妙用。做到用量上的灵活加减;药材炮制上的灵活转换;以水煎服为主,禁用后入、泡冲;服法以多次呷服为宜。方可使治病与保胎并驾齐驱,收到事半功倍的疗效。

第十一节 难治性慢性盆腔炎从正虚邪实论治

难治性慢性盆腔炎具有病程长,治愈率低,复发率高的特点。因为该病常合并大网膜、子宫、输卵管和卵巢慢性炎性包块,固着于盆底,甚至累及宫颈旁韧带或子宫骶骨韧带使之增粗挛缩,采用抗生素治疗鲜有成效,激素副作用大,理疗以及手术治疗亦不理想。中医中药治疗本病有一定的优势,常有清热利湿、行气导滞、温经散寒、活血祛瘀等功效。

陈颖异经临床观察,认为本病的主要病机属本虚标实,本虚者正气不足,肝脾肾亏损。因为本病发生与分娩、流产、房事等因素有关,这些原因都能伤血耗气,而且本病病程迁延难愈,且常于劳累后复发的特点,均具有不同程度的正虚。标实者乃寒、湿、热诸邪乘虚内侵,蓄积胞宫,逆乱气血,壅阻胞脉,湿、热、瘀互结,作祟为患,而形成邪实。故本病发生常常虚实夹杂,临证需要认真辨证。

一、补虚温肾,散寒化湿瘀

慢性盆腔炎患者人工流产后诱发多见,由于流产后身体虚弱,冲任受损,复加清宫术,胞脉空虚,寒湿之邪客于胞宫,凝滞经脉。表现于经常腰酸腹痛,劳累尤甚。如曾治疗谢某,女,30岁,2000年8月21日初诊。腰骶酸痛伴下腹坠痛2年。曾人工流产3次,末次人工流产时间为1998年7月,因残留行清宫术。嗣后一直出现腰骶酸痛,肢冷,下腹坠痛,经期及劳累后加剧。平素带下绵绵,色黄,月经后期,量少,色黯,大便较坚。屡用中西药治疗未见效。舌质淡苔薄白,脉沉细。妇科检查:外阴(-),阴道内有多量白色分泌物,宫颈光滑,宫体正常大小,举痛(+),左附件呈索状增厚,压痛明显。西医诊断为慢性盆腔炎;中医辨证为正虚邪恋。治拟补虚温肾,散寒化湿瘀。药用:生黄芪30g、桂枝10g、仙茅10g、淫羊藿10g、当归10g、川芎5g、丹参15g、续断15g、制香附12g、赤芍15g、薏苡仁30g、桃仁5g、红藤15g、制大黄12g,5剂,水煎服。8月26日复诊,自述上症减轻,在原方基础上随证加减,连续治疗1个月,妇科检查基本正常,诸证消失,半年后随访,未见复发。

此为久病多虚、多瘀,久病入络及肾。方中以黄芪、当归、薏苡仁补其虚,充气血,所谓"血盈脉自缓";桂枝、仙茅、淫羊藿、续断温阳补肾散寒;丹参、川芎、赤芍、桃仁活血,祛瘀;制香附理气。带下色黄,大便较坚,子宫举痛,压痛明显,乃邪热留恋,以鸡血藤、制大黄败其毒,泻其热,又有祛瘀之力,故阳气通达,湿瘀热邪渐消。

二、养正除积,破瘀泄湿热

慢性盆腔炎有的患者既往无急性发病史。但病情常较顽固,多形成输卵管、卵巢粘连包块,且与周围粘连,抗炎药物不易进入,因而不容易彻底治愈,当机体抵抗力下降或过累时常急性发作。患者可有低烧、小腹坠胀、隐痛、腰骶部酸痛等症。在劳动后,性交时或月经前后,因盆腔充血,症状可加重。此外,患者还会有白带增多,或出现月经血量增多,月经过频、经期延长等月经变化,并常继发不孕。如曾治疗夏某,女,32岁,2000年5月31日初诊。患者腰酸坠痛3个月。于2000年2月18日药物流产后,因阴道出血不止,经清宫术后,一直感腰酸坠痛,经多方治疗无效。B超检查示:左附件(58×43×58)mm³液性暗区,右附件(42×47×62)mm³包块。于3月21日以盆腔炎、右卵巢囊肿、左输卵管积液,收入温州某医院妇科住院治疗。妇科检查:外阴已婚已产式,阴道畅,内见少量褐色血液,宫颈轻度糜烂,无举痛,宫体后位,略大,压痛,活动欠佳,右附件可触及$(5×6×6)\,cm^3$的包块,触痛明显,质中,活动差,与子宫相连,左附件可及$(5×5×4)\,cm^3$的包块,活动可,质中,压痛(+),后穹窿不饱满,触痛,未扪及病理性结节。经用大量抗生素治疗,症状减轻而未除,左输卵管积液消失,但右附件尚可触及较大包块。于5月17日复查B超,右附件可见$(58×37×42)\,mm^3$包块。刻诊:面色萎黄,右少腹压痛明显,腰骶酸痛,带下较多,色黄,舌质黯、见瘀斑,苔薄黄,脉沉细偏滑。此乃身体虚弱,且瘀热胶结,客于胞宫。治拟养正除积,破瘀泄热。药用:生黄芪30g,丹参15g,薏苡仁30g,当归10g,制香附12g,穿山甲5g,三棱、莪术各10g,水蛭5g,猫爪草10g,山慈菇10g,桃仁10g,炙鳖甲20g(先煎),制大黄10g,鸡血藤20g,5剂,并给予中药慢盆汤(三棱10g,莪术10g,红花15g,败酱草15g,鸡血藤15g,丹参15g,金银花15g,浓煎50ml)灌肠,每天保留灌肠1次,经期停用。经内服外治,随证加减治疗两个月余,自觉症状消失,精神好转。于8月11日复诊,自述末次月经为8月5日,经色黯,夹有血块,脉细滑。拟益气祛瘀止血,药用:生黄芪30g,牡丹皮10g,升麻、柴胡各5g,炙鳖甲20g(先煎),炙龟甲20g(先煎),制香附12g,失笑散10g,花蕊石15g,鸡血藤20g,大黄炭10g,仙鹤草30g,服上药3剂,并口服血竭胶囊(中国科学院西双版纳热带植物园制药厂)0.3g,每次4粒,每日3次。经水已净,妇科检查:子宫举痛(–),附件包块消失,压痛(–),B超复查子宫两附件均未见占位。

　　此患者虽身体虚弱,但邪热久居下焦,瘀血凝结,湿浊胶凝,壅滞经脉,在治疗上陈颖异既考虑正虚一面,又考虑有形之物"坚者消之,留者攻之"的原则。方中黄芪配当归、丹参、薏苡仁不仅有养血补血之功,又有化瘀祛湿之效;穿山甲有破气行血通任脉作用,配水蛭、三棱、莪术、桃仁、猫爪草祛瘀通经消积除癥;炙鳖甲软坚散结;制大黄、鸡血藤活血祛瘀;配山慈菇清热解毒,共奏其效。加慢盆汤灌肠是针对患者局部症状,运用辨证及辨病相结合的方法,发挥局部治疗的优势,适用于各型慢性盆腔炎和盆腔包块的患者,可使药物通过直肠渗透吸收直达病所,达到疏通解除粘连之效,修复增生的结缔组织。8月1日复诊,因患者月经淋漓,故改用益气祛瘀止血治标为先,防"离经之血"残留为患,故配花蕊石、三七、大黄炭、失笑散,止血不留瘀,诸药合用,药症合拍,故病得痊。

三、补中益气，祛湿除瘀热

慢性盆腔炎伴有盆底功能障碍，临床也是经常可见，有的患者虽然没有明显的器官脱出，但临床表现为腰骶部酸痛、行走下腹坠痛，或压力性尿失禁，主要表现为尿液不受控制的溢出等。如曾治疗陈某，女，39 岁，2000 年 10 月 11 日初诊。下腹坠痛，带下增多 4 年，并常感下腹坠痛，腰骶酸痛，立则更甚。小便难以控制，咳嗽则尿溢出。平素带下较多，色微黄。妇检：外阴(-)，宫颈光滑，宫体正常大小，压痛(+)，左附件呈索状增厚，压痛明显。西医诊断为慢性盆腔炎，压力性尿失禁，曾经中西医治疗，未见好转。刻诊：面色少华，少气懒言，自汗，精神欠佳，少腹坠痛，立则甚，卧则舒，大便较坚，舌苔薄白根黄，脉细。此乃脾胃肾两虚，中气不足，且下焦瘀、湿、热蕴结，治拟补中益气，祛湿除瘀热。药用：生黄芪 30g，党参 30g，升麻、柴胡各 6g，丹参 15g，失笑散 10g，生白术 15g，薏苡仁 30g，制香附 12g，制大黄 10g，鸡血藤 20g，桑寄生 30g，益智仁 12g，白鸡冠花 15g，枳壳 15g，炙甘草 5g。随症加减，治疗 2 个月，诸症消失，妇科检查基本正常。

此患者病情迁延不愈，历时 4 年，机体抵抗力下降，下腹坠痛，立则甚，卧则舒，中医谓之正气虚，乃中气不足，肝肾亏损，结合盆腔炎"病"的特征，少腹坠痛，带下量较多，色黄，大便较坚，左附件呈索状增厚，压痛明显，舌苔根黄，乃下焦瘀热蕴结，究其病理特点，以正虚为主，邪恋为次，故治疗以扶正为主，补中益气，兼以祛湿除瘀热，前医屡投祛邪之剂，乃是着眼于盆腔炎病的特征，犯了虚虚之戒，由于辨证正确，药中肯綮，故使顽疾痊愈。

四、小结

难治性慢性盆腔炎陈颖异在临证上是根据盆腔炎病的病理特点，结合盆腔炎"病"的特征，辨病和辨证相结合，而组方的。在辨证的基础上常常用重用黄芪补气，且有解毒排脓之力；当归养血和血，与黄芪同用，有气血双补之意，且无"留寇之患"；桃仁、桂枝、制军有桃核承气之意，《伤寒论》中治疗下焦蓄血证，有活血化瘀，峻下痰热之效；现代医学认为本品对子宫内膜有剥离之功，与桂枝、桃仁、制军相配，可增加活血祛瘀之力，对瘀滞较重患者，常起到事半功倍之效。同时可以改善血液的理化性质，增强巨噬细胞的吞噬功能，促进炎性病灶的消退及增生性病变的软化和吸收的结果。灌肠是针对患者局部症状，采用辨证与辨病相结合的方法，发挥局部治疗的优势，适用于各型慢性盆腔炎。同时药液经直肠局部吸收，能很快发挥作用，有利于炎症的消退，疗效快，操作方便。特别是对盆腔包块结节效果显著。扶正祛邪，从正虚邪实论治，治疗慢性盆腔炎效果满意，有待进一步探讨。

第十二节 养血舒肝法治疗产后抑郁证

产后抑郁症是指产妇分娩后出现的抑郁症状，是产褥期精神综合征中最常见的一种类型，一般在产后 6 周内发生。

一、临床表现

产后抑郁证最突出的症状是持久的情绪低落，表现为表情阴郁，无精打采，困倦，易流泪和哭泣。患者常常表现"郁郁寡欢""凄凉""沉闷""空虚""孤独"，情绪障碍等。

二、病因病机

本病类似于中医"产后情志异常""郁证""脏躁""不寐"等范畴。该病不同于其他郁证，因其有独特的病因病机和演化规律。明代《万氏妇科》曰："心主血，血去太多，心神恍惚，睡卧不安，言事失常，如见鬼神。"陈颖异认为产后抑郁证患者不管产时有无出血，在整个生产过程中，都会有不同程度失血耗血，所以精血亏虚，脏腑失养是该病发生的病理基础，也就是古人所谓产后多虚的特点之一。

产后抑郁症是生理 - 心理 - 社会的疾病模式，妇女孕育，分娩是一个复杂事件，心理上，躯体上经受了一个生物学、社会学、情感方面的快速变化，是一个特定的心理危机时期。若事不遂愿，即会出现"心理感冒"，是引起本病的重要因素。《丹溪心法·六郁》曰："气血冲和，百病不生，一有怫郁，诸病生焉。故人身诸病，多生于郁。"因此气血郁滞，肝失条达，气机不和是本病的主要病理变化。也是古人所谓产后多瘀又一特点之一。综上所述，故陈颖异认为该病的主要病机是精血亏虚，肝气郁结。

三、治疗方法与典型病案

治疗本病应从气血论治，给予疏肝解郁，养血安神治疗。以养血舒肝为大法，并配以积极的心理治疗。几十年来运用经验方"养血舒肝汤"临诊随症加减,灵活施治,并结合心理支援,每获良效。处方组成:当归 10g,郁金 12g,白芍 12g,绿萼梅 8g,淮小麦 30g,枸杞子 15g,陈皮 6g,麦冬 10g,合欢皮 15g 加减变化:中气不足,少气懒言,面色萎黄者加黄芪、党参;忧郁伤神,彻夜少寐,焦虑不安者加龙齿粉、珍珠母;心火旺盛,口苦溲赤者加竹叶、黄连;痰浊内盛,嗜睡倦怠,反应迟钝者加石菖蒲、甘松;阳气不足,畏寒肢冷者加肉桂、仙灵;脾胃虚弱,大便溏软者加炒白术、焦神曲;精血不足肠失滋润,大便秘结者加生首乌、火麻仁;一般 15 天为一疗程。陈颖异曾治疗患者杨某,女,28 岁,初诊时间:2005 年 11 月 2 日,主诉:烦闷厌食两个月。患者 2005 年 9 月 20 日因产后出血较多,气血两虚,倦怠纳差。经中西药治疗一度好转。40 天前因遇事不遂,情志不畅,烦闷不安,常抑郁叹气,焦虑沮丧,厌食少言,连小孩都懒得照看,大便较坚。曾服氯硝西泮,阿普唑仑,氟西汀等抗抑郁药治疗,症状改善不明显。刻诊:面色萎黄,表情淡漠,舌嫩苔薄白,脉弦细偏滑。查心电图检查提示窦性心律,胸片检查正常。血常规提示血红蛋白 10g/L。西医诊断:1. 产后抑郁证,2. 贫血。中医诊断:产后情志异常。治拟养血舒肝,处方:当归 10g,白芍 10g,绿萼梅 8g,郁金 12g,薤白 10g,枸杞子 15g,陈皮 10g,生白术 20g,广木香 10g,枣仁 10g,石菖蒲 10g,甘松 5g,15 剂,水煎服。并与患者进行细心交谈,给予有效的心理支援,帮助患者对自身疾病正确认识,提高治愈信心,恢复身心健康。二诊:经第一疗程治疗,患者诸证减轻,表情自然,面对医生也已露出笑容,胃纳略增,大便已顺。舌嫩苔薄白,脉细偏滑。原方去生白术,加炒白术 12g,继续调理 20 天,进一步给予积极精神开导,患者诸况恢复正常。各类症状消失,嘱早上服逍遥丸每日 2 次,晚上服归脾丸以善其后。随访至今未发。

此例患者因产后出血较多,精血亏损,故以当归,杞子直接补其血,且现代药理研究当归水浸液能显著促进血红蛋白及红细胞的生成,杞子对造血功能亦有促进作用。焦虑沮丧,烦闷叹气乃肝气郁结,气机不畅也,故用郁金解其郁,薤白辛苦温疏通胸中之气,陈皮行中脘之气,木香辛温苦降,善行大肠之气,配绿萼梅疏肝和胃,使肝气得以条达,全身气机得以通畅。配白芍酸苦微寒,养血敛阴柔肝以缓急,使理气不伤阴血。木郁土壅,健脾无力,食欲不振,大便秘坚。故重用生白术实土抑木,且使气血生化有源。淮小麦、枣仁入肝经,既可以宁心安神,又可以滋养心肝阴血。石菖蒲、甘松有促进脾胃运化,药理研究尚有安神镇静的作用。生龙齿可以除其烦,安其神。诸药合用,配合心理治疗,使患者树立信心,故效果颇佳。

四、小结

产后抑郁证是临床常见病,临证是要根据产后多虚多瘀特点,审精血不足、肝气郁结之因,辨气血虚实情况,重立法处方。养血不能太滋腻,阿胶慎用,以免阻碍气机运行,疏肝理气多为辛香走窜之品,不能过量,不能持续使用。柴胡、厚朴慎用,易于耗伤阴液;养血舒肝汤治疗产后抑郁证,养血不滋腻,理气不伤精血,值得尝试。

第十三节　妊娠早期 CA125 急剧升高一例

糖链抗原 125(CA125)对于女性尤为重要,因为它是国际公认的卵巢癌主要相关抗原,在卵巢肿瘤的诊断、治疗、监测、判断预后等方面作用显著,是卵巢肿瘤诊治过程中不可缺少的指标,同时也是非卵巢癌中的重要参考指标。近几年研究妊娠早期(5~8 周)升高明显且波动较大。但一般认为还是 <100IU/ml。我们曾在门诊遇一女性妊娠早期糖链抗原 125 急剧升高,特报告如下:

患者 35 岁,孕 3 产 1。**初诊**:2010 年 6 月 3 日。门诊号:2131933,地址:浙江瑞安安阳。患者于 2010 年 5 月 23 日在上海中山医院体检发现 CA125 升高,187.1IU/ml,返回瑞安,于 2010 年 5 月 29 日在瑞安市人民医院复查 CA125 为 767.10IU/ml,查其 B 超,提示宫腔内早孕,约 30+ 天。盆腔未见明显肿块,卵巢大小正常。次日(6 月 1 日)复查 CA125 为 787.10IU/ml,因患者拒绝盆腔 CT 检查,要求先药物流产,签字后给予米非司酮及米索前列醇药物流产,后出现阴道少量出血,色黯红,夹少许血块,伴腹部坠痛感,6 月 3 日再次查 B 超提示宫内胎物残留,复查 CA125 已降至 389IU/ml,β-HCG 为 927.67IU/L。要求配合中药治疗。**刻诊**:无诉明显不适,纳可,寐安,二便调。舌红,苔白,脉细滑。**处方**:三棱 10g、莪术 10g、丹参 15g、赤芍 15g、天花粉 12g、陈皮 5g、怀牛膝 10g、益母草 15g、炮山甲 7g、元胡 15g(3 帖,水煎服),并嘱其适量运动,以促进胎物排出。6 月 7 日复查 CA125 为 147IU/ml,β-HCG 为 149.02IU/L。纳可,寐安,便调,舌红苔白脉细滑,故守前法。原方加泽兰 12g(3 剂,水煎服),6 月 11 日:患者无诉明显不适,复查 CA125 为 67.45IU/ml,β-HCG 为 66.95IU/L,余症同前。继续给予活血杀胚治疗,**处方**:丹皮 10g、当归 10g、桃仁 10g、赤芍 10g、木香 10g、怀牛膝 10g、益母草 12g、红藤 20g、炒白芥子 12g、泽泻 12g、炮山甲 6g(10 剂,水煎服),于 6 月 22 日再次查 CA125 为 19.16IU/ml,β-HCG 为 4.17IU/L。

按语：CA125 是 1983 年由 Bast 等从上皮性卵巢癌抗原检测出可被单克隆抗体 OC125 结合的一种糖蛋白。它并不是卵巢癌的特异性标志物，输卵管腺癌、子宫内膜癌、宫颈癌、胰腺癌、肠癌、乳腺癌和肺癌患者 CA125 的水平也会升高。同时非恶性肿瘤，如子宫内膜异位症、盆腔炎、卵巢囊肿、胰腺炎、肝炎、肝硬化等虽有不同程度升高，但阳性率较低。在胸腹水及羊水中也能检出较高浓度的 CA125。早期妊娠的头 3 个月内，也有 CA125 升高的可能。也有研究发现，孕早期、产后即刻有阴道流血并即将流产的妇女 CA125 水平明显升高，提示蜕膜细胞破坏和滋养层细胞与蜕膜细胞分离是母体血清 CA125 的主要来源。但一般认为还是 <100IU/ml，该患者如此 CA125 急剧升高，颇为罕见，在国内外文献与临床未曾发现，CA125 升高与早期妊娠周数、β-HCG、孕激素等的关系需要进一步的研究。

第十四节　母儿 ABO 血型不合
中西医治疗优势与对策

母儿 ABO 血型不合(maternal-fetal ABO incompatibility)主要是孕妇和胎儿之间血型不合而产生的同种免疫(isoimmunization)性疾病。胎儿由父亲遗传的血型抗原如果孕妇缺少，则此抗原一旦进入母体，母体会产生抗体，这种抗体可经胎盘进入胎儿体内，引起免疫反应，使胎儿红细胞凝集、破坏，引起胎儿或新生儿溶血症，导致流产、死胎、新生儿早发性黄疸、重症黄疸、重度贫血，或因溶血所产生的大量胆红素渗入脑组织发生胆红素脑病，死亡率高，严重威胁新生儿的健康乃至生命。中医学对此病记载很少，没有确切的病名。根据其不同临床表现，可分属中医学的不同病症。以流产为主要表现者，属于中医"胎漏""胎动不安""堕胎""小产""滑胎"；以胎儿水肿为主要表现者属于"胎水"；以新生儿早发性黄疸为主要表现者，属于"胎黄""胎疸"范畴。

一、母儿 ABO 血型不合西医治疗优势与对策

西医治疗的优势在于对重症患者能够较快降低血清胆红素，控制溶血，改善新生儿的预后。在妊娠期主要采取综合治疗，严重者可进行宫内治疗，如母体血浆置换术、胎儿宫内输血；对新生儿可采用光照疗法、换血治疗及药物治疗，比如肝酶诱导剂与 γ 球蛋白等。但对降低孕妇血清抗体方面，疗效不如中

医治疗方法。详细总结如下：

1. 孕前期查明病因，提高警惕　对于出现反复流产的病人应该查明病因，如流产可能为 ABO 血型不合原因引起，则引起充分的警惕，尽早干预。

2. 孕早期药物保守治疗　在妊娠早期对可能发生母儿血型不合的孕妇，可进行 10 天的综合治疗。包括使用 25% 葡萄糖液 40ml 及维生素 C 2.0g 每天静注 1 次；维生素 E 100mg 每天口服 1 次。

3. 孕中晚期严重患者可行胎儿宫内输血、母亲血浆置换　抗体效价明显增高且伴有胎儿水肿，腹水或肝脾肿大者，又不宜提前分娩的孕妇，可进行母儿治疗，如胎儿宫内输血，母亲血浆置换以及 γ 球蛋白治疗。胎儿宫内输血需在 B 超引导下行脐带穿刺，此种方法技术要求高，只能在有条件的医院进行，且可导致严重的并发症，如流产、早产等，限制了其普遍性开展。血浆置换需要足够的血源，且可能发生输血相关的并发症，只能应用于重症患者。孕中晚期仅抗体效价升高，无明显胎儿水肿的孕妇，仍可采用综合治疗。包括继续予维生素 C 和葡萄糖静滴，口服苯巴比妥 10~30mg，每天 3 次，以加强胎儿肝细胞葡萄糖醛酸酶与胆红素结合的能力，减少新生儿胆红素脑病的发生，氧吸入每天 1~2 次，每次 30min。

4. 新生儿期多种方法并用，预防胆红素脑病　新生儿发生溶血，出现明显黄疸者，一般病情较重，需要及时处理，此时西医治疗疗效显著，能较快降低血清胆红素，控制溶血，消退黄疸，预防严重的不良预后的发生。具体方法如下：①光照疗法：蓝光照射其目的是降低血清中的未结合胆红素，可分为单面光疗和双面光疗，此方法花费少，安全、方便，在各级医院均能开展；②个别严重溶血病者，考虑新生儿换血疗法，此方法风险同母亲血浆置换，可能发生输血相关的疾病，且需要新生儿脐静脉插管，只能由掌握此技术的专科医生才能完成。③药物治疗：口服苯巴比妥，诱导肝细胞微粒体增加葡萄糖醛酸转移酶的生成；血胆红素高者给予人血白蛋白静脉注射，与游离胆红素结合，以减少胆红素脑病的发生；④纠正代谢性酸中毒，应用 5% 碳酸氢钠提高血 pH 值，以利于未结合胆红素与白蛋白联结；⑤贫血严重者及时输血。

二、母儿 ABO 血型不合中医治疗优势与对策

中医在降低孕妇血清抗体效价方面疗效明显优于西医。中医治疗的优势在于能够抑制免疫反应，降低孕妇血清抗体效价，避免流产，延长孕周。中药不但对免疫性 IgG 抗体及免疫性抗体生成细胞有抑制作用，还能改善子宫内

环境,以利胎儿的健康生长发育,作为母儿 ABO 血型不合治疗的重要部分,不能忽视。母儿 ABO 血型不合的患者一般妊娠期无显著的临床症状,但依据患者病史,中医根据本病特点,辨病和病症相结合的方法,达到治病安胎并举,取得显效。依照母儿血型不合中医治疗对策必须抓住 4 个环节。

1. 孕前期祛其邪、培其虚、促其孕 母儿 ABO 血型不合的孕妇由于体内存在免疫抗·A 或免疫抗 B 抗体,当妊娠时这种抗体可经胎盘进入胎儿体内,引起免疫反应,使得发生不良妊娠的风险性明显增加。反复的不良妊娠不仅损伤胞宫、冲任,还累及肾,甚至心身亦受到伤害,使得情志不舒,气机阻滞,难以摄精成孕。本期以邪实为主,属于中医“湿热瘀”邪的范畴。以祛邪为先,临证要权衡湿热瘀的轻重,审证求因,调理气机,还要根据患者体质的强弱,培其虚,力求肾精充盛,摄精成孕。

2. 早孕期补其肾、充其胎、清其湿 母儿 ABO 血型不合从确诊时间起即需予中药治疗直至血清抗体 IgG 效价降至以 1∶64 以下。在早孕期胎儿发育尚未成熟时,稍有不慎极易发生胎漏、胎动不安,或胎萎不长,以至堕胎之苦。本期肾气虚亏,胎元不固,以本虚明显,兼湿热瘀邪为患。因此早孕期施以补益脾肾、营养胎元,佐以清化湿热之法,力求气血充盛,胎儿强壮,抵抗力增强,则自无疾苦。

3. 中晚孕期清湿热、祛瘀血、补脾肾 血清抗体效价水平越高,特别是抗体效价达到或大于 1∶512 时,发生胎儿或新生儿溶血症,导致流产、死胎、新生儿早发性黄疸、重症黄疸的风险性明显增加。此期湿热瘀邪侵犯胞宫,邪实明显,兼有本虚。不过随着孕周的增加,胎儿的发育已趋成熟,抵抗力相对增强。此期予以清湿热、祛瘀血、补脾肾的方法,以求祛邪不伤正、扶正不留邪、治病安胎并举,常取得很好的疗效。清湿热常用茵陈蒿、炒栀子、黄芩;祛瘀血常用大黄、丹皮、当归、川芎;补脾肾常用党参、黄芪、白术、杜仲;安胎常用莲房、苎麻根、仙鹤草等。

4. 新生儿期清湿热、祛瘀血、挽救生命 产后新生儿出现病理性黄疸者,主要为胎禀湿蕴,或湿热郁蒸,或寒湿阻滞,日久气滞血瘀。治疗注意辨别阳黄与阴黄的不同,阳黄者清热利湿退黄,阴黄者温中化湿退黄;病程久者往往出现气滞瘀积证,治以化瘀消积为主。清热利湿退黄常用方剂茵陈蒿汤,热重加虎杖根、龙胆草,湿重加茯苓、猪苓、滑石;温中化湿退黄常用方剂茵陈理中汤,寒盛加附片;化瘀消积可选用血府逐瘀汤,肝脾肿大、络脉瘀阻加三棱、莪术、炮山甲。辨治过程中,尚需注意新生儿脾胃薄弱,时时顾护后天脾胃之气,不可过用苦寒之剂,以防苦寒败胃,可伐正气,不利病情。

综上所述,对于重症的新生儿溶血病,西医有其独到的方法,比如母亲血浆置换,胎儿宫内输血,新生儿光照疗法,新生儿换血疗法,但西医疗法受医院条件的限制,且可能引起并发症,如流产、输血相关疾病;中医疗法对轻症患者有其显著的效果,中医疗法可在各级医院开展,且不受条件的限制,对于母儿ABO血型不合发生率较高的疾病,中医疗法不仅能降低抗体的效价,且明显改善新生儿的预后。

第四章 科研与实践

医学课题研究是衡量医学发展水平的重要标志。科研已经成为当今医学与发展的潮流。科学技术是"第一生产力"，医学科学也属第一生产力的范畴，是医学工作的重要组成部分，医学科研在整个卫生事业发展中的重要地位是由其本身的本质属性决定的。它对促进医疗教育、临床实践具有重要意义。

现代医学课题研究与实践紧密结合，对医疗实践中不断出现的新情况、新问题，在科学理论的指导下进行探索、研究和实验，有助于揭示疾病规律，解决疾病问题，促进医疗质量的全面提高。

几十年来陈颖异对慢性盆腔炎、围绝经期综合征、输卵管性不孕、母儿ABO血型不子宫内膜异位症等进行了课题研究，颇有收获，录在书中，目的是抛砖引玉。

与陈颖异一起进行课题实验的有何晓文、肖振宇教授，曹华妹、蔡珠华、潘光强、蔡慧兰、蔡宇平、鲁光钱、钱定良、叶剑、曾珏、陈伟主任医师，翁伟安、余晓晓、陈展、范晓燕、周笑梅、郑舒心、曹佃贵主治医师等等同仁，再次表示感谢！

第一节 香鹿消痛汤治疗子宫内膜异位症的相关研究

子宫内膜异位症（endometriosis，EMT）属良性疾病，但它的生物学行为却与恶性肿瘤类似，尤其是同样具有组织侵袭和血管形成的能力。根据子宫内膜种植学说，经血中所含腺上皮细胞和内膜间质细胞可随经血逆流，经输卵管进入腹腔，种植于卵巢和邻近的盆腔腹膜，异位病灶在腹腔种植成功后，其进一步的发展必须要有新生血管的建立，才能维持内膜的生存与发展，显然血管形成在 EMT 的发病中具有重要作用。近年来研究发现，血管形成调控因子包括血管内皮生长因子（vascular endothelial growth factor，VEGF）、肿瘤坏死因子 -α（tumor necrosis factor-α，TNF-α），在血管形成中起重要作用。目前，西医主要采取期待疗法、药物疗法(主要为激素类药物)、手术等治疗方法,可暂时缓解患者病情,但不良反应多且易复发。中药治疗子宫内膜异位症以活血化瘀为主,具有独特效果。陈颖异的临床经验方"香鹿消痛汤"由鹿角片、水蛭、川芎、赤芍等12味中药组成,有活血化瘀、散结止疼的作用。为了阐明香鹿消痛汤的作用机制,了解证实该方药对改善子宫内膜异位症的症状,抑制病理性新生血管生成,以及对子宫内膜异位症腹腔液TNF-α、白细胞介素6(IL-6)、白细胞介素8(IL-8)含量的变化及影响,开展了相关的实验室和临床研究。

一、香鹿消痛汤对子宫内膜异位症大鼠血管内皮生长因子的影响

为进一步研究香鹿消痛汤的抗血管生成作用,本研究采用自体子宫内膜移植的方法建立子宫内膜异位症动物模型,免疫组化SP法检测VEGF在异位内膜组织中的表达,探讨VEGF在EMT发病机制中的作用,并观察香鹿消痛汤对子宫内膜异位症的治疗作用。

1. 材料与方法

(1)实验动物:健康成熟SD大鼠60只,SPF级,未孕雌性,体质量(200±10)g,温州医学院实验动物中心提供。

(2)实验药物和试剂:经验方香鹿消痛汤:鹿角片10g、炒九香虫6g、桂枝6g、当归10g、川芎10g、三棱10g、丹参15g、制元胡10g、红藤30g、赤芍15g、水蛭3g、制大黄12g。瑞安市人民医院制剂室制成合剂,分别含原药材1.5、1、0.5g/ml。达那唑,用1%的甲基纤维素钠溶解成溶液,含原药材20mg/ml。鼠抗人VEGF单克隆抗体。

(3)方法

1)大鼠子宫内膜异位症模型的建立:根据Vernon采用自体子宫内膜盆腔移植法改进建立子宫内膜异位症动物模型,每日定时进行阴道涂片检查,选择大鼠动情期,10%水合氯醛0.35ml/100g腹腔麻醉,备皮、消毒,于大鼠从尿道口上端约1cm处做一长约2cm的切口,挑出左侧子宫角,结扎子宫动脉,切取一段约2cm长的子宫,置于盛有生理盐水的培养皿中,将切下的子宫沿长轴剖开,分离子宫内膜及肌层,切成3块,用4-0肠线分别缝在对侧腹壁、子宫正中分岔附近、大网膜处,缝合切口,术后分笼单放,自然苏醒。正常清洁饲养所有大鼠共4周。

2)分组及药物干预:造模成功后,将正常对照组以外的大鼠随机分为5组,每组10只,分别为:香鹿消痛汤高剂量组(15g/kg)、中剂量组(10g/kg)、低剂量组(5g/kg)、达那唑组(0.2g/kg)及模型组。每日灌胃 1 次,正常对照组及模型组每日灌服等容积(10ml/kg)双蒸水。

3)收集材料:治疗观察 4 周,于末次给药 24h 后,处死各组大鼠做大体解剖观察,并取下异位内膜和对应的在位内膜组织,用 10% 的甲醛液固定,送病理科做病理学检查。

4)检测指标:采用免疫组化 SP 法检测 VEGF 在异位内膜组织中的表达。

5)统计学方法:研究数据以 $\bar{x} \pm s$ 表示,用 SPSS11.0 统计软件,对资料进行单因素方差分析。

2. 结果

(1)大体标本观察:除正常对照组外,各组均在右侧腹壁、子宫正中分岔附近、大网膜处见有异位内膜病灶,呈隆起的小囊状,内部充满无色透明或淡黄色液体,周围有丰富的毛细血管包绕,而给药组异位病灶体积明显缩小,其周围血管形成不丰富。

(2)VEGF 在各组动物异位子宫内膜组织中的表达情况:VEGF 主要表达于子宫内膜间质血管内皮细胞和腺上皮细胞的胞浆。EMT 模型组表达强度明显高于正常对照组($P<0.01$),经过香鹿消痛汤及达那唑治疗后显著降低($P<0.01,P<0.05$)(表 4-1)。

表 4-1　VEGF 在各组动物异位子宫内膜组织中的表达($\bar{x} \pm s$)

	n	VEGF 的表达
正常对照组	10	1.95 ± 0.38**
模型组	10	2.86 ± 0.49
中药高剂量组	10	2.13 ± 0.55**
中药中剂量组	10	2.41 ± 0.27**
中药低剂量组	10	2.65 ± 0.42*
达那唑组	10	2.53 ± 0.61*

注:与 EMT 模型组比较,*$P<0.05$,**$P<0.01$

3. 讨论　EMT 的发病机制迄今尚未明了,近年来研究表明,子宫内膜异位症属于血管生成依赖性疾病,内源性血管生成因子中的刺激因子能刺激附着在腹膜或其他脏器表面的子宫内膜而形成新生血管,使异位子宫内膜种植存活。其中血管内皮生长因子(VEGF)是目前公认最关键的促血管形成因子。

它能够特异地作用于血管内皮细胞,促进内皮细胞分裂、增生和血管生成,同时增加血管通透性,细胞外胶体渗透压增高,基质改变,形成新的血管和基质,从而参与子宫内膜血管的形成。本研究发现,模型组大鼠 VEGF 在异位子宫内膜组织中的表达明显高于正常对照组,提示 VEGF 在异位内膜组织中的高表达对促进血管生成、维持异位内膜病灶生长有重要作用。

EMT 属中医"血瘀证"范畴,但临床上根据"离经之血"形成因素不同和人体的先天禀赋及后天各种影响因素的差异,又有寒热虚实不同;而且肾在其发病中起重要作用,生殖内分泌系统失调与免疫功能失常与肾虚关系密切。陈颖异认为 EMT 以肾虚为本,血瘀为标,属本虚标实之证。况且此类患者多数在以往治疗过程中久经攻伐,往往正气匮乏,虽正气尚足,盖因治疗本病,瘀血非一时能消,且久服活血药有伤正之忧,单纯扶正则留瘀,反助邪伤正。若欲退邪消癥,必扶正祛邪并重。故临床治疗该病当以活血化瘀治其标,补肾扶正治其本。香鹿消痛汤方扶正祛邪,补肾活血,散结止痛,方中鹿角片温肾阳,桂枝温通经脉,炒九香虫温肾止痛,当归养血活血;川芎行气活血,丹参破血散血,镇静止痛,三棱破血逐瘀,制元胡行气止痛,红藤活血解毒散结,赤芍凉血活血,行瘀止痛,诸药合用,共奏其效。本研究发现:香鹿消痛汤可使 EMT 大鼠异位内膜组织中的 VEGF 表达强度降低,且与剂量呈正相关。说明香鹿消痛汤与达那唑有类似的效果,可通过降低 EMT 大鼠异位内膜组织中 VEGF 的表达,从而抑制新生血管的形成,促进异位内膜的萎缩,达到抑制异位子宫内膜生长的目的。为今后中药治疗子宫内膜异位症提供了可循思路。

二、香鹿消痛汤对子宫内膜异位症大鼠腹腔液 TNF-α、IL-6 及 IL-8 含量的影响

本研究通过动物实验,观察子宫内膜异位症大鼠腹腔液 TNF-α 白细胞介素 6(IL-6)、白细胞介素 8(IL-8)含量的变化及香鹿消痛汤对其的影响,冀以探讨其治疗子宫内膜异位症的作用机制。

1. 材料与方法

(1)实验动物:健康成熟 SD 大鼠 60 只,SPF 级,未孕雌性,体重(200±10)g,温州医学院实验动物中心提供。

(2)实验药物和试剂:香鹿消痛汤(鹿角片 10g、炒九香虫 6g、桂枝 6g、当归 10g、川芎 10g、三棱 10g、丹参 15g、制元胡 10g、红藤 30g、赤芍 15g、水蛭 3g、制大黄 12g):本院制剂室制成合剂,分别含原药材 1.5g/ml、1g/ml 及 0.5g/ml;

达那唑,0.2g/粒,用1%的甲基纤维素钠溶解制成溶液,含原药材20mg/ml。TNF-α、IL-6及IL-8检测试剂盒。

（3）方法

1）大鼠子宫内膜异位症模型的建立:参照Vernon等自体子宫内膜盆腔移植法,并加以改进建立子宫内膜异位症动物模型。每日定时进行阴道涂片检查,选择动情期4~5天,并连续有2个以上正常动情周期的大鼠,在第3个动情期(阴道涂片为大量无核角化细胞时),于造模前2天每天给造模大鼠肌内注射2mg/ml的苯甲酸雌二醇0.1ml/(kg·d)以诱导大鼠发情,正常对照组大鼠肌注0.9%氯化钠溶液0.1ml/(kg·d)以相同刺激。造模时以10%水合氯醛0.35ml/100g腹腔麻醉,固定、备皮、消毒,于下腹部正中靠左上方做一长约1.5cm切口,挑出左侧子宫角,结扎子宫系膜血管,再结扎需切除的子宫段的两端,切取一段约2cm长的子宫,置于盛有生理盐水的培养皿中,将切下的子宫沿长轴剖开,分离子宫内膜及肌层(内膜较薄者不易剥离或剥离后组织较少,则可将子宫内膜片段连同肌层一道移植,其成活不受影响),并切成4mm×4mm,共3块,用4-0肠线分别缝在对侧腹壁、子宫正中分岔附近、大网膜处。然后缝合腹部切口,手术后将动物分笼单放,让其自然苏醒。正常清洁饲养所有大鼠共4周。

2）分组及给药:造模成功后(病理组织学检查可见移植组织内有子宫内膜组织的上皮细胞或间质细胞存在认定为造模型成功),将正常对照组以外的大鼠随机分为5组,每组10只,分别为:香鹿消痛汤高剂量组(15g/kg)、中剂量组(10g/kg)、低剂量组(5g/kg)、达那唑组(0.2g/kg)及模型组。每日用双蒸水灌胃1次,模型组及正常对照组灌胃等容积(10ml/kg)。6组均治疗观察4周。

3）观察指标及检测:于末次给药后24小时,10%水合氯醛0.35ml/100g腹腔麻醉,打开腹腔,肉眼观察移植内膜生长情况。用生理盐水2~3ml冲洗腹腔,收集腹腔液;置于肝素化无菌离心管中,2 000r/min离心10min,收集上清液待测。腹腔液的TNF-α、IL-6及IL-8含量检测采用ELISA方法。

4）统计学方法:所有数据用SPSS11.0软件进行单因素方差分析,计量资料结果以$(\bar{x} \pm s)$表示。

2. 结果

1）各组大鼠大体标本观察:除正常对照组外,各组大鼠均在右侧腹壁、子宫正中分岔附近、大网膜处见有异位病灶,一般为米粒大小之结节,切面可见一线形闭合小孔。EMT模型组异位内膜组织块均形成囊性结节,囊内充满清亮或黄色囊液,部分结节周围可见大量血管。中药高、中、低剂量组及达那唑组异位内膜组织体积较模型组小,周围血管形成没有模型组丰富。

2) 各组大鼠腹腔液 TNF-α、IL-6 及 IL-8 含量的测定结果见表 4-2。

表 4-2　各组大鼠腹腔液 TNF-α、IL-6 及 IL-8 的测定($\bar{x} \pm s$)

组别	n	剂量 (g/kg)	TNF-α (pg/ml)	IL-6 (pg/ml)	IL-8 (pg/ml)
正常组	10	-	28.97 ± 5.19	18.71 ± 6.61	15.64 ± 10.28
模型组	10	-	49.91 ± 6.76[**]	36.82 ± 5.45[**]	28.56 ± 9.32[**]
达那唑组	10	0.2	33.55 ± 4.42[△△]	31.28 ± 6.06[△]	25.20 ± 9.70[**]
低剂量组	10	5.0	38.26 ± 5.84[△]	26.76 ± 4.12[△]	28.95 ± 9.32[**]
中剂量组	10	10.0	35.35 ± 4.79[△]	24.07 ± 5.37[#△△]	29.86 ± 10.26[**]
高剂量组	10	15.0	30.77 ± 4.93[△△#]	21.54 ± 3.41[##△△]	29.48 ± 8.69[**]

与正常组比较 $*P<0.05$,$**P<0.01$;与模型组比较 $\triangle P<0.05$,$\triangle\triangle P<0.01$;与达那唑组比较 $\#P<0.05$,$\#\#P<0.01$

3. 讨论　近年来研究证实 EMT 是由于自身的免疫机制,尤其是与维持机体自身稳定的免疫监视及防御功能缺陷有关。在 EMT 腹腔液中,由于趋化活性增强和凋亡率减低等多方面的原因,巨噬细胞数量异常增多。增多的巨噬细胞释放一系列细胞因子:白细胞介素 IL-2、IL-6 及 IL-8,肿瘤坏死因子(TNF)、表皮生长因子(EGF)、成纤维细胞生长因子(FGF)等,均可促进 EMT 的发展。IL-6 由淋巴样和某些非淋巴细胞产生,其生物学效应复杂,主要是促进细胞生长、刺激细胞分化、参与急性炎症反应,并可介导或增强细胞对免疫细胞分泌物的反应,在免疫和内分泌系统的通讯网络中起重要的连接作用。IL-8 是一个重要的血管生成因子,可促进新血管的形成。已有研究证实:IL-6、IL-8 可能参与子宫内膜异位症自身发展的病理生理过程,最终促进异位灶神经血管的形成、粘连的加重,导致盆腔广泛粘连,并促进异位灶的生长,导致机械性不孕。肿瘤坏死因子 α(TNF-α)主要是由巨噬细胞等合成和分泌的细胞因子,具有非常广泛的生物学效应。研究表明,EMT 患者腹腔液 TNF-α 水平升高,通过介导免疫和炎症反应,导致盆腔局部粘连、纤维化和免疫学异常,促进 EMT 的形成和发展。同时它也是新生血管形成的一个重要因素,有研究表明,EMT 患者腹腔液中 TNF-α 的升高与血管内皮生长因子(VEGF)呈正相关,其可促进 VEGF 的表达,并与之协同促进异位内膜组织的血管生成,从而加速了 EMT 的发展。本实验结果显示,子宫内膜异位症动物模型组腹腔液 IL-6、IL-8 及 TNF-α 水平显著高于正常对照组,说明腹腔液中增高的 IL-6、IL-8 及 TNF-α 参与了 EMT 动物模型异位子宫内膜的生长、发育,并促进了无菌性炎症的加重、粘连进一步形成,最终导致子宫内膜异位症病情的发展。

实验结果提示:香鹿消痛汤可显著抑制异位内膜组织的生长;显著降低子宫内膜异位症大鼠腹腔液的 IL-6、TNF-α 水平,且与剂量呈正相关,较达那唑效果为优,但对 IL-8 作用不明显。说明香鹿消痛汤可通过降低模型大鼠腹腔液中增高的 IL-6、TNF-OL 的含量,以达到改善子宫内膜异位症患者盆腔内环境、减少异位灶血管生长的作用,从而抑制异位内膜组织的生长。

三、香鹿消痛汤治疗子宫内膜异位症痛经 39 例观察

作者于 2008 年 11 月—2009 年 11 月,运用经验方香鹿消痛汤治疗子宫内膜异位症痛经(肾虚血瘀型)39 例进行临床观察,疗效满意。

1. 临床资料

(1)病例选择:本组共 71 例均为门诊患者,中医辨证分型为肾虚血瘀型,所有患者近 6 个月内均未接受激素治疗。随机分为两组。治疗组 39 例,年龄 21~46 岁,平均 33.15 岁,病程 6 月 ~13 年,轻度痛经 11 例,中度痛经 20 例,重度痛经 8 例;对照组 32 例,年龄 20~48 岁,平均 34.15 岁,病程 5 月 ~12 年,轻度痛经 9 例,中度痛经 17 例,重度痛经 6 例。经比较两组在年龄、病程、临床症状上差异无显著性意义($P>0.05$),具有可比性。

(2)诊断标准:分述如下。

1)西医诊断标准:参照中国中西医结合学会妇产科专业委员会 1990 年第三届学术会议修订的"子宫内膜异位症中西医结合诊疗标准"。

2)中医诊断标准:参照"中药新药临床研究指导原则"及《中医妇科学》有关内容拟定。肾虚血瘀证:经行腰腹疼痛,渐进性加重,月经先后无定期,月经色黯夹血块,伴不孕,神疲,头晕,性欲减退,大便溏,盆腔有结节包块,舌黯红体胖,或边有瘀斑,苔薄,脉涩。

3)痛经程度的划分标准:根据腹痛、腰痛、肛门坠胀、性交痛的程度分为无、轻、中、重,分别计为 0、1、2、3 分。

2. 治疗方法

(1)治疗组:采用香鹿消痛汤加减治疗,其药物组成:炒九香虫、桂枝各

6g,鹿角片、制元胡、当归、川芎、三棱各10g,丹参、赤芍各15g,红藤20g。加减:若小腹痛剧,加红豆杉10g;若月经量少者,加益母草15g,红花6g;若月经量多者,加花蕊石15g,炒山楂10g;若倦怠无力,加黄芪、党参各30g;若热象较重者,去桂枝,加丹皮10g。每日1剂。水煎服(由本院煎药房用煎药机煎制)。经净后7天服用至月经第2天,为1个疗程,连服3个疗程。

(2)对照组:服用散结镇痛胶囊116g/次,每天3次。于月经来潮第3天开始服药,连服3个月经周期。

3. 治疗结果

(1)疗效标准:参照《中药新药临床研究指导原则》痛经的疗效评定标准。痊愈:服药后经期腹痛及其他症状消失,积分为0,连续3个月经周期未见复发。显效:治疗后积分降至治疗前积分的1/2以下,腹痛明显减轻,其他症状减轻,不服止痛药能坚持工作。有效:治疗后积分降至治疗前积分的1/2~3/4,腹痛减轻,其余症状好转,服止痛药能坚持工作。无效:腹痛及症状无改善。

(2)治疗结果:两组疗效比较见表4-3。

表4-3 两组临床疗效比较

组别	例数	痊愈	显效	有效	无效	总有效率
治疗组	39	8	16	11	4	89.74%*
对照组	32	4	10	8	10	68.75%

注:与对照组比较,*$P<0.05$。

4. 体会 《素问·举痛论》云:"岐伯曰:寒气客于脉外则脉寒,脉寒则缩卷,缩卷则脉绌急,绌急则外引小络,故卒然而痛,得炅则痛止。"寒为阴邪,其性凝滞。气血运行不畅,胞脉阻滞,而发为痛经。子宫内膜异位症(EMT)痛经的发生与肾阳不足、胞宫虚寒有着密切的关系。且瘀血又是EMT痛经的重要病理产物。"血得热则行"香鹿消痛汤中鹿角片、炒九香虫不仅有温阳行血化瘀之功,而且有补肾助阳之效,具有祛邪扶正的双向调节作用,标本兼顾,乃本方之妙。配合当归、川芎养血活血;三棱破血逐瘀;丹参、红藤活血解毒散结,赤芍凉血活血,行瘀止痛。使瘀血去而新血生,气机条畅,气血调和,诸药合用,共奏补肾扶正、活血散结、化瘀止痛之效。

第二节 莲黄汤治疗母儿ABO血型
不合溶血病的研究

母儿ABO血型不合是孕妇与胎儿间因血型不合而产生的同族血型免疫性疾病。由于夫妇血型不合,通过基因遗传影响子代,从而可发生流产、早产、胎儿畸形,死胎、死产和新生儿溶血病(HDN),严重者可引起核黄疸,甚至新生儿死亡。ABO血型不合是我国新生儿溶血病的主要原因,占96%,是围产期一种潜在性的重症疾患。西医方法治疗效果欠佳,中医治疗方法在探索其疗效中取得了一定的疗效。为了降低新生儿溶血病的发生率,提高新生儿的生存质量,陈颖异采用莲黄汤治疗母儿ABO血型不合的孕妇,并定期检测血清抗体效价,随访母儿情况,取得良好的疗效。

一、莲黄汤对母儿ABO血型不合溶血病抗体效价的影响

1. 临床资料

(1)病例选择:选择我院2006年9月—2007年9月产前门诊及妇科门诊就诊的患者,确诊妊娠后,进行孕妇及其丈夫血型鉴定。孕妇均系非近亲结婚,无家族史、输血史及妊娠期服用有害药物史。对丈夫非O型血的O型血孕妇进行血清免疫抗体检查,凡血清IgG抗A或抗B效价≥1:128,或者抗体效价有逐渐升高趋势者为研究对象,所有患者均无明显妊娠并发症,B超检查未发现胎儿发育异常。诊断依据《中华妇产科学》ABO母婴血型不合新生儿溶血病的诊断标准。

(2)一般资料:本研究共选择病例35例,年龄在23~32岁之间,平均年龄26.2岁。孕周在23~32周,平均(25.6±4.5)周,有流产史15例,无流产史20例(其中1胎次14例,2胎次4例,3~6胎次2例)。所有孕妇根据丈夫血型进行抗体测定(丈夫为A型测定抗A滴度,以此类推),抗A抗体阳性者19例,抗B抗体阳性者14例,两者均阳性者2例。治疗前抗体效价最低1:128,最高1:512。其中1:128的孕妇20例,1:256的孕妇9例,1:512的孕妇6例。

2. 治疗方法 基本方:莲黄汤由莲房10g、黄芪15g、制大黄6g、茵陈20g、杜仲20g、木香6g、白术10g、仙鹤草20g组成。临证加减:根据孕周和血清抗体效价高低以及大便情况,可调整白术和大黄的用法和剂量。大便偏软者,制大黄用量小于6g,选用炒白术15~30g;大便秘结者,制大黄可用6~10g,改用生

白术 15~30g。另外,大黄剂量根据孕妇的体质,从 4~6g 开始,可增加到 10g,效价降低后逐渐减少剂量。服法:每日 1 剂,水煎 250ml,分餐次频服。如服药时出现恶心、呕吐等不适,可嚼生姜片或喝生姜汁止呕。疗程:服用 2 周为 1 疗程。观察治疗前后抗体效价的动态变化,每疗程检测 1 次,采用 Diamed-ID 卡氏血型配血系统进行抗 A 或抗 BIgG 定量测定。B 超监测胎儿生长发育情况、羊水量及胎盘情况,注意有无水肿胎及胎盘增厚等情况。孕晚期进行胎心监护。当抗体效价达 1∶64 以下时停止服药。

3. 结果

(1) 疗效标准:治愈:血清抗体效价降至≤1∶64,孕期未发生流产、死胎,产后未发生新生儿溶血病。显效:治疗后抗体效价下降 1/2 以上,孕期未发生流产、死胎,产后未发生新生儿溶血病。有效:抗体效价稳定不变,孕期未发生流产、死胎,产后未发生新生儿溶血病。无效:抗体效价上升,孕期发生流产或死胎,或产后发生新生儿溶血病。

(2) 结果:本组服药 1 疗程后,疗效结果如下:治愈 13 例,显效 12 例,有效 7 例,无效 3 例(1 例产后发生溶血性黄疸,其中 2 例抗体效价 1∶128 未见下降,但产后未发生新生儿溶血病),总有效率 91.4%。抗体效价变化见表 4-4。

表 4-4　治疗前后孕妇血清抗体效价的测定(n)

抗体效价	治疗前	治疗后
1∶64	0	13
1∶128	20	12
1∶256	9	8
1∶512	6	2

4. 讨论　ABO 血型不合是孕妇和胎儿之间因血型不合产生的同族血型免疫性疾病。当胎儿由父方遗传获得的显性抗原为母体所缺少时,此抗原在妊娠时通过胎盘进入母体,刺激母体产生相应的免疫抗体。再次妊娠时,抗体可通过胎盘进入胎儿体内,与胎儿红细胞上的相关抗原结合发生溶血,导致流产、死胎或新生儿早发性黄疸、重症黄疸、发生不同程度的溶血性贫血,严重威胁新生儿的健康乃至生命。但该病孕妇多无临床症状,要依据检验血清抗体才能确诊,因此,早期对该病进行阻断和治疗至关重要。母儿 ABO 血型不合根据不同临床表现分属中医的不同病症,如:"滑胎""死胎""胎黄""胎疸"等。

湿、热、瘀是致病的关键。湿热瘀相搏,损伤冲任,冲任不能发挥正常功能,冲任受损可直接影响胞胎。且孕母在孕期精血都聚于胞宫以养胎,肾精不足,气血亏损,湿热瘀阻,则会使冲任更加受损,以致胎失所养,胎元不固,而发为胎漏、滑胎,产生死胎。因此,陈颖异认为孕母脾肾虚损、冲任气血失调、胎失所养是本病的内在关键。孕后情志不舒、摄食不慎、湿热瘀邪乘虚直犯胞宫是本病的外因。脾肾虚损,胎元失养,湿热蕴结,以至气滞血瘀,形成本虚标实之证是其主要的发病机制。莲黄汤就是根据此病机特点而拟定的,健脾补肾、清热利湿、活血祛瘀,标本兼治,祛邪不伤正,治病安胎并举。莲房方中作为君药具有除湿祛瘀不伤正,止血不留邪,又有安胎之功;制大黄具有泻热解毒、活血祛瘀双重功效,荡涤瘀热下行,使邪有去路,推陈出新;茵陈清湿热退黄疸,是治疗黄疸的要药;木香行气醒脾开胃,使气行则血行,血行则瘀化;白术健脾益气;杜仲则补肾固冲安胎;黄芪为补气之要药,又有利水湿、托脓排毒之效;仙鹤草味涩,收敛止血作用较佳,在方中作为佐药,可制大黄下行之势,又可安胎止血,以防胎漏、滑胎。全方攻补兼施,扶正与祛邪并举,补中有清,清中寓补,泻中有涩,涩中有下,相辅相成,相得益彰,共奏补肾健脾益气、清热利湿退黄、行气活血化瘀之功,使邪去胎安,胎无疾苦。

本研究结果表明:莲黄汤治疗母儿 ABO 血型不合总有效率达 91.4%,能有效降低其血清抗体效价;所有观察病例中仅有 1 例发生新生儿溶血性黄疸,在预防新生儿溶血病方面取得明显的疗效。值得进一步探讨其作用机制,将会有利于预防新生儿溶血病,提高新生儿的生存质量。

二、莲黄汤治疗母儿 ABO 血型不合的临床疗效观察

1. 资料与方法

(1)诊断标准:母儿 ABO 血型不合溶血病的诊断,依据《中华妇产科学》ABO 母儿血型不合新生儿溶血病的诊断标准,产前可疑诊断;既往有不良孕产史(如自然流产、死胎、新生儿溶血死亡史等),孕妇血型为 O 型,丈夫血型为 A 或 B 或 AB 型,孕妇血清 IgG 抗 A 或抗 B 抗体效价≥1∶128。

(2)病例选择:2007 年 1—12 月,选择怀孕 12 周以上,符合上述诊断标准的孕妇 60 例,年龄 22~43 岁,初次产检时孕 12~36 周,均无明显妊娠合并症,B 型超声波检查未发现胎盘及胎儿发育异常。以上病例应用随机数字表法随机分为两组。莲黄汤组 30 例,年龄 20~35 岁,平均(28.4±4.1)岁;孕周 22~35 周,平均(27.1±6.3)周;孕次 1~3 次,平均(1.0±0.6)次。西医组 30 例,年龄

19~37岁,平均(27.6±3.2)岁;孕周20~33周,平均(25.4±5.5)周;孕次1~3次,平均(1.0±0.5)次;两组孕妇的年龄、孕周、胎次比较,差异无统计学意义。

2. 治疗方法　基本方莲黄汤,药物组成:莲房10g、黄芪15g、制大黄6g、茵陈20g、杜仲20g、木香6g、白术10g、仙鹤草20g。根据孕周和血清抗体效价高低以及大便情况,可调整白术和大黄的用法和剂量。服法:每天1剂,水煎250ml,分次口服;2周为1个疗程。如服药时出现恶心、呕吐等不适,可嚼生姜片或喝生姜汁止呕。西医组:维生素C 2g、维生素B_6 0.2g加入10%葡萄糖注射液500ml中,每天1次静脉滴注;维生素E 100mg,每天2次口服;吸氧30min,每天1次;2周为1个疗程。孕36周或37周开始口服苯巴比妥(鲁米那)30mg,每天2次,每次1片,连服10天。

3. 抗体效价检测方法

(1)仪器:专用免疫微柱离心机与孵育器。

(2)试剂:微柱凝胶卡。

(3)方法:取外周静脉血EDTA抗凝,孕妇3ml,丈夫2ml。正反定型检测孕妇、丈夫的ABO血型。取孕妇血清4滴,巯基乙醇4滴放入试管,加盖,于37℃孵育1.5h,取10支硬塑试管分别加2滴生理盐水,第1只试管加孵育后的血清2滴,然后做倍比稀释至第10管,把倍比稀释后的10管血清各取25μl,分别加入10个凝胶孔中,再各加再各加50μl 5%红细胞悬液(A或B),放入孵育器孵育15min,最后上免疫微柱离心机离心10min,10个孔的抗体效价分别为1:2,1:4,1:8,1:16,1:32,1:64,1:128,1:256,1:512,1:1 024,凡是离心后凝胶卡中红细胞未完全沉积的均为阳性结果。

(4)所有标本收集后3天检测1次。

4. 疗效评定　标准参照多家研究报道和依据该病的临床特点(随孕周增加,抗体效价成倍升高),制定以下判定标准。治愈:血清抗体效价降至≤1:64,孕期未发生流产、死胎,产后未发生新生儿溶血病。显效:治疗后抗体效价下降1/2以上,孕期未发生流产、死胎,产后未发生新生儿溶血病。有效:抗体效价稳定不变,孕期未发生流产、死胎,产后未发生新生儿溶血病。无效:抗体效价上升,孕期发生流产或死胎,或产后发生新生儿溶血病。记录新生儿出生时体重,新生儿5min Apgar评分;取脐血测血红蛋白(Hb)和胆红素;严密观察新生儿黄疸的情况;每3个月随访新生儿1次至2周岁,评价新生儿智力发育情况。

5. 统计学方法　应用SPSS 11.0软件进行单因素方差分析。

6. 结果

（1）两组孕妇疗效的比较：莲黄汤组 30 例孕妇治愈 15 例，显效 8 例，有效 4 例，总有效率90.0%，西医治疗组30例孕妇治愈2例，显效5例，有效10例，总有效率 56.7%。两组总有效率比较，差异有统计学意义 P<0.01）。结果表明，莲黄汤组与西医组比较，孕妇血清 IgG 抗体效价下降明显，莲黄汤治疗 ABO 血型不合的疗效优于西医治疗组。

（2）两组新生儿 5min Apgar 评分、体重、脐血胆红素、脐血血红蛋白情况比较（表 4-5）：两组新生儿共 60 例，莲黄汤组 30 例，西医组 30 例。莲黄汤组脐血胆红素低于西医组，差异有统计学意义（P<0.01）。两组新生儿 5min Apgar 评分、体重及脐血 Hb 含量差异均无统计学意义（P>0.05）。莲黄汤组中 1 例发生新生儿早发性黄疸，西医组 3 例发生早发性黄疸；无 1 例发生核黄疸。此 4 例患儿随访至今，智力身体发育均正常。

表 4-5　两组出生时新生儿的情况（$\bar{x} \pm s$）

组别	例数	5min Apgar 评分（分）	出生体重（g）	脐血胆红素（μmol/L）	脐血 Hb（g/L）
莲黄汤	30	9.23 ± 0.97	3211 ± 493	28.52 ± 5.12[*]	149.3 ± 13.4
西医	30	9.06 ± 1.01	3095 ± 662	33.81 ± 7.54	148.5 ± 11.9

注：与西医组比较，± P<0.01

7. 讨论　ABO 血型不合是我国新生儿溶血病（hemolytic disease of newborn，HDN）的主要原因，严重时威胁胎儿的健康，甚至生命。故及早发现母儿 ABO 血型不合并进行治疗非常重要。孕晚期当抗体效价≥1∶128，HDN 的发病率有随着抗体效价升高而升高的趋势，所以检出孕妇血清中抗体效价≥1∶128 时，若能有效降低孕妇体内抗体效价，对防治宫内发病及出生后新生儿病理性黄疸具有重要价值。

目前西医对母儿 ABO 血型不合没有很有效的治疗方法，多是采用提高胎儿的抵抗力、提高肝细胞葡萄糖醛酸转移酶与胆红素的结合力的方法来治疗。这方面的药如维生素 C、维生素 B、维生素 E、苯巴比妥（鲁米那）及吸氧等，从西医组疗效看，有效率 56.7%，效果不够理想。

中医治疗母儿 ABO 血型不合疗效肯定。当前治疗该病方法有清热利湿、补肾安胎、清热解毒、活血祛瘀等，代表方有茵陈蒿汤、寿胎丸、黄连解毒汤、丹栀逍遥散等。而且有专家认为治疗该病可大胆使用活血祛瘀、理气解郁等药物,此所谓"有故无殒,亦无殒也"。陈颖异认为这往往忽视了孕母本身的内在因素,或只强调单一因素。女子属阴,以血为本,生理上有经、胎、孕、产、乳的特点,从而有周期性耗失血液,故气常有余,阴常不足。多次孕产,冲任受损,肝肾阴亏,肾气不足,胞脉失固,以致肾气不固、封藏失职。孕后情志不舒、摄食不慎、湿热瘀邪乘虚直犯胞宫。中医学认为"母有湿热,热传胞胎,化为胎毒,瘀结在血而生后即发黄疸"。湿热熏蒸,致胎儿肝失疏泄,胆汁外溢而发生黄疸;又因湿性黏腻,最易阻滞气机,加之肝失疏泄,导致气滞血瘀,等等。所以母儿 ABO 血型不合主要是孕母脾肾虚损、冲任气血失调、胎失所养是本病的内在关键。孕后情志不舒、摄食不慎、湿热瘀邪乘虚直犯胞宫是本病的外因。形成本虚标实之证是其主要的发病机制。

莲黄汤具有健脾补肾、清热利湿、活血祛瘀、标本兼治之功效,治疗母儿 ABO 血型不合的特点是扶正不留邪,祛邪不伤正,治病与安胎并举,临床效果肯定,能有效降低其血清抗体效价,有效预防新生儿 ABO 血型不合溶血病的发生。

本研究表明:利用莲黄汤治疗母儿血型不合疗效显著,总有效率达90.0%,与西医治疗组比较,差异显著;且新生儿出生后的血清胆红素较西医治疗组明显降低。如能在以后的临床实践中加以推广,将会有很大的临床价值。

第三节　舒康汤治疗慢性盆腔炎的基础研究

慢性盆腔炎是妇科常见病、难治病,具有病程长、治愈率低、复发率高的特点。陈颖异根据盆腔炎"病"的特征,扶正祛邪,从正邪虚实论治,组成舒康汤,经数十年临床实践证明其为治疗慢性盆腔炎安全、有效的方药。舒康汤由大黄、黄芪等 12 味药组成,为探讨该方的作用机制,陈颖异等开展了一系列的实验室基础研究,以了解证实该方药对免疫功能、抑菌作用和血液流变学的影响。

一、舒康汤对慢性盆腔炎大鼠中性粒细胞 CD18 表达的影响

本研究观察了舒康汤对实验性慢性盆腔炎大鼠中性粒细胞 CD18 表达的影响。

1. 实验材料

(1) 试剂:凝胶 DNA 回收试剂盒(Boehringer Mannheim);DNA 地高辛标

记及酶联检测试剂盒（Boehringer Mannheim）；异硫氰酸荧光素（FITC）标记的鼠抗人 CD18 单抗；非相关性 FITC 标记抗体（Immunotech）；Dex（Sigma），RU38486（ROUSSEL UCLAF）用无水乙醇配成 10-2M，10-3M，10-4M；PGEM一3Zf（+）/HaeⅢ Marker。

（2）药物：受试药：舒康汤按配伍剂量取原药材 860g，用清水浸泡 2h，文火煎熬 2h，取汁 2 000ml，浓缩至 1 000ml，纱布过滤，加入防腐剂搅拌均匀，存放冰箱贮存（每毫升药液相当于原药材 0.86mg）。对照药：甲硝唑（批号 990901-2）。胎盘组织液（批号 980806）。

（3）动物：健康、雌性 Wistar 大鼠 50 只，体重 220~240g。

2. 实验方法

（1）大鼠慢性盆腔炎动物模型的建立：苯酚胶浆的配制：液化苯酚 5ml，西黄蓍胶 19，甘油 4ml，加蒸馏水至 20ml，配成 25% 的苯酚胶浆。动物用乙醚吸入麻醉，腹部常规消毒，下腹正中切口约 2cm，暴露子宫，用 4 号针头分别在子宫分叉处小心进针，向卵巢方向缓慢注入苯酚胶浆 0.04ml，注毕，分层关腹，消毒术区。保留 10 只不造模，作为正常对照。

（2）动物分组及处理：造模后第 7 天开始治疗。将 50 只大鼠按体重随机分为 5 组。舒康汤高、低剂量组、西药组、生理盐水组、正常对照组（不造模），每组 10 只。舒康汤高剂量组：舒康汤 1ml/100g 灌胃，每日 1 次。舒康汤低剂量组：舒康汤 1ml/kg 灌胃，每日 1 次。西药组：诺氟沙星（氟哌酸）水溶液 0.25ml/100g 灌胃，同时肌注胎盘组织液 0.5ml，每日 1 次。生理盐水组：生理盐水 2ml/100g 灌胃，每日 1 次。正常对照组：每日常规饲养，不予任何处理。连续给药 20d，在末次给药 24h 后，腹主动脉取血，percoll（Pharmacia 公司）梯度离心，取中性粒细胞层，检测部分血液流变学指标。

（3）细胞总 RNA 的提取与鉴定：采用异硫氰酸胍 - 苯酚 - 氯仿一步抽提法（Chomczynski and Sacchi，1986），测定 RNA 样品在波长 260nm 和 280nm 的紫外吸收值。根据 OD_{260} 相当于 40mg/mlRNA 确定 RNA 的量，根据 OD_{260}/OD_{280} 比值判断 RNA 样品的纯度。

（4）定量 RT-PCR：

1）RNA 逆转录反应总体积为 10ml。反应体系：RNA 2μl（投入量 200~1 000ng），$MgCl_2$ 2μl（终浓度 5mmol/L），10×RT buffer 1μl（终浓度 1×），dNTP 1μl（终浓度 1mmol/L），Rnasin 0.3ml（1.2u/μl），Rtase 0.6μl（0.54u/ml），随机引物 0.5μl（2.5μmol/L），无酶水 2.6μl。逆转录条件为：20℃10min，42℃60min，

99℃5min。在 PCR 仪中进行。

2）CD18 cDNA 的扩增（表 4-6）

表 4-6　PCR 引物

	Primers	PCR products（bp）
β-MG		
Sense	5'-ACCCCCACTGAAAAAGATGA-3'	120
Antisense	5-TACTTCAAACCTCCATGATG-3'	
CD18		
Sense	5'-AGGCTCTGATCCACCTGAGC-3'	379
Antisense	5'-TCACCAACCTCAAGCCCTCC-3'	

逆转录产物 1μl（投入量相当于 RNA 5~100ng），PCR 稀释液 3μl，10×PCR buffer 1.6 μl（终浓度 1×），MgCl$_2$ 0.4μl（终浓度 1.5mmol/L），上、下游引物均为 0.5μl（终浓度 0.25mmol/L），^{32}p-dCTP 0.2μl（2μCi），Taq DNA 聚合酶 0.5μl（总量 1U），补充无酶水至总体积 20μl。PCR 采用热启动法，即先于 99℃变性 8min，降至 80℃时再加入 Taq DNA 聚合酶。PCR 反应条件为：94℃1min，63℃1min，72℃1min，扩增 20~32 循环，最后 72℃延伸 10min。

3）β- 微球蛋白（β-MG）cDNA 的扩增：基本同 CD18 cDNA 的扩增条件，MgCl$_2$ 终浓度为 2.0mmol/L，退火温度改为 55℃，扩增 20~32 循环，最后 72℃延伸 10min。

4）PCR 产物凝胶电泳及扫描定量：6% 聚丙烯酰胺凝胶电泳后，放射自显影（-80℃过夜），洗片，密度扫描定量。

（5）检测 CD18 的 Northern 杂交分析

1）CD18 杂交探针的制备：将提取的细胞总 RNA RT-PCR 扩增，得到的 CD18 cDNA 片段经测序确定后，用琼脂糖电泳凝胶纯化回收，按照凝胶 DNA 回收试剂盒说明书操作。

2）CD18 杂交探针标记：将回收得到的 CD18 cDNA 片段按照 DIG DNA Labeling and Detection Kit 说明书用缺口平移法标记。

3）Northern 杂交和酶联检测：按照 DIG DNA Labeling and Detection Kit 说明书操作。

（6）流式细胞术分析（免疫荧光直接标记法）。

（7）统计学处理：主要实验数据重复 3 次以上，量化数据用 $\bar{x}\pm s$ 表示，用 student's test 确定各组均数差异的显著性。

3. 结果

（1）建立检测 CD18mRNA 的定量 RT-PCR 方法：抽提 U937 细胞的 RNA，用 RT-PCR 法对该细胞的 CD18 及作为内参照的看家基因 β-MG 进行扩增。2% 的琼脂糖电泳结果显示扩增得到的目的片段的大小（CD18 379bp；β-MG 120bp）与引物设计所应得的片段长度一致（图 4-1）。而且经基因测序证实 PCR 扩增产物为 CD18 cDNA 片段。

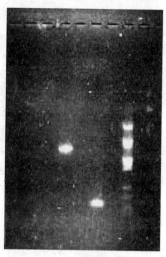

图 4-1　2% 的琼脂糖电泳分析 RT-PCR 法扩增得到的 CD18、β-MG cDNA 目的片段

（2）舒康汤对大鼠慢性盆腔炎动物模型中性粒细胞 CD18 表达的抑制作用：Northern 杂交分析和流式细胞术分析的结果表明，大鼠在接受慢性盆腔炎动物模型造模后，血液中性粒细胞 CD18 mRNA 表达水平和膜蛋白数量均有明显提高，而在造模后舒康汤组则可明显抑制 CD18 的表达。随着舒康汤给药剂量的增大，这种抑制作用更加明显；对照组甲硝唑也具有明显的抑制作用（图 4-2、图 4-3）。

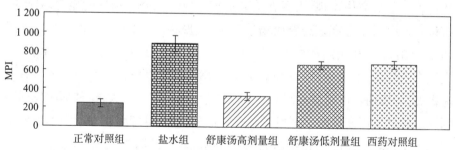

图 4-2　Dex 对慢性盆腔炎大鼠中性粒细胞 CD18 蛋白表达的抑制作用

4. 讨论　整合素 β₂ 亚族的数量和活性受到严格的调控。近年来体内和体外研究也都表明，细菌脂多糖（LPS），促炎细胞因子（如 TNF、IL-1），趋化因子 IL-8，炎症介质 PAF、LTB4 等都能使中性粒细胞和单核细胞膜上整合素 β_2，亚族（CD11b/CD18，CD11c/CD18）的数量明显增高。临床上也发现多种急慢性炎症（如肺炎、类风湿关节炎、体外循环术后、MOF、系统性红斑狼疮、失血性休克和内毒素休克等）患者的白细胞 β_2 整合素数量升高，白细胞与内皮细胞

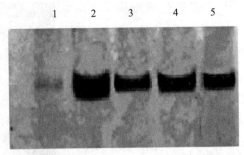

图 4-3　Northern 杂交分析对慢性盆腔炎大鼠中性粒细胞 CD18 mRNA 表达的抑制作用
泳道 1:正常对照组;泳道 2:盐水组;泳道 3:舒康汤高剂量组;泳道 4:舒康汤低剂量组;泳道 5:西药对照组。

的亲和力增强。数量升高和亲和力增强的 CD11/CD18 不仅调节白细胞的黏附、趋化和游走,而且与自细胞吞噬、呼吸爆发产生活性氧等多种功能密切相关,在炎症反应中发挥重要作用。

慢性盆腔炎主要病机属本虚标实,本虚者正气不足,肝脾肾亏损;标实者乃寒、湿、热诸邪乘虚内侵,蓄积胞宫,逆乱气血,壅阻胞脉,湿、热、瘀互结,作祟为患,而形成邪实。一般以瘀为主,热、湿次之。人工流产上环、产后创伤可致外伤致瘀:经期、产后失血耗液或恶露不去可致瘀热内生;性交不洁、手术污染等亦可致湿热之邪与气血搏结,积而成瘀,所以"瘀"是一个核心病理。我们在以往研究中发现,大鼠在实验造模后血液流变学指标明显升高,反映机体有血瘀状态存在。经舒康汤治疗后,血瘀状态明显改善,各项指标下降明显(0.01<P<0.05),病理组织学检查证明炎症组织有明显的好转。结果表明,大鼠在造模后,血液中性粒细胞 CD18 mRNA 表达水平和膜蛋白数量均有明显提高,舒康汤则可明显抑制 CD18 的表达。给药剂量越大,这种抑制作用越明显。该结果可能说明了舒康汤治疗的部分机制:自细胞膜表面的黏附分子 CD18、CD11a 表达下调,白细胞与内皮细胞黏附性减弱,白细胞的聚集性和黏附性降低,白细胞不易穿出血管壁浸润到炎症区域。此外,白细胞活性降低,则释放的血管活性物质、炎症介质明显减少,有助于改善微循环,减轻组织缺血缺氧。

国内外对中药抗黏附作用机制的研究尚处于起步阶段。1998 年 Habte-marian 发现穿心莲内酯具有抑制 TNF-a 诱导的 ICAM-1 表达上和内皮 - 白细胞黏附性增加的作用。邓氏等发现,经葛根素治疗后,脑梗死患者外周血白细胞 CD11a、CD18 及 CD18/CD11a 阳性百分率明显降低,中性粒细胞活性明显降低,患者神经功能、生存能力明显改善。这些结果所揭示的中药抗黏附作用机制与本研究有相似之处。有研究表明,本方药中当归的主要成分阿魏酸能抑制各种诱导剂,如花生四烯酸、肾上腺素、ADP、血小板活化因子,钙离子载体 A23187、胶原和凝血酶等诱导人、兔和大鼠的血小板、白细胞 - 内皮细胞的聚集和释放反应。阿魏酸对大鼠中性粒细胞 CD18 表达的影响值得进一步的研究。

二、舒康汤对慢性盆腔炎大鼠免疫功能的影响

本研究观察了舒康汤对慢性盆腔炎免疫功能的影响。

1. 材料与方法

(1)动物:健康雌性 Wistar 大鼠 50 只,体重 220~240g,由上海市计划生育研究所动物室提供。

(2)药物和细胞:中药舒康汤:按配伍剂量取生药 860g,用清水浸泡 2h,文火煎熬 2h,取汁 2 000ml,浓缩至 1 000ml,纱布过滤,加入防腐剂搅拌均匀,存放冰箱贮存(每毫升药液中含黄芪甲苷、大黄素分别为 38.7mg 和 0.86mg)。诺氟沙星(氟哌酸)水溶液。胎盘组织液。培养基:营养琼脂、营养肉汤。YAC-1细胞株:小鼠 T 淋巴瘤细胞株。

(3)模型制作:苯酚胶浆的配制:液化苯酚 5ml,西黄蓍胶 1g,甘油 4ml,加蒸馏水至 20ml,配成 25% 的苯酚胶浆。造模:大鼠用乙醚吸入麻醉,腹部常规消毒,下腹正中切口约 2cm,暴露子宫,用 4 号针头分别在子宫分叉处小心进针,向卵巢方向缓慢性注入苯酚胶浆 0.04ml,注毕,分层关腹,消毒术区。保留10 只不造模,作为正常对照。

(4)分组及给药:造模后第 7 天开始治疗。将 50 只大鼠按体重随机分为中药高、低剂量组、西药组、模型组,每组 10 只,加正常对照组(不造模)10 只,共 5 组。中药舒康汤高剂量组:舒康汤 10ml/kg 灌胃,每日 1 次。中药舒康汤低剂量组:舒康汤 2.5ml/kg 灌胃,每日 1 次。西药组:诺氟沙星(氟哌酸)水溶液 2ml/100g 灌胃,同时肌注胎盘组织液 0.5ml,每日 1 次。模型组:生理盐水2ml/100g 灌胃,每日 1 次。正常对照组:每日常规饲养,不予任何处理。连续给药 20d,在末次给药 24h 后,腹主动脉取血。

(5)指标测定

1)免疫球蛋白 IgG、IgA、IgM 的含量测定:免疫浊度法。

2)T 细胞百分率测定:酸度非特异性酯酶染色法。

3）淋巴细胞转化率测定：PHA 刺激的形态学法。

4）鼠腹腔巨噬细胞吞噬功能测定：吞噬中性红实验。

颈椎脱臼处死小鼠，腹腔内注射 5ml 冷 Hank's 液，轻揉腹部数分钟后，解剖吸取腹腔液，装入含肝素的离心管中，调整细胞为 5×10^6 个 /ml，于 96 孔细胞培养板中，每孔加入 100μl，37℃、5%CO₂ 温箱中孵育 4h 使其贴壁。用 10%FCS-RPMI1640 液洗三遍，每孔加 0.072% 中性红 100μl，于 37℃、5%CO₂ 温箱中作用 4h。再用磷酸盐缓冲液洗三次。每孔加脱色剂 100μl，室温放置 1h 后混匀，测 OD₄₀₅ 值和 OD₄₅₀ 值。

5）鼠脾细胞 NK 活性测定：将传代 24h 生长旺盛的 YAC-1 细胞作为靶细胞，新制备的鼠脾细胞作为效应细胞，将二者洗两遍后用 0.5%BSA 的 RPMI1640 液调整细胞浓度分别为 10^5 个 /ml 和 5×10^6 个 /ml，使效靶比为 50：1，在 96 孔细胞培养板中先加入 YAC-1 细胞悬液每孔 100μl，然后加入脾细胞悬液 100μl，自然释放孔只加 YAC-1 细胞，最大释放孔只加 YAC-1 细胞与 1%NP-40 液 100μl（Fluka AG 产品），每项设 3 个复孔。37℃、5%CO₂ 温箱中反应 4h，500rpm，10min，取上清 100μl LDH 底物，37℃1.5h，测 OD₄₉₀ 值。

$$NK 活性(\%) = \frac{实验孔 OD 值 - 自然释放孔 OD 值}{最大释放孔 OD 值 - 自然释放孔 OD 值} \times 100\%$$

LDH 底物配方：氧化型辅酶Ⅰ（中科院上海生化所）10mg，吩嗪二甲酯硫酸盐（Fluak，CH-9430）1.0mg，硝基氧化四氮唑盐（Sigma，5019）40mg。溶于 2ml 水中，再加 1.0mol/L 乳酸钠 0.5ml，加 PBS 至 12ml，使用前预热 30min。

2. 结果

（1）舒康汤对免疫球蛋白的影响，见表 4-7。

（2）舒康汤对 T 细胞百分率和淋巴细胞转化率的影响，见表 4-7。

（3）舒康汤对巨噬细胞吞噬功能的影响，见表 4-8。

（4）舒康汤对鼠脾细胞 NK 活性的影响，见表 4-8。

表 4-7　各组免疫球蛋白、T 细胞百分率和淋转率的测定结果（$\bar{x} \pm s$）

组别	动物数（n）	免疫球蛋白（mg/d）			T 细胞百分率	淋转率
		IgG	IgA	IgM		
正常组	10	12.65 ± 0.98	3.29 ± 0.41	1.95 ± 0.25	67.35 ± 2.89	65.65 ± 4.55
模型组	10	10.21 ± 1.05 △	2.91 ± 0.46 △	1.74 ± 0.31	51.28 ± 4.97 △	56.67 ± 5.27 △

续表

组别	动物数(n)	免疫球蛋白（mg/d）				
		IgG	IgA	IgM	T 细胞百分率	淋转率
西药对照组	10	10.96 ± 1.06	2.98 ± 0.47	1.88 ± 0.33	58.12 ± 4.65	58.49 ± 3.87
舒康汤低剂量组	10	11.23 ± 0.99	2.96 ± 0.51	1.87 ± 0.29	58.28 ± 5.43	61.17 ± 3.05
舒康汤高剂量组	10	12.80 ± 1.32**	3.21 ± 0.46*	1.91 ± 0.34*	66.94 ± 4.72*	65.29 ± 4.01*

注：与模型组比较 *$P<0.05$，**$P<0.01$；与正常组比较 △ $P<0.05$（下同）

表 4-8　各组 Mø 活性、脾细胞 NK 活性的测定结果（$\bar{x} ± s, n=10$）

组别	动物数	Mø 活性（OD 值）	NK 活性（OD 值）
正常对照组	10	1.315 ± 0.092	12.66 ± 2.53
模型组	10	0.843 ± 0.088 △	5.94 ± 1.51 △
西药组	10	0.924 ± 0.079	7.89 ± 1.01
舒康汤低剂量组	10	1.043 ± 0.108*	9.03 ± 2.01*
舒康汤高剂量组	10	1.138 ± 0.079**	11.63 ± 1.51**

3. 讨论　选用大鼠子宫作为研究对象的理由是：盆腔炎包括子宫内膜炎，输卵管卵巢炎，盆腔结缔组织炎等。子宫内膜炎既是盆腔炎的一种，又可因其上行感染引起盆腔其他脏器的炎症，并且大鼠的子宫在其盆腔生殖器官中占有相当大的比重，故认为大鼠子宫内膜炎基本可以反映盆腔的炎症状态。苯酚胶浆是化学性腐蚀烧伤剂，最初应用于输卵管药物绝育术，后有人将此剂引入家兔输卵管炎、大鼠子宫内膜炎及炎性粘连的模型制作中。尽管苯酚胶浆属于化学性烧伤致炎，与人类盆腔炎的生物性因子（细菌、病毒、病原体）致炎不尽相同，但由于病理结果（炎性反应和炎性粘连）有一致之处，所以我们选择了苯酚胶浆作为致炎剂来造模。由于此模型制作成功时（术后 7~10d）病理结果表现大量淋巴细胞和浆细胞浸润、纤维组织增生、异物肉芽肿形成等慢性炎症的特点，故称此模型为大鼠慢性子宫内膜炎及炎性粘连模型。

慢性盆腔炎发病除与病原体感染有关外，还与机体免疫功能低下或紊乱有关。中医学认为："正气存内，邪不可干""邪之所凑，其气必虚"。提高机体抵抗力，机体的免疫状态对病原微生物引起的炎症过程有着重大的影响，在抗感染过程中,体液免疫和细胞免疫起着重要作用。为此本研究选择了体液免疫和细胞免疫的指标进行观察。结果表明中药舒康汤治疗可明显提高机体体液免疫和细胞免疫功能。对慢性盆腔炎的免疫功能低下有良好的调整作用。

舒康汤中的主要成分如黄芪甲苷、大黄素等具有免疫调节功能,能使血液中 IgG、IgM、IgE 明显升高,能明显促进淋巴结 B 细胞增生分化和浆细胞抗体的合成,明显提高 PHA 诱导的淋转率和活性 E- 花环的形成率,能使肝炎病人的总补体及 C3 明显升高。黄芪甲苷、大黄素在本方治疗慢性盆腔炎中可能发挥重要的作用,值得深入研究。

三、中药舒康汤的抑菌作用研究

大量研究表明,慢性盆腔炎的病原体主要有需氧菌、厌氧菌、支原体、衣原体等,多为混合感染。本研究观察了中药舒康汤对慢性盆腔炎的常见病原菌的抑菌作用。

1. 实验材料

(1)药物:受试药:中药舒康汤,按配伍剂量取原药材 860g,用清水浸泡 2h,文火煎熬 2h,取汁 2 000ml,浓缩至 1 000ml,纱布过滤,加入防腐剂搅拌均匀,存放冰箱贮存(1ml 药液相当于原药材 0.86mg)。对照药:硫酸链霉素;甲硝唑。培养基:营养琼脂、营养肉汤。

(2)菌种:需氧菌:金黄色葡萄球菌(ATCC25923)、嗜血杆菌、淋球菌、乙型溶血性链球菌(ATCC27853)、致病性大肠杆菌(ATCC25922),均由卫生部上海市生物制品所提供。厌氧菌:脆弱类杆菌(ATCC25282)、双歧杆菌、消化链球菌。双歧杆菌、消化链球菌从海军 411 医院检验科粪便样本中分离、鉴定。将液氮保存的质控菌株及临床分离的实验菌株复活后,取 3~4 个纯菌落接种到 2ml 硫乙醇酸盐肉汤中,置 37℃厌氧培养,24h 后,稀释 1 000 倍,以平板活菌计数法定量其菌液浓度为 10^6CFU/ml。

2. 实验方法

(1)对需氧菌的抑菌实验:采用药液试管内二倍稀释法:取灭菌小试管 100 支,分为 10 组(中药舒康汤金葡萄组、乙链菌组、大肠杆菌组、嗜血杆菌组、淋球菌组和硫酸链霉素金葡萄组、乙链菌组、大肠杆菌组、嗜血杆菌组、淋球菌组)。于每管中先加入无菌肉汤培养基 1.0ml,然后分别用二倍稀释法加入受试药和对照药(1ml/ 管)。中药舒康汤每组第 1 管浓度为 0.25g/ml,最后每管加

入 0.1ml 稀释 1 000 倍的新鲜菌液,于 37℃培养箱培养 24h 后,观察有无细菌
生长,确定细菌不生长的最低抑菌浓度。

（2）对厌氧菌的抑菌实验:于直径 9cm 灭菌培养皿中加入 10⁶CFU/ml 受
试菌的菌液 1ml,然后注入已融化冷却至 45℃的 AN 琼脂培养液 1ml,如此制
备若干个培养基平皿,立即旋转混匀。待琼脂凝固后,用外径 6mm 的灭菌不
锈钢打孔器在培养基上打 4 个等距离的孔,注意不要打穿,以免底部漏液。用
微量加样器分别吸取 50μl 各种单味原药液加入各孔内,每种药液加 4 个孔,
立即置 37℃厌氧罐内厌氧培养 24h;另设空白对照,量取抑菌圈的直径。实验
重复 3 次,以 3 次平均值为该种药的抑菌圈直径。采用琼脂对倍稀释方法进
一步测定抑菌的最低药物浓度 MIC。80℃加热融化 AN 琼脂培养液,冷却至
45℃后,加入 10% 兔血清。在 24 孔聚苯乙烯板上,将药液对倍稀释,设不加
药液作对照。用微量加样器加受试菌液（10⁶CFU/ml）5μl 于每一个培养孔中,
置 37℃厌氧罐中培养 24h 观察结果。以不长菌落的最低药物浓度为中药舒康
汤对三种厌氧菌的 MIC。做 3 次平行实验。

3. 结果（表 4-9~ 表 4-11）

表 4-9　中药舒康汤对 5 种慢性盆腔炎常见致病需氧菌的抑菌作用

试管号	稀释度	浓度（g/ml）	金黄色葡萄球菌	乙型溶血性链球菌	致病性大肠杆菌	淋球菌	嗜血杆菌
1	1∶8	0.107 5	0	0	0	0	0
2	1∶16	0.053 7	0	0	0	0	0
3	1∶32	0.026 8	0	0	0	0	0
4	1∶64	0.013 4	+	0	0	0	+
5	1∶128	0.006 7	-	+	0	+	-
6	1∶256	0.003 4	-	-	+	-	-
7	1∶512	0.001 7	-	-	-	-	-
8	1∶1 024	0.000 8	-	-	-	-	-
9	药物对照		0	0	0	0	0
10	菌株对照		-	-	-	-	-

注:"-"细菌明显生长,"+"少量生长,"0"取培养液再接种后无菌生长

表 4-10 中药舒康汤抗 3 种厌氧菌的抑菌圈直径($\bar{x} \pm s$)

组别	抑菌直径		
	双歧杆菌	脆弱类杆菌	消化链球菌
舒康汤高剂量组	1.30 ± 0.04	1.58 ± 0.06	1.20 ± 0.07
舒康汤低剂量组	1.08 ± 0.05	1.12 ± 0.03	1.10 ± 0.05
西药对照组	2.92 ± 0.04	2.43 ± 0.07	2.72 ± 0.04

表 4-11 中药舒康汤对慢性盆腔炎常见厌氧菌 MIC 的测定

组别	MIC(g/ml)		
	双歧杆菌	脆弱类杆菌	消化链球菌
舒康汤组	0.013 4	0.026 8	0.026 8
西药对照组	0.000 9	0.000 9	0.000 9

结果表明,中药舒康汤是无菌的,该药对 5 种妇科常见致病需氧菌和 3 种厌氧菌均有抑制作用,其 MIC 分别为:金葡萄菌 0.013 4g/ml,乙链菌 0.006 7g/ml,大肠杆菌 0.003 4g/ml,淋球菌 0.006 7g/ml,嗜血杆菌 0.006 7g/ml,双歧杆菌 0.013 4g/ml,脆弱类杆菌 0.026 8g/ml,消化链球菌 0.026 8g/ml。

4. 讨论 有研究表明大黄对葡萄球菌、溶血性链球菌、白喉杆菌、伤寒、痢疾杆菌等具有不同程度的抑制作用,尤以葡萄球菌、淋病双球菌最敏感。大黄抗菌主要为蒽醌类化合物,如;3- 羧基大黄酸、羟基芦荟大黄素、羟基大黄素等。实验表明大黄素对金黄色葡萄球菌在培养基中的呼吸与糖和糖代谢的中间产物的氧化、脱氢都有不同程度的抑制作用,同时对葡萄球菌的核酸和蛋白质合成也有很强的抑制作用。这种作用可被叶酸对抗,故其可能通过影响叶酸的酶系统干扰核酸的合成而发挥抑制作用。

中药舒康汤中的黄芪等药在体外对志贺氏痢疾杆菌、炭疽杆菌、溶血链球菌、白喉杆菌、金黄色葡萄球菌也有明显抗菌作用。

中草药的抑菌作用是对病原微生物的直接抑制和对病原菌的内、外毒素的解毒作用。中药的抗菌优点有三:①对常用抗生素治疗无效的病例仍然有效;②有广谱的抗感染作用;③无严重不良反应,对孕妇及胎儿的副作用小或无。体外抑菌试验结果表明,中药舒康汤对 8 种妇科常致病需氧菌和厌氧菌均有抑菌作用,并随着药物浓度的降低,抑菌作用逐渐减弱直至消失。因此,推测中药舒康汤的药效,既有直接抑菌作用,又有通过提高免疫功能和整体调节的间接抗菌作用。

四、舒康汤对慢性盆腔炎史鼠血液流变学影响的实验研究

1. 材料

(1)药物:受试药:中药舒康汤,按配伍剂量取生药860g,用清水浸泡2h,文火煎熬2h,取汁2 000ml,浓缩至1 000ml,纱布过滤,加入防腐剂搅拌均匀,存放冰箱贮存(每毫升药液相当于生药0.86mg)。每毫升药液中古黄芪甲苷、大黄素分别为38.7mg和0.856mg。对照药:诺氟沙星(氟哌酸)水溶液。胎盘组织液。

(2)动物:健康、雌性Wister大鼠50只,体重220~240g,由上海市计划生育研究所动物室提供。

2. 方法

(1)模型制作:苯酚胶浆的配制:液化苯酚5ml,西黄蓍胶1g,甘油4ml,加蒸馏水至20ml,配成25%的苯酚胶浆。造模:动物用乙醚吸入麻醉,腹部常规消毒,下腹正中切口约2cm,暴露子宫,用4号针头分别在子宫分叉处小心进针,向卵巢方向缓慢注入苯酚胶浆0.04ml,注毕,分层关腹,消毒术区。保留10只不造模,作为正常对照。

(2)方法:造模后第7天开始治疗。将50只大鼠按体重随机分为5组.中药高与低剂组、西药组、生理盐水组,每组10只,加正常对照组(不造模)10只,共5组。中药舒康汤高剂量组:舒康汤10ml/kg灌胃,每日1次。中药舒康汤低剂量组:舒康汤2.5ml/kg灌胃,每日1次。西药组:诺氟沙星(氟哌酸)水溶液2ml/100g灌胃,同时肌注胎盘组织液0.5ml,每日1次。生理盐水组:生理盐水2ml/100g灌胃,每日1次。正常对照组:每日常规饲养,不予任何处理。连续给药20d,在末次给药24h后,腹主动脉取血检测部分血液流变学指标。

3. 结果　血液流变学指标测定结果见表4-12。可见生理盐水组与正常对照组比较全血低切黏度、红细胞压积、血小板最大聚集率、K值、血浆黏度、血栓湿重均有明显升高($P<0.05$),说明苯酚胶浆致大鼠子宫内膜炎时机体有血瘀状态存在,经中药治疗后血瘀状态改善。各项指标下降明显($P<0.05$)。

表 4-12 血液流变学指标测定结果（$\bar{x} \pm s$）

组别	n	全血低切黏度	血小板最大聚集率（%）	红细胞压积	K 值	血栓湿重	血浆黏度
正常对照组	10	4.38 ± 2.06	47.42 ± 4.23	42.21 ± 3.76	49.3 ± 18.1	43.8 ± 28.1	1.92 ± 0.54
模型组	10	9.88 ± 3.11 △	59.13 ± 4.11 △	52.24 ± 4.82 △	86.5 ± 38.8 △	100.7 ± 68.6 △	2.44 ± 0.28 △
西药组	10	6.8 ± 3.11 *	52.06 ± 5.24 *	49.57 ± 4.42	81.5 ± 39.2 *	85.5 ± 48.8	1.96 ± 0.89 *
中药高剂量组	10	6.88 ± 3.11 *	51.06 ± 3.99 *	44.32 ± 0.86 *	77.7 ± 32.1 *	78.7 ± 48.6 *	1.66 ± 0.45 *
中药低剂量组	10	7.88 ± 3.11 *	54.06 ± 3.12 *	47.56 ± 0.93	82.3 ± 27.1 *	86.3 ± 53.6 *	1.96 ± 0.85 *

与正常比较△ $P<0.05$；与模型组比较 * $P<0.05$。

4. 讨论 本研究中大鼠在实验造模后,血液流变学指标明显升高,反映了机体有血瘀状态存在。中药舒康汤治疗后,血瘀状态明显改善,各项指标下降明显（$0.01<P<0.05$）。说明对慢性盆腔炎患者的血瘀状态有明显改善作用。

第四节 中医治疗不孕症的相关临床试验研究

不孕症是影响人类生殖健康的关键因素之一,并且给女性患者带来沉重的心理负担。陈颖异在长期的临床实践中,撷取前人理论精华,拓展新路,反复验证,自成中药治疗不孕的诊治之道。

一、中药治疗子宫内膜异位并发不孕症 32 例

陈颖异自 1992 年 2 月—1996 年 10 月,采用中医治疗子宫内膜异位症并发不孕症 32 例,疗效满意。

1. 临床资料

（1）本组 32 例患者,年龄最小 25 岁,最大 35 岁,平均年龄 28 岁;不孕时间最短 2 年,最长 10 年;原发不孕 18 例,继发不孕 14 例;有痛经者 12 例,性交痛 5 例;妇科检查有明显触痛结节 10 例;B 超检查诊断子宫内膜肌腺症 18 例,卵巢巧克力囊肿 4 例。

（2）临床诊断标准：①渐进性痛经；②经期少腹、腰骶部不适，进行性加剧；③周期性直肠刺激症状进行性加剧；④后穹窿、子宫骶骨韧带或子宫峡部触痛性结节；⑤附件粘连性包块；⑥卵巢囊肿伴经期周期性变化。凡有以上①②③点之一和④⑤⑥点之一，两点共存，可诊断本症。本组符合①⑥点有 8 例，符合②④点有 10 例，符合②⑤点 4 例，符合③⑥点有 5 例，③⑤点有 5 例。

2. 治疗

（1）自拟消内异方：生黄芪 30g、当归 10g、赤芍 15g、川芎 10g、鹿角片 12g、三棱 10g、莪术 10g、炙鳖甲 20g、生牡蛎 2og、制香附 12g、穿山甲 8g、元胡 15g、红藤 30g。月经量多加鹿衔草 30g，大黄炭 8g；血块多加花蕊石 20g，三七 2g；色鲜红加丹皮 10g，红茜草 10g；腹剧痛加失笑散 10g. 炙乳没各 5g。每日 1 剂，水煎分服。

（2）灌肠药：三棱 10g、莪术 10g、红花 5g、红藤 15g、败酱草 15g，浓煎 50m1。每日灌肠 1 次，经期停用。

6 个月为 1 个疗程，同时配合妇科检查、B 超复查观察疗效。对于卵巢囊肿及子宫肌腺症患者，每月于月经净后 3~5d，复查 1 次 B 超。

3. 治疗结果

（1）疗效标准：痊愈：①症状（包括瘀血证候）全部消失；②盆腔包块等局部体征基本消失；③从症状体征消失后，不育症患者在 3 年内妊娠或生育。显效：①症状（包括瘀血征候）消失；②盆腔包块缩小 1/2（月经周期的同时期检查对比；B 超检查治疗前后同时期的对比）；③从症状消失起 1 年无复发；④虽局部体征存在，但不育患者能生育。有效：①症状显著减轻；②盆腔包块缩小 1/3 以上（月经周期的同时期检查对比；B 超检查治疗前后同时期的对比）；③主要症状消失后 1 年无复发。无效：①主要症状无变化或恶化；②局部病变无变化或有加重趋势。

（2）结果：经 6 个月治疗，痊愈 4 例（其中 3 例怀孕），显效 12 例，有效 13 例，无效 3 例，有效率为 90.6%。

4. 讨论

（1）中医认为本病主要病机是瘀血留结于下焦. 阻滞冲任、胞宫、胞脉、影响气血运行，阻碍两精相合，又导致不孕，祛瘀是治疗关键。自拟消内异方中川芎、三棱、莪术、穿山甲、元胡活血化瘀；佐以炙鳖甲、生牡蛎软坚散结，香附理气，气行则血行；但由于本病缠绵难愈，久病耗血伤精，皆气血不足也，故消内异方在活血基础上加益气养血之品黄芪、当归；其次，补肾不可忽视，因为本病与冲任、肾有密切关系,这些患者其卵巢均受到一定的破坏,往往导致功能不足。首先是表现在女性激素水平的下降,此也是造成不育的关键,因此在中医药治疗过程,特别注意性激素水平的提高,根据中医理论肾主生殖,故本方加入补肾之品,如鹿角片等,以提高机体免疫功能。诸药合用,使瘀血癥瘕有形之物,往往消融于无形之中。

(2)由于直肠毗邻盆腔组织,肠道给药较易透到盆腔病变区域,而且中药保留灌肠可以通过直肠静脉丛直接吸收,能很快发挥作用,具有解毒散结,祛瘀之力,疗效快,操作方便,同时有利于受精卵着床。

总之,中药综合治疗子宫内膜异位症而致不孕症既能祛瘀解毒,软坚散结,又能补肾调冲任,调节内分泌,调整免疫功能,抑制异位内膜生长,达到治疗目的。

二、暖宫通歧方配合中药灌肠治疗输卵管性不孕180例

目前,西医治疗输卵管性不孕大多采用通液术、妇科内镜插管术或经腹手术等方法。随着辅助生育技术的不断发展,体外授精-胚胎移植(IVF-ET)也成为解决输卵管性不孕的重要方法。但存在治疗中的侵入性损伤及治疗后的盆腔炎、输卵管功能恢复障碍、受孕率低等问题,同时高新技术的应用只能在有条件的医院开展。中医学对该病的治疗有着丰富的理论和实践基础,副作用少,病人容易接受。陈颖异采用暖宫通歧方加减配合中药灌肠治疗输卵管性不孕180例,取得了满意的效果。

1. 临床资料

(1)一般资料:2008年1月—2010年6月收集我院门诊诊断为输卵管性不孕妇女180例,年龄20~42岁,平均32岁;不孕病史最短2年,最长8年,平均(2.7±0.6)年。其中原发性不孕62例,继发性不孕118例。根据输卵管造影的结果,输卵管完全阻塞55例,其中单侧阻塞30例,双侧阻塞25例;输卵管通而不畅90例;输卵管粘连伴积水共35例。

(2)输卵管造影及判断标准　术前常规妇科检查,排除手术禁忌证,于月经干净后3~7天,采用飞利浦omini piagnost型号机器,用76%泛影葡胺液,行子宫输卵管造影,注射后子宫充盈,立即摄片,动态观察并摄片,5min、10min、15min各摄片1张,观察泛影葡胺液在盆腔弥散情况。

2. 治疗方法　采用暖宫通歧方口服配合中药灌肠治疗。①内服暖宫通歧方:当归10g、赤芍15g、丹参15g、桂枝6g、鹿角10g、胡芦巴10g、薏苡仁30g、炮穿山甲 6g、红藤 20g、穿破石 10g、鸡血藤 20g。瘀血甚者加水蛭 3g；积水者加大腹皮 10g、白芥子 10g、泽泻 10g；小腹疼痛者加延胡索 15g，乌药 10g。每日 1 剂，连续服用 1 个月经周期为 1 疗程，共 3 个疗程，经期量多者停用。②中药保留灌肠：红藤 20g、败酱草 20g、丹参 20g、桂枝 10g、制军 15g、三棱 10g、莪术 10g、银花 15g、川芎 10g。将②煎药液取 50~100ml 保留灌肠，灌肠后抬高臀部 20~30min，每日 1 次，月经期停用。共治疗 3 个月经周期。同时在治疗期间，嘱患者严格避孕。治疗 3 个疗程后进行子宫输卵管造影复查，判定疗效。

3. 结果

（1）疗效标准：治愈：双侧或单侧病变均复通畅。显效：治疗后再次造影显示输卵管通畅度较治疗前明显改善，或者双侧输卵管病变现复通畅一侧。无效：治疗前后病变输卵管阻塞程度无改变。

（2）治疗结果见表 4-13。

表 4-13　180 例输卵管性不孕患者的疗效（n）

	n	治愈	显效	无效	有效率（%）
通而不畅	90	85	3	2	97.78
单侧阻塞	30	14	14	2	93.33
双侧阻塞	25	8	10	7	72.00
粘连积水	35	7	18	10	71.43
合计	180	114	45	21	88.33

在双侧完全阻塞的 10 例显效病人中，继续巩固治疗 3 个月，又有 4 人治愈；对于输卵管粘连伴积水效果不甚理想，有效率 71.43%，其中在 18 例显效病人中，继续巩固治疗 3 个月，配合理疗，又有 8 人治愈。

4. 体会　输卵管性不孕多由于子宫腹腔反复感染所致，病变组织瘢痕纤维增生，形成粘连、狭窄，甚至积水、积脓，使其摄卵、受精卵输送及黏膜分泌功能消失而导致不孕。临床治疗较为棘手，受孕率低。中医学认为，其病因多为热毒内侵、阻滞经络，或情志不畅、肝气郁结，或形体肥胖、痰湿内生，均导致气机不畅、胞脉受阻、瘀滞不通，临床多以清热解毒、活血通络为治疗大法。陈颖异结合多年临床经验认为：治疗输卵管性不孕的最终目的是促其受孕，如果一味清热解毒，用药过于寒凉，终致富寒不孕。故提出"暖宫助孕，行瘀通歧"的全新治疗观点，在清热解毒、行瘀通络的基础上，佐以温肾暖宫，以增加受孕率。遵此治疗原则总结出行之有效的方药——暖宫通歧方。全方起到破血通络以通歧道,温肾暖宫以温煦胞宫土壤,以待日后种子,且能助阳行瘀。配合中药灌肠,使药力直达病所,促进炎症吸收、粘连松解,恢复输卵管的纤毛运动,内外结合,使输卵管通畅,重建生机而助孕。既能从根本上解除病因,缓解症状,又能为以后受孕打下坚实的基础,有效提高受孕率。同时在运用该方药治疗输卵管炎症过程中,应嘱患者注意避孕,防止输卵管将通未通之时受孕,造成宫外孕,给患者带来不必要的伤害。

本文结果表明,该方法对于治疗输卵管通而不畅和单侧输卵管阻塞比双侧输卵管阻塞和输卵管积水的疗效要好。对于输卵管病变严重者,比如双侧输卵管完全阻塞、输卵管粘连伴积水的病人使用该方并延长疗程,配合理疗,伴有盆腔炎者,给予抗生素治疗,综合疗法,效果会更好。

总之,暖宫通歧方加减配合中药灌肠治疗输卵管性不孕疗效肯定,效果显著,但中药显效有时较慢,有些顽固的病例需要延长疗程,有待进一步研究探讨。对于一些病情特别严重者,如输卵管重度阻塞,致密粘连、积水多的,建议手术治疗,如腹腔镜下输卵管粘连松解术、输卵管造口术等,术后配合中药辨证治疗,可能会提高受孕率,这需要我们临床中进一步去总结验证。

第五节　盆腔疾病中药治疗的临床研究

本节收录了陈颖异在慢性盆腔炎、慢性盆腔疼痛、盆腔癥瘕等妇女疾病的临床研究报告,共四篇。

一、中药舒康汤治疗慢性盆腔炎 210 例

2000 年 1 月—2001 年 2 月,陈颖异应用中药舒康汤治疗慢性盆腔炎 210 例,并与头孢氨苄缓释片治疗 200 例作对照,疗效满意。

1. **诊断标准**　参考《中药新药临床研究指导原则》(原卫生部药政局发布)予以确诊。

临床症状:下腹及腰痛,下腹坠胀,腰骶部疼痛,常在劳累、性交后、排便时及月经前后加重,可伴有低热、月经量增多、不孕等。

妇科检查:常见子宫后倾,活动受限或粘连固定,输卵管发炎时,在子宫一侧或双侧可触及条索状物并有轻度压痛,盆腔结缔组织发炎时,子宫一侧或双侧有片状增厚、压痛或在盆腔一侧或两侧扪及包块。

评分标准:子宫活动受限、压痛,5 分;输卵管呈条索状压痛,5 分;子宫一侧或两侧片状增厚、压痛 5 分;下腹、腰部酸痛下坠,3 分;带下增多,1 分;低热疲乏,1 分;经期腹痛,1 分;病程每增加 1 年加 0.5 分。

症状积分:积分在 20 分以上者为重度;10 分以上者为中度;5 分以上者为轻度。

2. 一般资料　观察对象均为来自本院门诊。治疗组 210 例,年龄 20~54 岁,平均为(32.93 ± 6)岁;病程 6 个月 ~7 年,平均为 3.2 年;其中重度 112 例,中度 70 例,轻度 28 例。对照组 200 例,年龄 20~50 岁,平均为(33.38 ± 6.16)岁;病程 5 个月 ~8 年,平均为 3.3 年;其中重度 91 例,中度 80 例,轻度 29 例。

3. 治疗方法　治疗组应用舒康汤,主要由生黄芪、制大黄、丹参等中药组成,水煎服,复煎分 2 次温服。对照组用头孢氨苄缓释片,每次 0.5g,每日 3 次。两组均以 7d 为一疗程,共治疗 2 个疗程后观察疗效。

4. 治疗结果

(1)疗效标准:参照《中药新药临床研究指导原则》确定。痊愈:症状、体征消失,妇科检查正常,积分为 0 分;显效:症状消失,妇科检查有明显改善,治疗后比治疗前积分降低 2/3 以上;有效:症状、体征及检查均有减轻,治疗后比治疗前积分降低 1/3 以上;无效:治疗后无改善。

(2)治疗前后症状积分比较(表 4-14)

表 4-14　治疗前后两组患者症状积分比较($\bar{x} \pm s$)

组别	n	治疗前	治疗后
治疗组	210	18.33 ± 2.44	4.35 ± 3.38
对照组	200	18.88 ± 2.69	10.8 ± 4.85

注:治疗后两组比较,$P<0.01$

(3)两组疗效比较:治疗组 210 例,痊愈 70 例,显效 103 例,有效 32 例,无效 5 例,愈显率 82.38%,总有效率 97.62%;对照组 200 例,痊愈 13 例,显效 47 例,有效 88 例,无效 52 例,愈显率 30%,总有效率 74%。治疗组明显优于对照组,$P<0.01$。

5. 讨论　慢性盆腔炎大多由急性期治疗不当或不彻底或未经治疗发展而来。抗生素治疗有一定效果,但长期应用不仅直接降低抗感染疗效,也导致细菌耐药,还可加重不良反应的发生和病人的经济负担。通过长期的临床实践研究,陈颖异认为该病以热、毒、湿邪为本病之主要原因,气滞血瘀、虚实夹杂系基本病理过程。据此,陈颖异自拟舒康汤。方中以生黄芪配其他药补其虚,提高机体抵抗能力。因为本病的发生于分娩、流产、房事等因素有关,本组治疗组210例中有153人做过人工流产、清宫术,占总例数73%。这些因素都能伤血耗气,而且本病病程迁延难愈,且常于劳累后复发,均有不同程度的正虚。所谓"若欲通之,必先充之",补益药亦有助于病原微生物的清除。丹参、制大黄配诸药活血祛瘀、泄热解毒,具有对病原微生物的直接抑菌和对病原菌的内外毒素的解毒作用。况且,慢性盆腔炎经渗出、增生不同的病理变化过程,造成了局部组织粘连、血液循环障碍或微血栓形成。这些病变相当于中医学理论"瘀血内阻",舒康汤组方中突出了活血祛瘀,具有改善血液循环,抗血栓、促进炎症渗出物的吸收、分解粘连,修复增生的结缔组织的作用。所以两组治疗后症状积分比较、治疗效果比较均有显著差异。

临床观察显示,部分慢性盆腔炎患者其他症状均得到改善,但带下未见减少,其原因可能与宫颈糜烂有关;而有些病人症状明显改善,但体征改善不甚满意,多见于慢性盆腔结缔组织炎症患者,慢性炎症时,结缔组织逐渐变为坚硬,如同瘢痕组织,甚至使盆腔内出现所谓"冰冻骨盆",对于这些患者,可以延长疗程。

二、扶正祛邪、内外合治法治疗慢性盆腔炎 120 例

陈颖异采用扶正祛邪、内外合治法治疗慢性盆腔炎120例,取得满意效果。

1. 一般资料　本组120例全系门诊病人,均经妇科及B超检查,确诊为慢性盆腔炎。年龄20~30岁45例,31~40岁60例,41~50岁15例。病程最短3个月,最长1年。90例曾做过人工流产,行清宫术,占总例数75%;因本病而致不孕13例,占总例数11%。

2. 临床表现　本病主要表现为腹痛、腰痛、白带增多,常伴有月经紊乱或痛经,不孕是其常见的发病症。

妇科检查一般子宫正常大小,多数病例位置后倾,且与骨盆粘连,不大活动,有压痛;一侧或双侧附件可扪及增粗的条状物,并伴有压痛。如已形成输卵管积水或输卵管囊肿,则可触及囊性包块;若为盆腔结缔组织炎,子宫内侧可呈片状增厚,伴有不同程度压痛。

3. 治疗方法　内服扶正祛邪中药。基本方:生黄芪30g、当归10g、桂枝10g、桃仁6g、川军10g、血竭(吞)2g、失笑散10g、制香附12g、元胡15g、红藤

20g、败酱草15g,苡仁30g。每日1剂,首煎、复煎混合,分2次温服。

外用"康妇消炎栓"1枚塞肛门,每日1~2次,月经期停用。1个月为一疗程。

4. 治疗结果 痊愈:腹痛、腰痛、白带增多等症状消失,检查生殖器官无压痛,肿块结节消失,计78例。显效:症状明显减轻,体征有减轻,计38例;无效:诸症未见改善,计4例,其中2例B超检查提示子宫肌腺症。

5. 体会 陈颖异经多年临床观察,慢性盆腔炎多由急性炎症未经彻底治疗迁延而成,也有部分患者起病缓慢,忽视治疗所致。由于气血衰弱,抗病力微,邪气得以长期稽留体内,匿藏于胞络之中,故其病理多虚实夹杂,气血不足,湿热互结,气滞血痕。

鉴于以上认识,陈颖异以扶正祛邪、内外合治法治疗本病。内服药重用黄芪补气,且有托毒排脓之力;当归养血和血,与黄芪同用,有气血双补之意,且无"留寇之患";桃仁、桂枝、制川军有"桃核承气"之意,《伤寒论》用治下焦蓄血证,有活血化瘀、通下瘀热之效;据现代研究,血竭对子宫内膜有剥离作用,与桂枝、桃仁、制川军、失笑散相配,可增加活血祛瘀之力;制香附、元胡行血中之气,且有止痛之效;红藤、败酱草解毒活血;苡仁利水湿,湿、热、毒、瘀消去,通则不痛。"康妇消炎栓"塞肛门,其有效成分可直接经直肠吸收,能很快发挥其解毒活血散结之力。扶正祛邪、内治外治并进,是其疗效较为显著的关键所在。

三、外治内服辨证分型以消痛散加味治疗慢性盆腔疼痛症 379 例

慢性盆腔疼痛症是妇女常见的症状之一,一般是指病程超过6个月以上的非周期性盆腔疼痛。陈颖异1995年2月—1999年12月对该病采用外治内服辨证分型以消痛散加味治疗,并对379例患者进行临床观察,效果满意。

1. 临床资料 本组379例均为女性(年龄最小25岁,最大46岁,平均年龄38岁),病程最短7个月,最长12年,平均6年;本组379例中盆腔瘀血者24例,子宫内膜异位症38例,慢性盆腔炎280例,子宫下垂者8例,子宫后倾11例,术后粘连12例,不明原因6例。本病均以不同程度小腹疼痛为主症。或为小腹双侧疼痛,或为小腹一侧疼痛,或为小腹正中作痛,或痛及腰骶。原因不同,疼痛的程度、性质、部位、时间均有不同。

2. 治疗方法

(1)气滞血瘀型(33例):小腹疼痛时轻时重。经常胀痛或刺痛,经期加重。情绪急躁。舌质黯、边见瘀斑,苔薄黄。脉弦滑或湿。治拟:行气活血、祛瘀止

痛。外用:五灵脂6g、桃仁5g、川椒3g、细辛2g。四味共研细末,取少许放于脐部。外贴活血止痛膏。内服:消痛散加味(自拟方)。制香附12g、橘核10g、元胡12g、失笑散10g)合血府逐瘀汤加减。处方:制香附12g、橘核10g、元胡12g、失笑散10g、川芎10g、桃仁5g、丹参15g、红花5g、甘草5g、血竭2g(吞)、穿山甲5g。

(2)湿热瘀结型(25例):小腹胀痛拒按,或小腹一侧疼痛或阴部坠胀。带下增多黄稠,尚有低热起伏,大便不爽,小便黄赤,舌边见瘀斑,苔黄腻。脉弦数或滑散。治拟:清热利湿、活血化瘀。外用:大黄粉20g、芒硝15g、桃仁15g,打碎,布包敷于下腹部。内服:消痛散和四妙散加减。处方:苍术10g、黄柏10g、牛膝10g、薏苡仁30g、丹皮10g、丹参20g、生地15g、制香附10g、橘核10g、血竭2g、穿山甲5g、失笑散10g、元胡15g、红藤15g、败酱草15g、赤芍15g。

(3)寒湿凝滞型(23例):小腹冷痛或绞痛,阴部坠胀或痛及腰骶,胃寒及肢冷,舌质淡黯苔薄黄,脉沉细或沉紧。治拟:散寒化瘀、温经止痛。外治:硫黄5g、吴茱萸5g、细辛3g,大蒜适量捣烂,涂敷脐中。内服:消痛散合当归四逆汤(《伤寒论·辨厥阴病脉证并治》)加减。处方:当归10g、白芍12g、桂枝10g、细辛10g、大枣10g、甘草5g、乌药10g、制香附12g、橘核10g、失笑散10g、元胡15g。

(4)正虚邪实型(251例):小腹坠痛或腰骶酸痛,每于劳累及房事后症状加重。平素精神不振,少气懒言。带多色黄。大便秘坚。治拟:扶正祛邪。外用:棱莪红藤煎灌肠(自拟方),三棱、莪术、丹参、红花、红藤、败酱草各15g,每天保留灌肠一次。经期停用。内服:慢盆汤(自拟方)合消痛散加减。生黄芪30g、当归10g、桂枝6g、桃仁5g、制军10g、血竭2g、赤芍15g、失笑散10g、元胡15g、红藤20g、败酱草15g、薏苡仁30g,每日1剂,复煎,分2次温服。

(5)中气下陷型(35例):小腹坠痛。劳累及站立后加剧,卧则舒,精神疲乏。大便努责,小便清长,频数,舌质淡嫩苔薄白,脉沉细。治拟:补中益气、举陷。外用:麝香1.5g,纳入脐孔中央,另将升麻、黄芪、柴胡、党参、枳壳各15g,共研细末,以醋调如膏,再敷上脐窝上,覆盖固定3d换药1次。内服:补中益气汤合消痛散加减。党参30g、黄芪20g、炒白术10g、当归10g、陈皮5g、升麻6g、柴胡5g、枳壳15g、炙甘草5g、制香附12g、橘核10g、失笑散10g、元胡15g。

(6)肝肾亏损型(12例):下腹绵绵作痛,喜揉喜按,得温减轻,月经落后,体质纤弱,腰骶酸痛或潮热或盗汗,舌质淡苔少。脉沉或细数。治拟:益肾养肝。外用:吴茱萸300g,粉碎为末,过筛,加酒拌,放锅内炒热,搅成糊状,熨于下腹部,隔日一次。内服:消痛散合调肝汤(《傅青主女科》)加减。当归 10g、白芍 12g、山萸肉 10g、巴戟 15g、怀山药 15g、炙甘草 5g、制香附 12g、橘核 10g、失笑散 10g、元胡 15g。

以上治疗均为两个月为一疗程。

3. 疗效分析

(1)疗救标准:显效:自觉症状消失;有效:自觉症状明显好转;无效:治疗前后无变化。

(2)治疗结果:379 例均经两个月治疗,显效 258 例,占 68.07%;有效 136 例,占 35.88%;无效 3 例,占 0.79%。

4. 讨论　慢性盆腔疼痛症以慢性复发性下腹疼痛为主症。病程长,治愈率低,在妇科疾病中常见有盆腔瘀血症、子宫内膜异位症、慢性盆腔炎、术后粘连、节育手术后残余卵巢综合征、生殖器官脱垂及子宫后倾等;其他如起源于肠道的慢性下腹痛和起源于泌尿系慢性盆腔疼痛等。不同的疾病有不同的病因。另外,还有一些西医无法解释、病因不明的慢性疼痛症,有人认为是感觉刺激心理(认识、情绪和行为)因素和社会因素综合作用的结果。西医学对该病采用对症、抗感染、激素等治疗方法,但效果不太满意。根据临床实践,将该病分为三大类:即实证、虚证和虚实夹杂证。一般实证多见于气滞、血瘀、湿热;虚证责之于气血不足、肝脾肾亏损;虚实夹杂证病例最多,这可能跟本病病理特点有关,因病程较长,往往超过 6 个月以上,中医有久病成虚之说;且又有久病入络成瘀之说,瘀血内阻,不通则痛,所以临床两者俱有,即虚实夹杂证者病例最多。陈颖异对本病采用外治内服辨证分型以消痛散加味进行治疗,这是根据中医学特点,治病求本,寻找出疾病的根本原因,并针对根本原因进行治疗。但本病特点是疼痛,往往病人是以疼痛来就诊,如何迅速消除疼痛乃是治疗之关键。根据辨证分析,外治是从外治内,直达病所,在病变部位可以达到很高的药物浓度和刺激剂量,从而迅速解除疼痛,可以达到即时效果;内服消痛散理气止痛、活血祛瘀,使气血流畅、通则不痛。结合辨证,清湿热、理气机、祛瘀血、扶正气、巩固治疗、防止复发。因此,外治内服辨证分型进行治疗,是治疗该病疗效显著的关键所在。

四、消癥汤治疗妇女盆腔癥瘕 107 例临床观察

陈颖异自 1997 年 1 月—2000 年 1 月,用消癥汤治疗癥瘕 107 例,并与桂枝茯苓丸治疗 72 例,进行对比观察。

1. 临床资料

（1）一般资料：所有病例按就诊次序随机分为治疗组和对照组。两组年龄、病情无明显差异。其中，治疗组 107 例，年龄最小 23 岁，最大 50 岁；病程最短半个月，最长 10 年。平均 4~5 年，对照组 72 例，年龄最小 24 岁，最大 55 岁，病程最短 1 个月，最长 9 年，平均 5 年。

（2）纳入病例分类：治疗组 107 例，有子宫肌瘤 32 例；卵巢囊肿 40 例；陈旧性宫外孕 35 例。对照组 72 例，有子宫肌瘤 27 例；卵巢囊肿 30 例；陈旧性宫外孕 15 例。

（3）纳入病例标准：①女性；②根据罗元恺主编《中医妇科学》关于癥瘕定义：妇人胞中结块，伴有或胀、或满甚或出血者，称为癥瘕。③中医辨证属于气滞血瘀痰凝患者；④根据妇女盆腔检查及 B 型超声波检查或 CT 检查确诊；⑤子宫肌瘤、卵巢囊肿，直径≤6.5cm，特别是对黏膜下子宫肌瘤患者，经量甚多，积极动员手术治疗；⑥子宫肌腺瘤、畸胎瘤、盆腔恶性肿瘤均不纳入。

2. 治疗方法

（1）治疗组：自拟消癥汤：三棱 10g、莪术 10g、浙贝 10g、穿山甲 8g、炙鳖甲 20g、生牡蛎 20g、制香附 12g、当归 10g、丹参 10g、山慈菇 12g、猫爪草 12g、红藤 15g，月经量者加大黄炭 10g、鹿衔草 30g，紫块多者加红蕊石 15g、三七 2g，色鲜红者加丹皮 10g、红茜草 12g；腹剧痛者加失笑散 12g、炙乳没 10g，每日 1 剂，复煎分 2 次服；3 个月为一疗程。

（2）对照组：用桂枝茯苓丸 0.93g，1 日 3 次，饭后服，疗程 3 个月。

3. 结果

（1）疗效标准：参照 1993 年原卫生部制定的《中药新药治疗子宫肌瘤的临床研究指导原则》：①痊愈：肿块消失，临床症状消失；②显效：临床症状减轻或消失，肿块缩小 1/2 以上者；③有效：症状减轻或消失，肿块缩小 1/3 者，或停药治疗后肿块稳定，症状消失，持续半年以上；④无效：症状无改变，肿块未见明显缩小。

（2）疗效结果：治疗组 107 例，治愈 45 例，显效 48 例，有效 10 例，总有效率 96.3%；对照组 72 例，治愈 4 例，显效 33 例，有效 24 例，总有效率 84.7%；两组经 RXC 列联表计算，χ^2 检验，$P<0.01$，有显著性差异（表 4-15）。

4. 典型病例 患者，女，29 岁，已婚。初诊日期 1999 年 10 月 21 日，患者平素月经周期尚准，唯经量过少，色黯红，夹小块。刻诊：正值经后，舌黯边见瘀斑，苔薄黄，脉细涩。妇科检查，外阴已婚已产型，阴道(−)，宫颈轻度糜烂，

表 4-15 治疗组对照组疗效比较

项目	在治疗组 107 例					对照组 72 例				
	总例数	治愈例(%)	显效例(%)	有效例(%)	无效例(%)	总例数	治愈例(%)	显效例(%)	有效例(%)	无效例(%)
子宫肌瘤	32	7(20.8)	17(53.1)	6(18.7)	2(6.2)	27	0	13(48.1)	10(37.0)	4(14.8)
卵巢囊肿	40	10(25.0)	24(60.0)	4(10.0)	2(5.0)	30	0	13(43.3)	12(40.0)	5(16.7)
陈旧性宫外孕	35	28(80.0)	7(20.0)			15	4(26.4)	17(26.4)	2(13.3)	2(13.3)
合计	107	45(42.0)	48(44.8)	10(9.3)	4(3.7)	72	4(5.5)	30(45.0)	24(33.0)	11(15.2)

宫体正常大小,活动佳,右附件可及 6cm×6cm 大小包块,质尚软,压痛不明显。阴道 B 型超声显示:右附件处见 6.3cm×6.2cm×5.4cm 大小暗区,周围见正常卵巢组织,提示右卵巢囊肿。辨证:乃气滞血瘀痰凝也,以消癥汤为主方:三棱10g,莪术 10g,浙贝 10g,穿山甲 8g,炙鳖甲 20g,生牡蛎 20g,制香附 12g,当归 10g,丹参 10g,山慈菇 12g,猫爪草 12g,红藤 15g,每日 1 剂,复煎分 2 次服,连服 27 天。于月经净后来复查,妇科检查发现右卵巢囊肿消失,B 超检查原包块消失。

5. 讨论 癥瘕泛指一切腹内包块。临床上以妇女为多见。故妇人胞中结块,伴有或胀,或满或出血者,称为癥瘕。癥瘕:中医学认为本病形成为瘤体局部的瘀血凝结,痰浊胶粘,壅滞经脉所致;西医学认为:本病与激素分泌、细胞免疫、血流变及微循环等相关,属于肿瘤范围。消癥汤是根据中医辨证和西医辨病相结合,以活血破瘀,化痰软坚和消癥散结的抗肿瘤药物组成的。方中三棱、莪术、穿山甲活血破瘀;浙贝、炙鳖甲、生牡蛎化痰软坚;制香附行血中之气;当归、丹参补血养血活血,寓补于攻之中;山慈菇甘寒散结之力尤强,其成分能显著抑制肿瘤细胞分裂,红藤既有解毒抗肿瘤之功,又有活血之力;猫爪草旨在微微生火,以温其经,且有软坚散结之力。全方活血破瘀、化痰软坚、消癥散结、以抗肿瘤,使癥瘕有形之物消散于无形之中。

桂枝茯苓丸来源于《金匮要略》,虽亦治瘀血留结胞宫之癥积,但本方立缓消癥块之法,原是治妇人有瘀血在胞宫,致妊娠胎动不安,腹痛漏下之症。对妇人妊娠而有瘀血只能渐消缓散,不可峻攻猛破,故用本方治疗非妊娠妇女癥积,似乎其力不佳,其效不猛,其作用缓慢。所以两组进行疗效比较,差异显著,但桂枝茯苓丸治疗寒凝型痛经确有一定效果,有待同道探讨。

第六节 其他疾病

一、通脬汤治疗产后癃闭 100 例

癃闭是产后常见并发症之一,对于此症各地均有自己的有效疗法。陈颖异采用标本兼顾,气、血、津液并调的治疗原则,自制通脬汤治疗此症,取得了满意疗效,以下为 1988—1989 年应用此方治疗此病的情况。

1. 临床资料 本资料共有患者 100 例,全系本院住院病人。其中,年龄为 25~30 岁者 84 例,31~35 岁者 16 例。初产妇 88 例,经产妇 12 例。剖宫产 38

例,会阴破裂或侧切48例,上产钳者4例,顺产者10例。总产程2~5h者4例,6~10h者62例,11~20h者34例。癃闭时间:2~3d者54例,4~5d者34例,6~8d者11例,30d以上者1例。全部病例均无其他系统严重感染征象。

2. 治疗方法 全部病例均采用通脬汤水煎服。其方药组成及煎服法如下。

(1)方药组成:黄芪30g、桂枝10g、桔梗6g、沉香7g(后下)、乌药10g、琥珀3g(吞服)、泽泻15g、王不留行籽12g、益母草15g、车前10g、通草10g、白术12g。以上诸药水煎服,每日1剂。

(2)加减法

1)发热:加柴胡、黄芩。

2)阴道感染:加野菊花、连翘。

3)乳汁不通:加瓜蒌壳、穿山甲。

4)大便秘坚:加木香、麻仁。

5)腹痛恶露少:加生蒲黄、制香附。

6)口渴:加六一散。

7)出血量多:去王不留行。

3. 疗效观察

(1)疗效标准:治愈:小便通畅,腹胀消失。无效:连续服药5剂症状无改善,而采用其他治疗措施者。

(2)治疗效果:本资料100例,治愈者97例,占总病例数97%,无效者3例,占总病例数3%。其中服2剂而愈者50例,服3剂而愈者14例,服4剂而愈者9例。

4. 典型病例 宋某,女,23岁。浙江省瑞安市陶山区西河人。入院日期1989年4月18日。患者于1989年4月6在陶山区西河乡自然分娩一活婴,产后第8天出现小便不畅,下腹胀满,当地卫生院拟诊产后尿潴留,经导尿处理,症状缓解。4月16日又出现排尿困难,遂赴瑞安市某医院门诊求治,又作导尿处理。4月17日患者因高热,畏寒,小便不通,再一次就诊。4月18日以"产后尿潴留,尿路感染"收入瑞安市某医院妇产科病房住院治疗。入院后,使用大剂量抗生素、导尿等处理,症状未改善,于4月21日转入内科住院治疗。经内科治疗1周,感染控制,发热已除,唯尿潴留依存。5月3日请泌尿科会诊,嘱定期放导尿管,并行膀胱冲洗,建议腰椎摄片,除外脊髓病变。患者虽经多方治疗,屡经导尿,终因尿潴留得不到解决,痛苦万分,情绪十分紧张。经人介绍,于 5 月 6 日请陈颖异会诊。

自诉:尿滞留近 1 月,屡治不愈,小便须依靠导尿始能排出。昨日拔掉尿管后,小便仍难解出,下腹胀满难忍。

刻诊:患者焦虑不安,面色萎黄,小便难解,虽用力排,亦只能点滴而出,少腹胀满,膀胱充盈,在脐下 3cm 可触及膀胱底。恶露少而色紫。舌质嫩而淡红,苔薄白,脉沉细。予通脬汤治之。

药用:生黄芪 30g、桂枝 10g、白术 12g、桔梗 6g、泽泻 15g、琥珀 3g(吞服)、沉香 7g(后下)、广木香 10g,水煎服,每日 1 剂。

二诊:1989 年 5 月 8 日。自述服前方 1 剂,小便即自行解出,但仍觉滞涩不利。服 2 剂后,腹胀消失,小便通畅。诊见患者神消气爽,情绪安定,腹部平软,腹胀消失,脉舌同前。予前方 2 剂再服。

三诊:1989 年 5 月 10 日。服前方后癃闭已愈,未见反复。予益气健脾补肾之药 3 剂以善其后,患者于 5 月 13 日痊愈出院。追访半月未见复发。

5. 讨论　陈颖异认为产后癃闭的主要原因在于新产耗气,产后多瘀。气虚血瘀,更加临产惊恐忧虑必致气滞。气虚、血瘀、气滞皆可导致水蓄膀胱,而成癃闭。因此,产后癃闭的病理实际上是虚实夹杂,气血水运行失常。

鉴于以上认识,陈颖异制此标本兼顾、气血水并调之“通脬汤”治疗此症。方中黄芪补气力专,更配以白术健脾,助黄芪补气之力,且两者均有利水之功,虽补而无壅滞之弊。桔梗上行,开宣肺气,沉香乌药下降温肾行气,桂枝温经通阳,以助膀胱之气化。诸药合用,意在调畅气机,助水液之运行。方中琥珀、王不留行籽、益母草活血散瘀,利尿通淋,与乌药、沉香合用,能通利下焦之气血。琥珀更有安神定魄之功,可以安定产妇惊恐忧虑之神气,有助于气机的调畅。车前子,入肺、膀胱与肾经,《神农本草经》言其主“气癃”止痛,利水道小便,与泽泻、通草合用,可增强利尿作用,配桔梗上开而下利,则气化得行;与诸调气药合用,通过肺的肃降,脾的运化,肾的开合,膀胱的气化,促使尿液排出,而达到治疗癃闭的目的。

据陈颖异临床体会,在应用此方的过程中尚须注意两点:其一,此病患者多有惊恐忧虑等情志之伤。因此,在治疗过程中。必须配合耐心的情志疏导工作,帮助患者解除顾虑,安定心神,从而有利于药物疗效的提高。其二,对于留置导尿的患者,不宜先拔尿管再服中药,应当在服用中药 6~8h 后拔出尿管,拔管时,必须先放净残尿。如此将有利于提高中药对产后癃闭的疗效。

以上是陈颖异应用自制“通脬汤”治疗产后癃闭的临床体会。因病例资料不多（仅 100 例），且未作对照观察，所以不敢妄谈本文的先进性，撰写本文的目的，只是为了与读者进行经验交流而已。

二、中西医结合治疗乳腺增生 120 例

乳腺增生病是中年妇女的常见病，陈颖异近几年来采用中西医结合治疗，取得较好疗效，现归纳分析如下。

1. 一般资料　204 例系门诊女性病人，随机分成 3 组。中西医结合治疗组 120 例，年龄最轻 22 岁，最大 45 岁；病程最短半年，最长 12 年；双侧乳腺增生 55 例，单侧乳腺增生 65 例；伴月经不调 45 例，痛经 25 例。

中药治疗组 46 例，年龄最轻 22 岁，最大 44 岁；病程最短 3 个月，最长 8 年；双侧乳房发病 14 例，单侧乳房发病 32 例；伴月经不调 13 例，痛经 5 例。

西药治疗组 38 例，年龄最轻 23 岁，最大 42 岁；病程最短 4 个月，最长 6 年；双侧乳房发病 10 例，单侧乳房发病 28 例；伴月经不调 8 例，痛经 3 例。

三组病例均经临床症状、体征，结合近红外线扫描而确诊，特殊病例再行针吸细胞学或病理学检查确诊。

2. 治疗方法

（1）中西医结合组：中药以自拟消癖汤为基本方治疗：当归 10g，赤芍、白芍各 15g，柴胡 10g，青皮、陈皮各 10g，浙贝母 15g，穿山甲 5g，鹿角霜 15g，丹参 15g，橘核 10g，夏枯草 15g，郁金 15g，每于月经前 15 天开始服药，每日 1 剂，水煎 2 次分服。对于月经量多患者，经期停止服药。西药口服他莫昔芬（三苯氧胺）10mg，每日 2 次，月经第 5 天开始服药，经期停服。中西医结合治疗，2 个月经周期为 1 疗程。

（2）中药治疗组：逍遥丸 6g，每日 2 次。自拟消癖汤，每日 1 剂，水煎 2 次分服。于月经前 15 天开始服药，2 个月经周期为 1 疗程。

（3）西药治疗组：他莫昔芬（三苯氧胺）10mg，每日 2 次，于月经第 5 天开始服药，经期停药，2 个月经周期为 1 疗程。

3. 疗效标准　治愈：症状、体征消失，各项检查正常，随访 3 个月未复发；好转：症状消失，乳房肿块数量减少或体积缩小；无效：临床症状及体征无改变。

4. 治疗结果　中西医结合治疗组 120 例，治愈率为 72%，总有效率达 97.5%；中药治疗组 46 例，治愈率为 60%，总有效率达 89.1%；西药治疗组 38 例，治愈率为 57.8%，总有效率 88%。中西医结合分别与中药组、西药组比较，均有显著性差异（$P<0.01$）见表 4-16。

表 4-16 三组疗效比较

	总例数	治愈例（%）	好转例（%）	无效例（%）
中西组	120	86（72）	31（25）	3（2.5）
中药组	46	28（60.8）	13（23）	5（10）
西药组	38	20（52.6）	13（34）	5（13）

5. 典型病例　患者,女,36 岁,已婚,1995 年 6 月 18 日初诊。双侧乳腺增生 5 年,平素常乳胸胀痛,经前期症状加剧,不能触摸。几年来,曾经服用乳癖消、天冬素片甲基睾丸素等药,一度好转,停药不久即复发。经妇科检查无异常。月经 $15\dfrac{3-5}{30-40}$ 天,经量中等,色紫黯,末次月经 6 月 5 日。刻诊:舌苔薄黄,脉弦细,两侧乳内可触及散在数个大小不一颗粒状团块,边界不清,压之痛甚,皮色正常。近红外线扫描及病理检查均诊为双侧乳腺增生。给予自拟消癖汤 15 剂,每日 1 剂,水煎分服。西药他莫昔芬(三苯氧胺)10mg,每日 2 次,经期停服。服上药 3 天后,患者自述症状即消失。服药 2 个月经周期后,体征消失,各项检查均正常。

6. 讨论　乳腺增生病和中医学的"乳癖"相似,从西医学观点而言,是由于卵巢内分泌功能障碍导致体内孕酮水平降低而雌激素水平过高,过高的雌激素不断作用于乳腺的靶点引起乳腺腺叶组织不断增生,而最终出现乳痛症及乳房内肿块的产生。因此其治疗的关键乃是调节卵巢内分泌趋向正常或阻断激素作用靶点,即可阻断发病环节而缓解其临床症状。根据这一原理,他莫昔芬(三苯氧胺)具有阻断或竞争雌激素的功能,因而在临床应用上具有即时效应的作用特点。本西医组 38 例患者有 31 例服药 3 天后症状明显减轻,占 81%。但由于这一治疗机制尚未涉及卵巢的内分泌功能的调节,因此一旦停药即易造成症状复发,本组停药后 3 个月复发 16 例,复发率占 42%。由于他莫昔芬(三苯氧胺)对雌激素的竞争关键不仅局限于乳腺,尚可作用于阴道、子宫内膜等其他雌激素靶点,故极易在服用 2~3 个疗程后出现明显副作用反应,诸如月经不调,白带增多,性欲减退等,本组有此副反应者 23 例,占 60%。以中医学的理论,陈颖异认为患者常有七情太过,郁怒伤肝——气滞、痰凝、血瘀,思虑伤脾——血虚、精亏肾损,致肝脾两损,冲任失调是本病发生的主要机制。治疗上应气血兼顾,重视肝肾同治,在调理肝脾肾基础上兼以化痰软坚活血祛癖法,使目前以通消、疏散治疗为主转为扶正祛邪之法为主。方中当归、赤芍、白芍、丹参养血活血;鹿角霜为血肉有情之品,具有雄性激素样作用,益肾阳以消肿散结;柴胡、青皮、陈皮、橘核舒肝理气;夏枯草、浙贝母化痰消肿散结;穿山甲能通经脉,下乳汁,消痈肿(《本草纲目》)。诸药合用,共奏其效。其疗效特点:①显效时效长,服药1周后症状减轻者26例,占56%;②巩固治疗效果好,治愈病员停药3个月未见明显复发;③对整体有调节,临床上可根据寒热虚实在基本方基础上随症加减,使气血和顺,痰瘀消除,整体得到调节,月经恢复正常,痛经消失。

中西医结合治疗,是根据本病的发病机制,依照中西医的理论基础而制定,具有标本同治之效。两者合用,互为作用,取长补短,既可以调肝肾、和气血、化痰散结、通络活血止痛,又可以恢复卵巢功能,调节性激素间的相对平衡作用,具有症状消失快、疗效确切、复发率低的特点,同时运用中药辨证治疗,可以减少他莫昔芬(三苯氧胺)的副反应。

三、助阳滋阴汤治疗围绝经期综合征肾阴阳两虚证30例

围绝经期综合征是困扰围绝经期妇女的一种常见疾病,约1/3围绝经期妇女能通过神经内分泌的自我调节达到新的平衡而无自觉症状,2/3妇女则可出现一系列性激素减少所致的不同程度的内分泌、躯体和心理方面变化的症状而需要治疗。我们于2008年2月—2009年2月运用助阳滋阴汤治疗围绝经期综合征之肾阴阳两虚证患者30例,疗效满意,现总结如下。

1. 临床资料

(1)病例选择:共50例均是在本院中医妇科就诊的围绝经期综合征患者,年龄41~56岁,平均47岁;病程2个月~6年,平均(1.6±0.53)年;临床症状不一,除月经失调外,均有头晕耳鸣、腰膝酸软、时而畏寒、时而烘热汗出等;治疗前经妇科B超检查示:子宫略小或有增大;实验室检查:阴道脱落细胞涂片检查显示雌激素水平低落;内分泌测定:血清雌二醇(E2)水平低落,卵泡刺激素(FSH)、黄体生成素(LH)水平升高,其中FSH>10IU/L者30例,FSH>40IU/L15例;基础体温测定:呈单相。分为治疗组30例,对照组20例。两组资料经统计学处理,差异无显著性意义($P>0.05$)。

(2)诊断标准:证候诊断标准参照《中医病症诊疗标准与方剂选用》相关标准。

2. 治疗方法

(1)治疗组:助阳滋阴汤即二仙汤加味,其药物组成:紫河车6g、鹿角胶12g、仙茅10g、仙灵脾12g、巴戟10g、知母10g、黄柏10g、当归10g、炙龟甲20g

（先煎）、白术 12g、地骨皮 15g、雪蛤 10g。临证加减：若大便溏者，去当归、知母，加茯苓 10g、炒葛根 10g 以健脾止泻；若腰背冷痛较重者，加川椒 5g、附子 10g、桑寄生 15g、续断 12g、杜仲 10g 以温肾强腰。水煎服，每日 1 剂，早晚温服，10 天为 1 个疗程，可连服 3 个疗程。

（2）对照组：结合雌激素（倍美力）0.625mg，口服，每日 1 次，共服 22 天，尚未绝经妇女于月经周期第 5 天开始口服；黄体酮胶囊 20mg，口服，每日 2 次，于月经周期第 12 天开始口服，连服 10 天为 1 疗程，可连用 3 个疗程。分别于 1 个月和 3 个月观察统计疗效 1 次。

3. 结果

（1）疗效标准：治愈：临床症状完全消失。显效：主症如腰膝酸软、烘热汗出、心烦易怒等基本消失。有效：治疗后症状改善或个别主症消失，停止 1 周未复发者。无效：治疗前后症状无改善，甚至加重者。

（2）结果：见表 4-17。

表 4-17　两组临床疗效比较（n）

组别	n	1 个月					3 个月				
		治愈	显效	有效	无效	总有效率	治愈	显效	有效	无效	总有效率
治疗组	30	15	8	7	0	100%	15	8	6	1	96.7%[*]
对照组	20	8	5	7	0	100%	2	8	5	5	75.00%

χ^2 检验；与对照组比 *$P<0.05$。

4. 讨论　围绝经期综合征，中医学称之为"经断前后诸症"。西医学认为围绝经期综合征是由于卵巢功能衰退，性激素水平的变化，引起自主神经紊乱，加上社会、心理等因素的影响而产生的不同程度的躯体、精神、神经等一系列机体的代谢障碍。中医学认为本病主要是肾虚，《素问·上古天真论》曰："女子七七任脉虚，太冲脉衰少，天癸竭。"妇女 49 岁前后，肾气由盛转衰，天癸由少渐至竭止，冲任二脉气血也随之衰少，出现肾阴阳平衡失调，即产生一系列病理变化，出现经断前后诸证。因此，陈颖异认为肾虚阴阳失调是本病的致病关键，治疗要点重在调补肾之阴阳。助阳滋阴汤的组方原则非常符合本病的病理特点。方中紫河车、鹿角胶乃血肉有情之品，温肾阳、益精血；仙茅、仙灵脾、巴戟天补肾扶阳；炙龟甲、雪蛤、当归滋肾养血；知母、黄柏滋肾阴而泻相火;地骨皮乃清肝肾虚热之佳品;白术健脾益气,以后天养先天;全方肾阴阳双补,温阳补肾药与泻火滋阴药同用,对调理冲任起到了明显作用,使肾阴阳恢复平衡而诸症自消。本文结果表明:应用助阳滋阴汤治疗围绝经期综合征 1 个月的疗效,与西药对照组无显著差异($P>0.05$);3 个月的疗效观察,二者差异显著($P<0.05$),说明助阳滋阴汤在改善围绝经期综合征各种表现的远期效果优于西药治疗组。

激素替代疗法(HRT)在预防绝经后退化性疾病方面的重要作用已被确认,但其致乳腺及子宫内膜癌的潜在因素给 HRT 增加了一定困难,中医补肾为主,着眼于整体调治具有综合性强、副作用少的特点,具有较大优势。值得进一步研究,推广应用。

第五章 医案与感悟

医案是医生治疗疾病时辨证、立法、处方用药实践经验的记录。医案是临床医师技术水平的展示，也是中医理论和技术的高度集中体现。国学大师章太炎曾说："中医之成绩，医案最著。欲求前人之经验心得，医案最有线索可寻。循此钻研，事半功倍。"本书记载了陈颖异临证80篇医案，每一医案都是陈颖异诊疗过程的实践记录，医案中分秒感悟，是陈颖异在治疗中的过程中所悟得体会与心得。

书中大部分医案都来自陈颖异学生收集的资料和整理（整理病例学生：按姓氏笔画顺序：叶剑、叶娜妮、朱虹、吴茗、余晓晓、宋雨翩、张静、陈展、陈丽芳、陈建阳、邵周翔、范晓艳、周笑梅、郑舒心、钟芳丽、姜辉、姜冬淼、钱海墨、翁伟安、梁海娜、蔡宇萍、潘光强等），在此再一次表示感谢！

第一节 产 后 病

一、产后便秘

周某，女，33岁，家庭妇女，**初诊**：2009年3月16日。**主诉**：产后便秘2月余。**现病史**：患者平素大便秘结，产后便秘加重，大便干结如羊屎状，3~7天1次，曾口服中药养血润肠数剂，外用开塞露，未见明显改善。**刻诊**：大便已1周未解，口臭，口苦，腹胀满，纳呆，夜寐欠安，小便正常。舌红苔黄腻，脉数。**既往健康**。**生育史**：1-0-0-1。

西医诊断：便秘，胃肠功能紊乱。

中医诊断：便秘。

辨证分析：素体肠燥，加之产后多食温热厚味，食热内结，腑气不通。

治法：攻下腑实，泄热通便。

处方：木香10g、槟榔10g、莱菔子10g、生白术30g、桃仁5g、玄明粉（冲）12g、大黄10g，2剂。

二诊(2009年3月19日):投上药后大便已解,口臭,口苦,口腔溃疡,脘腹胀满,纳呆等症状明显好转。舌淡红苔薄黄,脉数。

处方:木香10g、槟榔10g、莱菔子10g、生白术20g、桃仁5g、大黄6g、当归5g、火麻仁10g,5剂。

门诊随访,诉大便已正常。

按语:

该患者产后大便秘结历时2月余,前医投以苁蓉、桃仁、木香、火麻仁、炒枳壳、柏子仁等,而大便未解,反而腹胀加重。观察患者口臭,口苦,腹胀满,舌红苔黄腻,脉数,乃积热内生,壅滞胃肠,通降失常,腑气不通也。治当攻下腑实,泄热通便。其证属实者,大黄、玄明粉清泻热结,加以木香、槟榔、莱菔子行气,生白术燥湿,桃仁活血通便,釜底抽薪,便通,热泄。故二诊加用当归养血,火麻仁养阴润肠通便。可见产后便秘的治疗,也必须"审因论治"才能取得良效。

分秒感悟:产后病虽然多虚多瘀,但中医治病,确实是贵在辨证,活在辨证。辨证如果确属实证,即所谓"勿拘于产后,勿忘于产后也",大胆用之,以草木之偏胜,攻脏腑之偏胜,但产后攻邪应中病即止。

二、产后抑郁

冯某,女,26岁,教师,**初诊**:2007年9月21日,**主诉**:产后郁闷烦躁40余天。**现病史**:患者平素内向,多愁善感,1月前生产后,情绪不稳,因琐事生气,烦闷不舒,坐立不安,悲伤欲哭,喜卧床,夜寐欠安,甚则彻夜难眠,泌乳量减少。曾多处治疗未见明显好转。**刻诊**:面色㿠白,少气懒言,默默不欲饮食,二便正常。舌淡苔薄,脉细弦。**既往体健**。

西医诊断:产后抑郁。

中医诊断:郁证。

辨证分析:产后气血骤虚,心神失养,血虚肝木失养,气失疏泄致肝气不舒。

治法:养血疏肝,健脾安神。

处方:(经验方)养血调肝汤加减:当归10g、郁金12g、白芍12g、绿萼梅8g、淮小麦30g、枸杞子15g、陈皮6g、麦冬10g、合欢皮15g、龙齿粉(先煎)20g、炒白术10g、党参15g,7剂。

二诊(2007年9月30日):药后情绪不稳及睡眠均好转,大便日行一次,便质稍干。

原方去炒白术加生白术 10g、黄芪 15g,继续服用 7 剂。

三诊(2007 年 10 月 8 日):诸症明显好转,二便常,舌淡苔薄,脉细弦。

原方去龙齿粉、炒白术。继续服用投上药后,7 剂。

四诊(2007 年 12 月 10 日):因感冒高热,热退后再服。原方去黄芪,加竹叶 10g,7 剂

几个月后因胃脘不适前来就诊,诉以前诸证消失。

按语:产后抑郁症属中医"郁证"范畴,严重者可表现为"癫证""狂证",《类证治裁·郁证》载:七情内起之郁,始而伤气,继必及血,终乃成劳,临床以心情抑郁、心烦急躁、多思善虑、心悸胆怯、少寐健忘、神疲乏力、心神不宁,悲伤欲哭为主要表现。中医认为,女子以血为本,血既赖气生,又赖气行,多愁善感,性格脆弱是其生理基础,该患者在生产过程中失血耗气,气随血脱,致阴血亏虚,脏腑失养是其病理基础。本着"勿拘于产后,亦勿忘于产后"的原则,结合病情进行辨证施治。用验方养血调肝汤治疗。方中当归、白芍养血柔肝;郁金、绿萼梅、淮小麦、陈皮疏肝理气;枸杞子、麦冬、合欢皮酸甘化阴;龙齿粉安神;炒白术、党参健脾。治疗一疗程后精神好转,睡眠转安,食欲改善,病已见效。即在原方基础上随证加减,第二疗程后病愈。

分秒感悟:精血不足、脏腑失养、气机失调是产后抑郁症的发病基础,环境改变或外界诱因刺激是诱发该病的原因之一。但是临证治疗必须掌握一个特点:疏肝药不能太香燥,耗其精血津液;补血药不能太滋腻,阻碍气机。因人因证,灵活掌握,勿犯虚虚实实之戒。同时除药物治疗外,还应配合心理疏导、音乐疗法、家庭关心等,这些对产后抑郁症防治都有极为重要的作用。

三、产后心悸

周某,女,33 岁,已婚,工人,**初诊**:2010 年 4 月 26 日。**主诉**:产后心悸易惊 8 天。**现病史**:患者半月前顺产下一男婴,产程顺利,予以出院。近 1 周来患者无明显诱因下出现心悸、怕惊、夜寐欠安,伴有头痛、耳鸣、胃脘部不适,时有反酸、嗳气、口干,无胸闷气短,无腰背酸痛。**刻诊**:纳可,大便日解二次,质可,恶露已净。无哺乳。舌红苔白腻,脉细滑。**既往健康**。**生育史**:2-0-1-2,已结扎。**辅助检查**:心电图提示正常。

西医诊断:心脏神经官能症。

中医诊断:产后心悸。

辨证分析:素体肝血偏虚,加之产后耗伤气血,阴血益亏,心失所养,肝失

疏泄。

治法：养血调肝，安神定悸。

处方：（经验方）养血调肝汤加减：当归 10g、白芍 12g、淮小麦 30g、绿梅花 10g、玫瑰花 10g、杞子 12g、百合 10g、合欢皮 15g、龙齿粉（先煎）10g、柴胡 6g、粉葛 20g，7 剂。

二诊（2010 年 5 月 12 日）：服上药后，患者心悸易惊症状已除，现诉双下肢及腰部酸软不适，小便时尿道口隐痛，纳可，寐仍欠安，大便调，舌红苔薄白，脉细滑。治拟以益气补肾，养心安神，辅以利尿通淋。

处方：太子参 15g、茯苓 10g、木香 10g、陈皮 5g、淮小麦 30g、杞子 12g、炙甘草 5g、琥珀粉（吞）2g、通草 5g、杜仲 30g、寄生 30g，7 剂。

三诊（2010 年 5 月 21 日）：药后患者双下肢酸麻感及腰部酸软感较前缓解，但夜间耳鸣、易饥。纳寐可，二便调，舌红苔薄白，脉细滑。拟加养血填精及醒神开窍之品。

处方：上方去琥珀、通草，加鸡血藤 20g、黄精 15g、灵芝 10g、石菖蒲 10g、磁石（先煎）20g，10 剂。迭经一个多月的治疗，患者无诉明显不适。嘱其注意休息，情志舒畅，适量运动，合理饮食。

按语：心悸系自觉心跳加速、心慌悸动不安为主要临床表现的一种病证。患者在"产褥期"出现心悸，虽然属于顺产，但由于分娩用力，出汗和出血，均可引起心血不足，营阴内竭，心失其养而发为本证。粉葛生津止渴，根据现代药理研究证明具有改善血液循环，治疗心肌缺血的症状。精血足则神内守，郁结解而心悸除，寐自安矣。同时症状缓解后，要健脾养血以充生化之源。

分秒感悟：治疗产后心悸，在辨证的基础上，用药必须注意养精血。既然是情志所伤，有肝郁之象，疏理气机之品要慎而用之，一般取绿梅花、玫瑰花等舒肝不香燥之品。

四、产后癃闭

孙某，女，30 岁，家务，**初诊**：2010 年 4 月 18 日。**主诉**：剖宫产术后小便不出 1 月。**现病史**：患者于 1 月前行剖宫产术，手术后常规留置导尿 24 小时，拔管后小便不能自行排出，遂再次放置导尿管，7 天后拔管，小便仍不出，无奈第三次导尿，10 天后拔出，小便仍不解，患者只能第四次导尿，10 天后导管自行掉出，小便毫无改善，遂请求中医诊治。**刻诊**：患者小腹憋胀拒按，头晕乏力，面色㿠白，腰膝酸痛，纳可，舌淡红苔白腻，脉沉细。**既往体健**。**婚育史**：1-0-1-1。

腹部检查:下腹部膨隆伴触痛,耻骨上方叩诊浊音。

西医诊断:产后尿潴留。

中医诊断:产后癃闭。

辨证分析:肺脾气虚,肾阳不足,气滞瘀血,故水液转输不利,符合产后"多虚多瘀"的特点。

治法:益气补肾,行气化瘀,通利小便。

处方:(经验方)通脬汤加减:黄芪 20g、桔梗 10g、通草 5g、丹参 15g、茯苓 10g、乌药 10g、杜仲 30g、琥珀粉(冲)3g、炒王不留行 10g、车前子 12g,7 剂。服药后,患者小便通,下腹膨隆减,欣然前来告之。

按语:产后尿潴留是指产后 6~8 小时不能自行排尿或排尿不畅致尿液不能排净。其可由分娩时先露压迫、产程过长或剖腹手术等引起,多见于初产妇。中医认为其病因多为素体虚弱,复因临产劳力气伤,或失血过多,或手术麻醉后,痹阻下焦,影响气化;病位在膀胱,但与三焦、肺、脾、肾密切相关;经多年临床观察,本病的病理实际上是属于虚实夹杂,气血水运行失常。故本病的治疗原则以扶正祛邪,畅通水道为主。

分秒感悟:桔梗有提壶揭盖之意,《重庆堂随笔》曾云:"桔梗开肺气之结……上焦药也。肺气开阖腑气通,故亦治腹痛下痢。昔人谓其升中有降者是矣。"凡物之欲其降,必先引而升之,尔后迫降始有冲力;治疗产后癃闭,于辨证方中加桔梗,每获良效。因为桔梗升浮,引肺气上升,气行则水行,水行则下焦受压得减,更兼上源肺金凭药力迫降,于是水邪得以外泄。

五、产后发热

姓名:蔡某,女,29 岁,工人,已婚,**初诊:**2009 年 7 月 6 日。**主诉:**产后反复发热 3 月余,再发 3 天。**现病史:**患者顺产后 3 月余,一直出现反复低热,多在 37.5~38.0℃,晨起热退,傍晚时体温复升,伴头晕,无咳嗽咳痰,无腹痛等,一直在温州某医院就诊,查血常规未见明显异常,予中药治疗(具体用药不详),服药后病情好转。3 天前又出现上述表现,现体温为 37.6℃,诉感乏力,存恶心感,无腹痛,末次月经为 7 月 1 日。**刻诊:**纳可,寐安,便调,舌红苔薄黄,脉细缓。**既往健康。生育史:**1-0-0-1。

辅助检查:(2009 年 6 月 30 日)B 超:子宫增大,肌层质地较充盈,两附件未见占位。

西医诊断:产后功能性发热。

中医诊断：产后发热。

辨证分析：产后元气亏损，腠理不密，营卫失和，湿热之邪留恋少阳，病在半表半里，邪正相争所致。

治法：和解少阳，化湿透表泄热。

处方：藿香 10g、佩兰 10g、柴胡 10g、黄芩 10g、太子参 10g、制旱半夏 10g、六一散 10g、茯苓 10g、大枣 3 枚（自添）、生姜 3 片（自添），5 剂，水煎服。

二诊（2009 年 7 月 10 日）：诉服药期间自测体温未见升高，偶有头晕，嗳气，时畏寒。纳可，寐安，二便调，舌红苔白腻，脉滑。

处方：荆芥 6g、川芎 5g、太子参 15g、茯苓 10g、薄荷（后下）10g、陈皮 5g、柴胡 5g、大枣 3 枚（自添）、生姜 3 片（自添）、炙草 5g，7 剂。经过半个月的治疗，患者体温均为正常，无诉明显不适。嘱其注意休息，清淡饮食。

按语：产后发热是妇产科临床较为常见疾病之一，其中部分发热西医学不能明确诊断，疗效亦不够理想。本案蔡某产后发热原因不明，反复治疗 3 个月未愈，求治于中医，陈颖异以小柴胡汤加减治愈。

《金匮要略》用小柴胡汤论述热入血室的证治。"妇人中风七八日，续得寒热，发作有时，经水适断者，此为热入血室，其血必结，故使如疟状发作有时，小柴胡汤主之。"血室狭义者是指子宫；广义者则总括子宫、肝、冲任脉。产后多虚多瘀，凡各种内外致病因素均能影响到冲任、子宫，即谓"热入血室"。所以对于原因不明的产后发热，运用经方小柴胡汤加减治疗，往往收到显著疗效。

分秒感悟：医贵在"活"，经方运用，要掌握其精髓，深究方规，师其意，循其法，不拘于方。所以小柴胡汤运用临床，只要"谨守病机"，可以广泛运用于围绝经期综合征、小叶增生、手术后发热、盆腔炎等。

六、产后恶露不绝 1

黄某，女，**年龄：**35 岁，已婚，**初诊：**2009 年 3 月 20 日。**主诉：**剖宫产后恶露淋漓不止伴小腹痛 3 月余。**现病史：**患者平素月经规则，15 岁月经初潮，经行 3~5 天，周期为 28~31 天。3 月前剖宫产，嗣后恶露不尽，淋漓至今，量少色黯有块，小腹隐痛不适，时感乏力，乳汁少。3 月 6 日查 B 超示：1. 子宫前壁下段切口处浆膜面连续，其下肌层内液性暗区 8mm×4mm×6mm；2. 宫腔内强回声，考虑胎盘残留可能。一直在西医妇科就诊，予口服抗生素等治疗，药后腹痛有所缓解。现恶露淋漓不断，色黯，腹微坠痛，纳可，寐安，精神疲乏，便调，舌淡红苔薄白,脉弱。**既往健康。生育史**:2-0-2-2,已结扎。

西医诊断:宫内占位? 胎盘残留? 剖宫产憩室?

中医诊断:产后恶露不绝。

辨证分析:产后营血虚耗,元气大伤,且胎膜残留,瘀血内阻。此属气虚血瘀证。

治法:益气化瘀止血。

处方:黄芪20g、柴胡5g、当归6g、赤芍15g、川芎10g、血竭粉(吞)3g、浙贝12g、丹参15g、桃仁5g、益母草12g、木香10g、元胡12g,水煎服,5剂,日服1剂。

二诊(2009年3月24日):药后恶露有所增多,色黯夹块,腹痛减轻,仍感乏力,乳汁少,纳可,寐安,便调,舌淡红苔薄白,脉弱。

处方:黄芪20g、柴胡10g、当归6g、茯苓10g、白芍12g、生花蕊石15g、枸杞15g、浙贝12g、三七粉(吞)3g、仙鹤草20g、鹿衔草15g、太子参15g,水煎服5剂,日服1剂。服药后恶露基本已净,腹痛明显缓解。效不更方,继续服用上述10剂,后复查B超未见宫腔内低回声。

按语:恶露不尽是妇人产后多发病之一,是指产后血性恶露持续10天以上仍淋漓不尽者,为产后子宫复旧不全的表现。临床辨证有气虚、血热、血瘀之分。《诸病源候论》中指出:"产伤于经血,其后虚损未平复,或劳役损动而血暴崩下……若小腹急满,为内有瘀血,不可断之,断之终不断。"归纳了本病"虚损"之内因,"内有瘀血"之外因,提出了"不可断之,断之终不断"的观点,有临床指导意义,即见血不能止血,止血不留瘀的治疗原则。陈颖异认为"产时失血耗气,元气大伤,故产后多虚。故可表现为乏力、乳汁少、舌淡苔薄、脉弱等气虚之征。胎膜残留,瘀血内阻,血不归经是本病的关键所在,形成气虚夹瘀之证。根据标本缓急的治疗原则,急当补虚化瘀。故初诊时予黄芪补气摄血,佐小剂量柴胡升举下陷之阳气;当归、赤芍、丹参、桃仁、益母草、血竭粉活血祛瘀止血,活血不动血,止血不留瘀。其中血竭粉化瘀止血,促进子宫内膜脱落,益母草加强子宫收缩,共同推动残留胎盘脱落排出;浙贝散结消癥;佐以木香、元胡行气止痛,气行则血行。二诊时药达病灶,恶露增多,瘀血排出,恐出血日久,耗气伤阴,改用生花蕊石、仙鹤草、鹿衔草、三七粉化瘀止血,太子参、茯苓健脾益气,枸杞填补精血,赤芍改白芍养血敛阴,善其后。

分秒感悟:对于产后恶露不绝,胎盘残留患者,选药组方时要特别注意"活血不动血,止血不留瘀",但"不可轻而用固涩之剂,造成败血聚内,后患无穷",要采取个体化治疗。

七、产后恶露不绝 2

吴某,女,31 岁,已婚,**初诊**:2009 年 9 月 20 日。**主诉**:产后恶露持续 36 天未净。**现病史**:患者分娩后 36 天,恶露至今未尽,量多,色淡如水,无血块,伴下肢酸痛,立则甚,行走困难,伴心悸,胃纳可,寐欠安,大小便调。**刻诊**:舌淡苔白脉细弱。**既往体健**。**生育史**:1-0-0-1。**辅助检查**:B 超:产后子宫,双附件未见异常。

西医诊断:产后子宫复旧不全。

中医诊断:产后恶露不绝。

辨证分析:乃产时耗气伤血,统摄失职也。

治法:益气健脾,摄血固冲,佐以升提之品。

处方:(经验方)益气固冲汤加减。

黄芪 30g、人参 10g(调冲)、炒白术 10g、升麻 6g、柴胡 6g、甘草 5g、海螵蛸 10g、仙鹤草 20g、炒杜仲 30g、阿胶 10g(调冲)、生米仁 30g、制五味子 5g、炒枳壳 10g,7 剂。

二诊(2009 年 9 月 28 日):投上药后,上述症状缓解,恶露已尽,双下肢仍感酸痛不适,但能自行行走,继续调理善其后。

处方:圣愈汤加减。

党参 30g、当归 5g、赤芍 12g、熟地 12g、川芎 10g、炙甘草 5g、黄芪 15g、杞子 15g、木香 10g、陈皮 5g、寄生 30g、巴戟 15g、鹿角胶(烊冲)12g,7 剂。

按语:产后恶露不尽属于产后病范畴,产妇多虚多瘀,古圣人指出:"不可轻而用固涩之剂",造成败血聚内,后患无穷,颇有临床指导价值。虽然产后多虚多瘀,但当审该患者之血,其色淡质薄如水样,未见血块,其腹不痛,无瘀血之征也,辨其为气虚统摄失职,故可大胆使用补气摄血固冲之法,佐以柴胡、升麻等升提之品。辨证正确,用药合理,故一诊 7 剂治疗其病就瘥也。

分秒感悟:产后人参运用,要格外谨慎,要补虚不留邪。在辨证基础上,还要注意生产时间,产后 10 天内慎用;第二要检查盆腔 B 超;盆腔有异物慎用;第三要检查乳房,乳汁少,乳房胀硬结块慎用。

八、产后胎物残留

陈某,女,26 岁,已婚,工人,**初诊**:2009 年 11 月 10 日。**主诉**:产后恶露不尽 3 月余。**现病史**:患者于 3 月前行剖宫产一女婴后恶露一直未净,色先鲜红,后转为淡红，量少，偶有下腹疼痛，痛时有小血块下，乳房胀痛，未哺乳，曾在当地服用中药治疗半月未见明显疗效，遂来我院妇产科就诊，查 B 超提示：宫内胎物残留。当时医师建议其刮宫治疗，患者怕受刮宫之苦，要求中医治疗。**刻诊**：时觉乏力，抱小孩之后更甚，纳可，寐安，大便干，3~4 日一行，小便后恶露排出，色黯量少。舌红边有瘀斑苔白脉沉，**既往健康**。**生育史**：1-0-0-1，**辅助检查**：(2009 年 11 月 9 日)B 超提示：宫内胎物残留(24cm × 14cm)。

西医诊断：产后胎物残留。

中医诊断：产后恶露不尽。

辨证分析：产后胞衣胎膜残留为瘀，瘀血内阻，血不归经，致恶露不尽。

治法：活血祛瘀止血。

处方：蜈蚣 2 条、花粉 12g、炮山甲 3g、桃仁 10g、制军 10g、当归 5g、厚朴 5g、赤芍 15g、怀牛膝 12g、益母草 15g、炒留行籽 10g、木香 10g，7 剂。

二诊(2009 年 12 月 8 日)：服用药后，于 11 月 15 日恶露量增多，色红，量中，夹血块，7 天后恶露净，B 超复查(2009 年 12 月 5 日)提示：子宫及两附近未见占位。残留胎物已排出，治则转为益气养血，活血化瘀善其后。

处方：桃仁 10g、川芎 6g、当归 10g、炮干姜 3g、熟地 10g、茯苓 10g、丹参 12g、党参 20g、鸡血藤 20g、红花 3g、杞子 15g，7 剂。

经过上述治疗，恶露净，精神转舒，随访 2 个月，经期如约来潮。

按语：产后胎物残留，西医治疗主要为清宫术，但产后其本多虚，若复因金刃所伤，易生他证。中医药对其治疗有较好的优势及疗效。本病中医谓之瘀血内阻。瘀血是一种有形之邪，多属实证。《素问·阴阳应象大论》说："血实者宜决之。"决之就是指化瘀之意。其目的是"疏其血气，令其调达，以致和平"以达到治疗目的。故本病的治疗应速投活血化瘀之剂，本方有抵当汤之意，胎物滞涩，当下之，以求迅速止血。

分秒感悟：治疗产后残留胎物，当残留胎物排除之后，猛攻峻伐之品应中病即止，以免重伤气血，变生他证。嗣后益气养血，化瘀活血以善其后。

九、产后便溏

姓名：付某，女，26 岁，已婚，工人，**初诊**：2010 年 11 月 22 日。**主诉**：产后 45 天，便溏 40 余天。**现病史**：患者于 45 天前顺产一男婴。于产后第 3 天出现大便溏薄，食后腹痛即便，便质稀溏，未成形，肠鸣音亢进，无完谷不化，无黏液脓血便，日行 2~3 次，曾多次至他处就诊，未见明显好转。**刻诊**：纳一般，寐欠安,小便调,舌黯红,苔薄白,脉滑数。昨出现白带中黯红色血丝,无哺乳。**生育史**:1-0-0-1。**既往史**:否认肝炎,肺结核等传染病史,否认手术外伤史,否认特殊药物及食物过敏史。**辅助检查**(2010 年 11 月 22 日):粪便常规:未见异常。

西医诊断:肠功能混乱。

中医诊断:泄泻。

辨证分析:产后气血亏虚,脾失健运,水谷精微不化,气机升降失调,清浊不分,而成泄泻。

治法:理气健脾,升阳止泻。

处方:(经验方)肠胃康加减:柴胡 10g、党参 15g、茯苓 10g、炒白术 15g、甘草 5g、陈皮 5g、炒六神曲 15g、炮干姜 3g、夜交藤 30g、乌梅 5g,7 剂,水煎服。

二诊(2010 年 11 月 30 日):服药后,患者诉便质较前好转,但尚成形,日行 2~3 次,常先结后软,伴便前腹痛,纳呆,寐欠安,小便调,舌红苔薄白,脉滑。治守前意,原方加减:

处方:柴胡 6g、白芍 12g、炒枳壳 12g、党参 15g、炒白术 10g、炮干姜 5g、葛根 15g、煨诃子 5g、炒六神曲 15g、木香 10g、甘草 5g、炒补骨脂 12g、乌梅 5g、枇杷叶 12g,7 剂。

三诊(2010 年 12 月 7 日):患者诉药后大便成形,但仍偏软,常因受凉后发作,伴少腹隐痛,纳一般,寐欠安,舌尖红苔薄白,脉细。治拟脾肾同补,调理气机。

处方:柴胡 10g、党参 12g、炒白术 15g、山药 10g、炮干姜 6g、炒补骨脂 12g、乌药 10g、煨诃子 5g、炙甘草 5g、生米仁 30g、砂米 6g(冲)、石榴皮 10g、 白芍 12g、元胡 12g、木香 10g,7 剂。

经过 1 个月的治疗,患者大便调,日行一次,随访 1 月未见不适。嘱其清淡饮食,适量运动。

按语:泄泻是以大便次数增多,粪质稀薄,甚至泻出如水样为临床特征的一种脾胃肠病证,《黄帝内经》称本病证为"鹜溏""飧泄""濡泄"等。《医宗必读·泄泻》在总结前人治泄经验的基础上,提出了著名的治泄九法,即淡渗、升提、清凉、疏利、甘缓、酸收、燥脾、温肾、固涩。而产后便溏有着它独有的"多虚多瘀"的特性,加以围产期调理不当,虚则无以运行气血,瘀则气血运行不畅,导致气血不足,则脾失健运,水谷不化,升降失调,清浊不分,而成泄泻。如此病案中的患者,产后 3 天即出现大便溏薄,故治以理气健脾,温阳止泻。方中以四君子汤为基础方,加陈皮理气健脾、柴胡升阳止泻、炮干姜温肾助阳合乌梅、煨诃子、石榴皮等涩肠止泻之品共奏止泻之功,炒六神曲消食和胃,生米仁补肾健脾实大便以助疗效。故而经过一个来月的治疗后患者大便转调。从此病案可知,中药对于疾病的调理治疗皆有较佳效果。

分秒感悟:虚证腹泻,病在脾肾两脏,治疗虽然重在健脾补肾,但疏理气机不能忽视。且初不见效者,要佐以升清阳,温补肾阳之品。

第二节 妊 娠 病

一、羊水过多

陈某,女性,26岁,工人,**初诊:**2009年1月5日,**主诉:**孕8个月,发现羊水过多15天。**现病史:**孕妇平素月经规则,末次月经为2008年4月29日。近自觉胸闷,腹胀,下肢浮肿,胃纳欠佳,偶有反酸、嗳气,夜寐安,大小便无殊。15天前产检复查B超提示羊水偏多,羊水指数19cm,无腹痛腹胀等不适。**刻诊:**舌淡红边齿印,苔白,脉滑。**既往体健。孕产史:**0-0-0-0。**辅助检查:**(2008年12月19日瑞安市人民医院)妇科B超:单胎,头位,胎儿存活,羊水指数20.8cm。

西医诊断:羊水过多。

中医诊断:子满。

辨证分析:乃脾虚湿聚也。素体脾虚,孕后气血聚以养胎,脾气更虚,健运失司,水湿不化,蓄于胞中所致。

治法:健脾化湿,消肿安胎。

处方:当归5g、白芍10g、白术12g、苏梗12g、茯苓皮12g、泽泻12g、大腹皮10g、寄生12g、仙鹤草12g、赤小豆15g、莲房12g、黄芩6g,7剂。

二诊(2009年1月12日):投药7剂,腹胀减轻,下肢浮肿消失,纳谷转馨,舌脉如前。药已中效,治守前意,原方续进7剂。

投药14剂后该孕妇复查妇科B超提示:单胎妊娠,头位,胎儿存活,胎儿脐带绕颈一周,未再有提示羊水偏多的情况。

按语:羊水过多是常见的妊娠期并发症,其发病率为1%~3%。羊水过多的病因十分复杂,西医学认为可能与胎儿畸形、多胎、孕妇患有糖尿病、ABO血型不合、妊娠高血压综合征以及胎盘脐带病变有关。但是,根据报道大约66%的病例无明显病因。羊水过多若得不到及时治疗,易发生妊娠高血压综合征、胎位异常、早产、脐带脱垂、胎盘早剥等危重情况。目前西医无特效的药物治疗。羊水过多属中医学"子满"的范畴。《诸病源候论·妊娠胎间水气子满体肿候》中云："胎间水气子满体肿者,此由脾胃虚弱,脏腑之间有停水,而夹以妊娠故也。妊娠之人,经血壅闭,以养于胎,夹有水气,则水血相搏,水渍于胎,兼伤脏腑。故气虚弱,肌肉则虚,水气流溢于肌,故令体肿;水渍于胎,则令胎坏。"指出了子满之病因病机主要是本虚标实,经血养胎,脾虚湿聚,血水相搏为患。方中白术、茯苓、泽泻健脾理气以行水渗湿;苏梗理气醒脾;大腹皮、赤小豆消胀行水;当归、白芍养血安胎,使水行而不伤胎;仙鹤草、黄芩、莲房均能安胎;寄生补肾安胎。全方健脾渗湿,消肿养血安胎。

分秒感悟: 陈颖异认为子满病因病机主要是水血相搏,水渍于胎,故对本病治疗要着眼于"水、血"两字,以养血安胎为基础,佐以健脾利水安胎。同时要注意调护,饮食宜淡,低盐饮食,忌食生冷、肥厚之品,以免脾胃重伤。

二、妊娠湿疹

张某,27 岁,已婚,**初诊:** 2016 年 3 月 31 日。**主诉:** 孕 18W+5,皮肤成片状溃烂伴瘙痒 1 月余。**现病史:** 孕 18W+5,1 月余前无明显诱因下出现皮肤瘙痒,后背部成片状紫红色皮肤破溃,局部结痂,散在于背部、面部及双下肢,经抓挠后皮肤破损化脓性感染,偶有炎性渗出,曾在某医院皮肤病专科诊疗,西药、炉甘石洗剂、黄柏苦参洗剂外用未见改善。怀孕患者惧怕用药,遂来中医诊治。**刻诊:** 患者面部、前后背为片状丘疱疹,基底潮红,局部顶端抓破后流水,边界不清(图 5-1,图 5-3)。烦躁不安,入暮尤甚,彻夜难眠,大便便秘,纳可。舌红苔黄腻,脉滑数。**既往健康。生育史:** 0-0-0-0。末次月经 2015 年 11 月 23 日。

抗核抗体检查正常,血常规检查正常。

西医诊断: 1. 急性湿疹;2. 妊娠状态。

中医诊断: 湿疮(浸淫疮)。

辨证分析: 孕后禀赋不耐,湿、热、邪淫肌肤所致。

治法: 清热凉血,消风止痒,和胃安胎。内服外用。

处方: 黄芩 10g、太子参 12g、炒白术 10g、荆芥 10g、蝉衣 6g、丹皮炭 10g、仙鹤草 20g、甘草 5g、地肤子 10g、白鲜皮 10g、金银花 15g、紫花地丁 15g、莲房 10g、马鞭草 15g,7 剂。

合并外洗方: 荆芥 15g、防风 15g、苦参 15g、百部 10g、蛇床子 10g、土茯苓 20g、米仁 30g、苍术 15g、地肤子 15g、白鲜皮 15g、黄柏 10g、金银花 10g,5 剂。

二诊(2016 年 4 月 7 日),经中药内服外用治疗 1 周后,瘙痒稍有缓解,皮疹及片状溃烂处稍好转,脓性渗出缓解,近日咳嗽近 1 周,大便已解,寐一般。舌淡红苔薄白,脉滑,抗核抗体(−),再拟清热凉血,镇静安胎。

处方:上周方加桔梗 6g、旱莲草 15g,7 剂

三诊(2016 年 4 月 14 日),孕 20W,咳嗽已好转,这周因感冒,皮肤溃烂面未见好转,滋水较多,渗出,经瘙痒后皮肤继而疼痛,凌晨两三点瘙痒加剧,寐差。纳可,二便调。

处方:拟上方加龙胆草 10g,10 剂,继观。

四诊(2016 年 4 月 24 日):停经22W,皮肤溃烂程度较前好转,无明显渗出,溃烂面收口,皮肤呈黯紫红色,仍片状散在分布于面部,双下肢及背部,瘙痒明显好转。偶有便血,寐欠安,纳可,舌淡红苔腻,脉弦滑。继予中药 10 剂及外洗方 10 剂内服外用(具体处方无)。

五诊(2016 年 5 月 4 日),面部皮肤较前光滑,片状紫红色斑块色淡,全身湿疹处无炎性渗出,结痂状态,轻度瘙痒,寐改善,舌红苔薄,脉滑。拟治益气安胎,清热凉血解毒。

处方:蝉蜕 6g、黄芩 10g、太子参 20g、炒白术 15g、紫花地丁 10g、合欢 15g、莲房 15g、丹皮 10g、水牛角 30g、地肤子 15g、白鲜皮 15g、生地 15g、葛根 15g、苎麻根 15g、土茯苓 24g、黄芪 30g,10 剂。外洗方:同前。

六诊(2016 年 5 月 14 日):湿疹较前明显好转,背部片状皮疹已平,各皮疹处色素沉着明显改善,瘙痒偶有。目前孕25W,ABO 溶血:1∶256,无肝区不适,肝功能正常,产检正常,舌淡红苔厚腻,脉弦滑。拟中药利湿退黄,解毒安胎。

处方:荆芥 10g、生白术 30g、生地黄 30g、苏梗 10g、牡丹皮 10g、莲房 10g、土茯苓 12g、白鲜皮 10g、地肤子 15g、枸杞子 15g、制大黄 10g、茵陈 30g、木香 6g、合欢 15g、仙鹤草 30g、苎麻根 15g,10 剂(外洗方继续)。

七诊(2016 年 5 月 25 日):现孕 26W+2,面部皮疹已痊愈,背部及腿部色素性沉着呈斑片状散在分布,同肤平,呈淡紫色(图 5-2,图 5-4),偶有瘙痒,湿疹进入恢复期,予中药巩固并拟安胎清热利湿退黄。

处方:太子参 10g、生白术 30g、制大黄 10g、木香 6g、枸杞子 15g、生地黄 30g、莲房 10g、白鲜皮 10g、地肤子 15g、甘草 5g、仙鹤草 30g、苎麻根 15g、墨旱莲 15g、茵陈 30g,10 剂。

按语:湿疮是一种过敏性炎症性皮肤病,特点是皮损对称分布,多形损害,剧烈瘙痒,有湿润倾向,反复发作。属于中医湿疮范围。中医文献中记载的"浸

淫疮""旋耳疮""绣球风""四弯风"等类似急性湿疹、耳周湿疹、阴囊湿疹、肘窝部湿疹及婴儿湿疹等。《圣济总录·浸淫疮候》："风热郁于心经,则神志燥郁,气血膨作,

发于肌肤而为浸淫疮也。其状初生甚微,痒痛汁出,渐以周体,若水之浸渍,淫泆不止,故曰浸淫。"该患者妊娠中期,根据舌苔脉象,皮肤形状,及妊娠特殊生理特征,认为素体阳盛血虚,血分蕴热,且孕后阴血养胎,阴分必亏,湿热之邪乘虚侵入肌肤与血热相合,治疗着眼于湿、热、瘀,以安胎与治病并举,内服与外用同用。方中荆芥、蝉衣疏风清热,透疹止痒;白鲜皮、地肤子清热除湿止痒;热重可加金银花、紫花地丁、水牛角清热解毒;湿热并重可加少量龙胆草清热利湿;黄芩既清湿热,又安胎;丹皮炭、凉血活血化瘀;生地滋阴润燥清热。在辨证的基础上运用运用制大黄活血却瘀,且热随下泄。乃是"有故无殒,亦无殒也",同时用太子参、炒白术、及时护胃气,以免苦寒伤胃,仙鹤草,莲房安胎固元。迭经治疗三个多月,顽疾痊愈。于 2016 年 8 月下旬顺产一子,各项指标正常,小孩健康。

分秒感悟:"治风先治血,血行风自灭",故本病以扶正祛邪为治疗原则,以"清热疏风止痒,凉血化瘀安胎"为治疗方法。且治疗不能只着眼局部皮肤,要整体综合调理,饮食疗法十分关键,外敷不可忽视,且外敷药也要辨证施治。才可取得事半功倍之效。

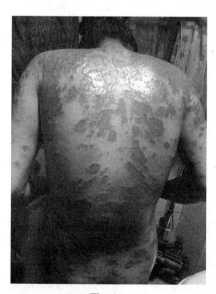

图 5-1

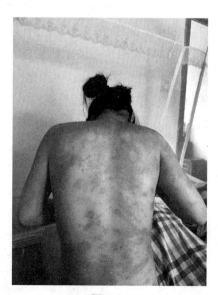

图 5-2

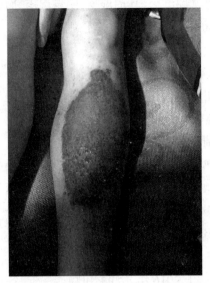

图 5-3

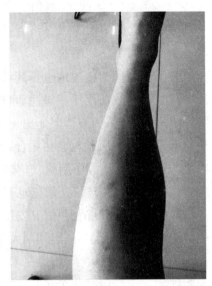

图 5-4

三、胎动不安（妊娠期绒毛膜下血肿）

黄某,30 岁,女,职员。**初诊**:2017 年 11 月 16 日。**主诉**:结婚 3 年一直避孕,今年备孕 6 个月未孕,心情着急,要求调理。平素月经尚准。14 岁初潮,周期 28 天,经期 5 天,经量较多,痛经,剧痛时大汗淋漓。末次月经 2017 年 11 月 6 日。**既往史**:PCOS 史,有慢性湿疹病史。**刻诊**:神清,精神可,形态较胖,面部痤疮,双手皮肤肥厚粗糙,触之较硬,皮纹显著,呈苔藓样改变,二便无殊。舌苔薄白,脉细滑。**孕产史**:0-0-0-0。**体格检查**:身高:160cm,体重 68kg,体质指数（BMI)26。**辅助检查**:2017 年 11 月 9 日性激素基值:E2:29.35pg/ml、P:2.54nmol/L、FSH:5.78IU/L、LH:9.72IU/L、PRL:19.56ng/ml、T:1.02nmol/L、空腹血糖 6.5mmol/L、空腹胰岛素:6.83μU/ml。

西医诊断:PCOS,湿疹。

中医诊断:痛经,湿疮。

辨证分析:脾肾两亏,痰湿阻滞,冲任不调,且血分郁热,肌肤失养。正值月经第 11 天,围排卵期。

治法:疏风泄热,健脾补肾,化湿却痰,调冲助孕。

处方:荆芥 10g、蝉衣 6g、太子参 10g、茯苓 15g、米仁 30g、荷叶 10g、石菖蒲 10g、丹参 15g、石楠叶 15g、巴戟天 15g、赤芍 15g、砂仁 3g(后下),中药 4 剂。

二诊(2017 年 11 月 21 日):纳可,时有恶心,寐安,大便溏,日一次。辅助检查:(11 月 21 日)子宫附件 B 超:内膜 0.9mm,宫腔下段 0.3cm 稍高回升,息肉可能,双侧卵巢卵泡偏多,左卵巢卵泡 1.9cm×1.9cm×1.7cm,舌脉同前。正值卵泡成熟期。

处方:荆芥 10g、蝉衣 6g、茯苓 15g、米仁 30g、泽泻 10g、石菖蒲 10g、赤芍 15g、砂仁 3g(后下)、牛膝 15g、陈皮 5g、姜半夏 10g、桑寄生 30g、合欢皮 15g,5 剂。

三诊(2017 年 11 月 26 日):面部痤疮,月经量可,经前腰肩酸痛,纳食可,恶心,寐安,大便稀,小便可。舌质淡,苔薄白,脉偏滑。正值排卵后。

处方:柴胡 6g、当归 6g、白芍 12g、菟丝子 15g、炒杜仲 20g、太子参 15g、炒白术 12g、甘草 5g、制香附 12g,7 剂。

四诊(2017 年 12 月 7 日):停经 31 天,末次月经 2017 年 11 月 6 日,自测尿妊娠阳性。血 HCG:756.1U/L、E2:381.38pg/ml、P:58.44nmol/L。自觉腰酸,下腹坠疼,大便溏软,轻微感冒,畏寒,舌薄黄,脉偏浮。

修正诊断:西医诊断:早孕 中医诊断:胎动不安?

治法:健脾益肾,固冲安胎,佐以疏风之品。

处方:荆芥 8g、太子参 15g、山药 15g、芡实 10g、炒白术 15g、砂仁 5g、葛根 20g、黄芩 10g、柴胡 10g、苎麻根 10g、莲房 10g、桑叶 15g,7 剂。

五诊(2017 年 12 月 14 日):停经 38 天,11 月 21 日检查血清:甘油三酯、胆固醇、低密度脂蛋白、血尿酸均升高,自觉少腹胀满、恶心呕吐、二便可。血 HCG:14 857.2IU/L、E2:397.11pg/ml、P:44.05nmol/L、D- 二聚体:140μg/L、血小板聚集:AA:87%、ADP:80%。甲状腺功能正常。

处方:荆芥 8g、太子参 15g、山药 15g、芡实 10g、炒白术 15g、砂仁 5g、葛根 20g、黄芩 10g、柴胡 10g、苎麻根 10g、莲房 10g、桑叶 15g、陈皮 5g、瘪桃干 10g、旱莲草 15g,6 剂。嘱每周复查孕三项、D- 二聚体、血小板聚集等。

六诊(2017 年 12 月 21 日):停经 45 天,小腹胀伴隐痛不适,无阴道出血,外阴瘙痒,自觉色变白,白带量多伴豆渣样,略有恶心。血 HCG:67 844.1IU/L、E2:484.76pg/ml、P:37.02nmol/L、肝功能:ALT:20IU/L、AST:16IU/L、GGT:32IU/L、血小板聚集:AA:87%、ADP:97%,(2017 年 12 月 21 日)子宫附件阴道 B 超显示:宫内早孕(原心搏动可见,胚芽长 4mm),宫腔积液(36mm×22mm),左卵巢黄体(长 15mm 混合回声团),子宫直肠窝积液(前后径 19mm);子宫动脉监测:左侧子宫动脉 PSV:63.5cm/s、舒张早期及晚期血流流失;右侧子宫动脉:PSV:46.6cm/s、EDV:8.0cm/s、RI:0.86、PI:2.19、S/D 5.80。

修正诊断:西医:妊娠绒毛膜下血肿,血栓前状态?

处方:太子参 15g、山药 15g、芡实 10g、炒白术 15g、砂仁 5g、葛根 20g、黄芩 10g、柴胡 10g、苎麻根 10g、莲房 10g、桑叶 15g、陈皮 5g、瘪桃干 10g、旱莲草 15g、荆芥 6g、杜仲 20g,中药 7 剂。地屈孕酮 10mg,每日 2 次,口服,达肝素钠注射液(法安明)0.2ml:5 000U,每日 1 次,皮下注射。

七诊(2017 年 12 月 28 日):停经 53 天,外阴瘙痒,带下量豆渣样,偶小腹隐痛,无阴道出血,恶心,纳欠佳,眠可,二便调,(2017 年 12 月 28 日)D-二聚体:110.00μg/L,(12 月 28 日)血常规:PLT:280 × 10⁹/L。

处方:太子参 15g、山药 15g、芡实 15g、炒白术 15g、砂仁 5g、葛根 20g、黄芩 10g、苎麻根 12g、莲房 12g、陈皮 5g、瘪桃干 10g、旱莲草 15g、荆芥 6g、杜仲 20g、茵陈 20g,7 剂。西药同前。

八诊(2018 年 1 月 4 日):停经 60 天,有早孕反应,偶有小腹痛,自觉阴道分泌物多,阴痒,有腥臭味,无阴道出血,无腰酸,纳可,食欲一般,平素吃素,寐欠安,难入睡,二便正常。血 HCG:116 959IU/L、E2:456.4pg/ml、P:41.88nmol/L。2018 年 1 月 4 日超声显示:宫内早孕(原心搏动可见,胚芽长 18mm),胚囊旁见两处液区(18mm × 16mm × 4mm,22mm × 18mm × 10mm),左卵巢黄体(长 18mm 混合回声团),子宫直肠窝积液(前后径 13mm);子宫动脉监测:左侧子宫动脉 PSV:48.4cm/s、EDV:2.41cm/s、Rl:0.95、Pl:2.74、S/D:20.1;右侧子宫动脉:PSV:101cm/s、EDV:16.8cm/s、Rl:0.83、Pl:2.26、S/D 6.0。

处方:蝉衣 5g、太子参 15g、山药 15g、炒白术 15g、丹皮 15g、三七粉 3g、白及粉 3g、杜仲 20g、枸杞子 15g、莲房 10g、瘪桃干 12g、旱莲草 15g、柴胡 6g、陈皮 6g,4 剂。注意:三七粉 3g 每次吞服 1.5g,每日 2 次。西药同前。

九诊(2018 年 1 月 11 日):停经 67 天,自诉服药后夜间呕吐两次,轻微小腹痛,阴道分泌物多,纳寐安,二便正常。(1 月 11 日)E2:818.08pg/ml、P:70.36nmol/L,血常规:PLT:269 × 10⁹/L,(1 月 11 日)肝功能:ALT:180IU/L、AST:69IU/L、GGT:172IU/L(01.11)B 超:宫内早孕(胚囊 24mm,胚心可见),宫腔少量积液(19mm × 22mm × 9mm)。子宫动脉监测:左侧子宫动脉 PSV:73.4cm/s、EDV:8.51cm/s、Rl:0.85、Pl:2.43、S/D:8.63;右侧子宫动脉:PSV:102cm/s、EDV:20.2cm/s、Rl:0.80、Pl:1.89、S/D:5.08。处理:继续注射达肝素钠针(法安明)0.2ml:5 000U,每日 1 次,停地屈孕酮。

处方:太子参 15g、山药 15g、炒白术 15g、丹皮 15g、三七粉 3g,白及粉 3g、杜仲 20g、枸杞子 15g、莲房 10g、瘪桃干 12g、仙鹤草 15g、柴胡 6g、陈皮 6g、当归 6g、生白芍 12g，7 剂。

十诊（2018 年 1 月 18 日）：停经 74 天，药后未出现呕吐，偶有小腹隐痛，无阴道出血，纳寐安，二便正常。（1 月 11 日）血小板聚集：AA：85%、ADP：86。

处方：黄芪 20g、太子参 20g、当归 6g、炒白芍 10g、砂仁 5g、炒白术 12g、莲房 12g、瘪桃干 12g、桑寄生 20g、三七粉 3g（吞）、艾叶炭 3g、杜仲 30g、丹皮炭 10g，中药 5 剂。停皮下注射法安明。

十一诊（2018 年 1 月 25 日）：停经 81 天，诸况尚可，乳头偶有刺痛，胃纳可，大便可，无阴道出血，夜眠可。（2018 年 1 月 24 日）血清检查：HCG：53 130.4IU/L、E2：821.564pg/ml、P：80.90nmol/L；血小板聚集：AA：84%、ADP：82%，血常规：PLT：263×10⁹/L，（1 月 24 日）D- 二聚体：160μg/L，肝功能：ALT：58IU/L、AST：25IU/L、GGT：165IU/L，（2018 年 1 月 25 日）阴道 B 超复查：宫内早孕。未见宫腔积液。子宫动脉监测：左侧子宫动脉 PSV：68.8cm/s、EDV：11.4cm/s、Rl：0.73、Pl：2.21、S/D：6.1；右侧子宫动脉：PSV：108cm/s、EDV：34.8cm/s、Rl：0.68、Pl：1.21、S/D：5.4。

处方：黄芪 20g、太子参 20g、当归 6g、炒白芍 12g、砂仁 5g、炒白术 12g、莲房 12g、瘪桃干 12g、桑寄生 20g、三七粉 3g（吞）、艾叶炭 3g、杜仲 30g、丹皮炭 10g、陈皮 5g、山药 15g，7 剂。

十二诊（2018 年 2 月 1 日）：停经 88 天，外阴瘙痒，无小腹坠胀，无阴道出血，阴道瘙痒，白带黄，伴腰酸，胃纳可，大便可，夜眠可。（1 月 31 日）E2：845.29pg/ml、P：77.91nmol/L，（2018 年 1 月 31 日）肝功能：ALT：36IU/L、AST：20IU/L、GGT：122IU/L。**处方**：黄芪 20g、太子参 20g、当归 6g、炒白芍 12g、砂仁 3g、生白术 12g、莲房 12g、瘪桃干 12g、桑寄生 20g、三七粉 3g（吞）、杜仲 30g、丹皮炭 10g、陈皮 5g、山药 15g、木香 6g、鸡冠花 12g，中药 7 剂。清炎洗剂（苦参、土茯苓、黄柏等）100ml，外用，每次 10ml。

十三诊（2018 年 2 月 8 日）：患者迭经治疗，血肝功能、血常规、D 二聚体、血小板，都正常，B 超检查胎儿的颈后透明带宽度（NT）正常，胎儿发良好，未出现不适症状。舌略红苔薄白，脉滑。中药继续保胎，随访一切安好。

按语：《女科经纶》引《女科集略》曰：女子肾藏系于胎，是母之真气，子之所赖也。若肾气亏损，便不能固摄胎元。该患者脾肾亏虚为本，痰湿壅盛为标，痰湿内盛，阻滞经络，日久加重，形体偏胖，经潮腹痛，难以摄精而孕；脾肾不足，即使妊娠亦有流产可能。妊娠期间出现腰酸、腹痛、宫腔积液，均属于中医学 "胎动不安"。西医称之为 "先兆流产"。中医辨证脾肾亏虚，胎元不固，瘀血内阻,血不归经。方中太子参、黄芪益气健脾,杜仲、菟丝子、寄生补益肝肾,黄芩、白术、苎麻根坚阴清热,健脾除湿,配合仙鹤草、墨旱莲、黄芩、血余炭清热安胎止漏。丹皮、辅以莲蓬壳、瘪桃干活血安胎,以改善血的黏稠度。配合地屈孕酮片(达芙通)、达肝素钠注射液(法安明),中西药联合治疗先兆流产合并绒毛膜下血肿,可促进绒毛膜下血肿吸收、有利于改善妊娠结局。

分秒感悟:妊娠绒毛膜下血肿,临床可能引发宫缩、出血、凝血失衡,继发感染等,必须谨慎。对该病治疗最好中西医联合运用,有益于病情的改善,中西医结合治疗优于单纯中药、西药治疗,有待进一步研究。

四、先兆流产(胚胎移植术后)

咸某,27岁,女,工人,**初诊:**2017年5月18日。**主诉:**胚胎移植后13天,阴道不规则出血二天。**现病史:**14岁初潮,周期30~90天。经期7天。青春期脸上长满痤疮。诊断为多囊卵巢综合征,婚后2年未孕,曾多方治疗,2013年经服一线促排卵药,终于怀上,孕2个月胎停,清宫治疗。2015年B超发现右卵巢囊肿,于2015年12月腹腔镜进行右卵巢囊肿剥离术。2016年10月28日进行胚胎移植,取了19个卵子,配了16个卵子,植入两枚,后20天又胎停,进行清宫。现患者于2017年5月5日在杭州某医院胚胎移植,目前该院医生给予口服戊酸雌二醇(补佳乐)3mg,12h1次,黄体酮(安琪坦)0.2mg,每日2次,低分子肝素钙针0.4ml,每日1次。因阴道少量出血,患者情绪紧张,要求中药保胎。**刻诊:**中等身材,发育一般,脸色萎黄。腰酸脚软,睡眠可,二便正常,舌苔薄黄,脉沉细滑。患者拒绝妇科检查。**既往史:**PCOS病史。**孕产史:**0-0-2-0。**辅助检查**(2017年5月15日):雌二醇(E2)253ng/L,孕酮(P)37.72μg/L,血绒促性腺激素(HCG)191.5IU/L,D-二聚体0.17mg/ml。

西医诊断:LVF-ET,先兆流产。

中医诊断:胎动不安,滑胎。

辨证分析:脾肾亏虚,胎失所养。

治法:益气补肾,健脾安胎,佐以止血固冲。

处方:黄芪20g、盐杜仲20g、菟丝子15g、山药15g、太子参15g、苏梗10g、炒白术15g、仙鹤草20g、旱莲草10g、莲蓬壳10g、苎麻根12g、阿胶珠10g、血余炭10g、黄芩6g,7剂。

二诊(2017年5月25日):移植后20天,药后阴道已止。目前感乳胀,多梦,余无明显不适。辅助检查(5月18日):HCG 603IU/L,雌二醇553.05pg/ml,

孕酮 93.61nmol/L,

处方: 原方菟丝子、太子参加量至 30g,去仙鹤草、血余炭,7 剂。

三诊(2017 年 5 月 31 日):药后诸证减轻,**辅助检查:** HCG 32 187.9IU/L,E2 620.89pg/ml,P 83.63nmol/L。

处方: 黄芪 12g、太子参 12g、苎麻根 30g、桑寄生 15g、川断 15g、菟丝子 20g、杜仲 10g、白术 12g、子芩 10g、阿胶珠 10g、怀山药 15g、白芍 15g、炙甘草 6g、莲房 10g、瘪桃干 10g,中药随证加减服 12 剂,西药同前。黄体酮(安琪坦)2 片,阴塞,每晚 1 次,地屈孕酮片(达芙通)20mg,口服,每日 2 次,戊酸雌二醇(补佳乐)2 片,每日 2 次,肝素钙针每日 1 次,其间动态观察 HCG、孕酮、雌二醇一切正常。唯 D- 二聚体 0.85μg/L 偏高。

四诊(2017 年 6 月 23 日):胚胎移植 49 天,无阴道出血。双手指皮疹半月,伴瘙痒,辅助检查(6 月 22 日)D- 二聚体 0.31μg/ml,甲状腺功能未见异常,白细胞 11.96×10^9/L,(6 月 23 日)B 超提示宫内早孕。子宫动脉监测:左侧子宫动脉 PSV:106.5cm/s,EDV:19.2cm/s,RI:0.82,PI:1.9,S/D:5.5;右侧子宫动脉:PSV:79cm/s,EDV:12.8cm/s,RI:0.84,PI:12.8,S/D:6.2。

处方: 黄芪 15g、太子参 10g、苎麻根 30g、桑寄生 15g、川断 10g、菟丝子 25g、盐杜仲 10g、生白术 10g、黄芩 12g、阿胶珠 10g、白芍 12g、生地黄 10g、麦冬 10g、当归 10g、丹参 10g、地肤子 10g、白鲜皮 10g、莲房 10g、瘪桃干 10g 6 剂。

五诊(2017 年 6 月 29 日):移植后 55 天,保胎,双手指皮疹消失,无明显不适。

处方: 黄芪 20g、太子参 15g、炒白术 15g、菟丝子 15g、杞子 15g、当归 5g、生白芍 15g、炙甘草 5g、苏梗 10g、莲房 10g、瘪桃干 10g、丹参 10g、杜仲 20g、苎麻根 12g,加减服 12 剂。

六诊(2017 年 7 月 13 日):病史同前,无明显不适。(7 月 13 日)B 超提示:宫内妊娠,单活胎,12 周 +4 天。胎儿的颈后透明带宽度(NT)正常范围。子宫动脉监测:左侧子宫动脉 PSV:61.0cm/s,EDV:22.0cm/s,RI:0.64,PI:1.2,S/D:2.8;右侧子宫动脉:PSV:114.9cm/s,EDV:38.5cm/s,RI:0.64,PI:1.3,S/D:3.0。

处方: 西药已停,中药继续服,去丹参,随证加减。

随访: 已顺产一健康男宝宝。

按语:《校注妇人良方》云:"小产重于大产,盖大产如栗熟自脱,小产如生采,断其根蒂。"该患者,婚后难孕,历经辛苦怀孕,却屡孕屡堕,两次清宫,这次移植后又出现少量阴道出血,胞脉受损,肾气虚,胎元不固,《临证指南医案》:"胎气系于脾",胎赖气之所载,血之所养。方中太子参、黄芪补其气;白术健脾益其气;阿胶珠、白芍、生地黄、当归养其血;杜仲、菟丝子、寄生补其肾;黄芩、苎麻根清其热;配合仙鹤草、墨旱莲、止其漏。结合西医学检查,当出现D-二聚体略高,子宫动脉阻力偏高,即在原方中加丹参、配合莲蓬壳、瘪桃干活血安胎,以改善血的黏稠度。方证相合,补中带疏,胎元无损,诸恙渐安,无堕胎之虑。

分秒感悟:对于先兆流产胚胎移植后用药要紧扣病机,整体调理,补不滞,攻有度,邪去胎固则无坠胎之虑。

五、先兆流产

黄某,女性,31岁,家务,**初诊:**2008年10月01日。**主诉:**怀孕14周,阴道出血伴下腹痛4天。**现病史:**患者怀孕14周余,4天前无明显诱因下出现阴道出血,量不多,色黯红,伴有下腹隐痛,腰酸,思想非常紧张,遂至某院妇科住院,予25%硫酸镁针30ml保胎治疗,但仍有阴道少许出血,伴下腹隐痛及腰酸,时觉乏力,大便秘结,要求中医药保胎治疗,**刻诊:**舌边尖红,苔薄白,脉滑。**既往体健:**2006年及2007年曾孕3个月,无诱因出现难免流产。无肝炎,结核,疟疾等传染病史。无药物和食物过敏史。无外伤史。**孕产史:**1-0-2-1。**辅助检查:**2008年9月26日超声显示:单胎,胎儿存活。

西医诊断:先兆流产。

中医诊断:胎动不安。

辨证分析:孕母气虚肾亏,气虚无力载胎,肾虚不能固胎,而致胎动不安。

治法:益气补肾,固冲安胎。

处方:黄芪30g、党参20g、生白术15g、杜仲15g、陈皮5g、阿胶(烊冲)12g、仙鹤草15g、墨旱莲15g、升麻炭5g、血余炭10g、黄芩炭10g、木香6g、苏梗10g,4剂。

二诊(2008年10月6日):仅服药2剂,出血即止。服完4剂,下腹痛消失,稍感腰酸。遵原法,拟方如下:

黄芪20g、太子参15g、杜仲15g、菟丝子12g、仙鹤草15g、墨旱莲15g、苎麻根12g、升麻炭5g、黄芩炭10g、砂仁(冲)3g、苏梗10g,5剂。

门诊随访,情况很好。

按语:先兆流产是指妊娠20周以前,阴道少量出血或同时伴有腰酸、腹痛下坠等现象。中医称先兆流产为"胎漏""胎动不安",进而发展,可有坠胎、小产之虞。中医认为本病的发生主要是冲任不固,不能摄血养胎所致。因冲为血海,任主胞胎,冲任之气固,则胎有所载,元有所养。反之,则发生胎漏,胎动不安等病,本案患者已堕胎 2 次,胞络受损,气虚肾亏而致胎动不安。治疗以益气补肾,固冲安胎为主。临证在中医辨证施治的前提下,要注意选用疗效确实的安胎中药,方中黄芪、太子参、白术益气健脾以载胎元;杜仲、菟丝子性温,味甘,有滋补肝肾、安胎之功;阿胶有补血止血、安胎之功;苎麻根性寒,味甘,具有清热凉血、解毒安胎之功;墨旱莲能补肝肾、凉血止血以安胎;升麻炭、血余炭、黄芩炭均是炒炭后,性变收涩,有止血安胎之功;仙鹤草收敛止血安胎;佐加木香、苏梗顺气安胎。全方重在益气补肾,固摄冲任则胎自安。

分秒感悟:胎漏、胎动不安是常见妊娠病。临床应首辨胚胎是否存活,在整个治疗过程中都要动态观察病情变化。除细心诊查阴道出血、腰酸、腹痛、下坠四大症状外,同时要结合现代科学技术,检查血 HCG、孕激素、雌激素、B 超等辅助治疗以明确诊断,避免盲目安胎。

六、妊娠期肝内胆汁淤积症

管某,30 岁,家务,**初诊:**2008 年 9 月 23 日。**主诉:**怀孕 6 个月,皮肤瘙痒 2 月。**现病史:**患者孕 6 个月,2 月前无明显诱因下出现皮肤瘙痒,无皮疹,无外伤等,至温州某医院求治,检查肝功能发现血总胆汁酸升高达 24.5μmol/L,腹部 B 超示:肝胆脾胰两肾无异常发现,拟诊为"妊娠期肝内胆汁淤积症",予西药"思美泰片"及中药口服治疗。但皮肤瘙痒症状改善不明显,每隔 1 周复查血清总胆汁酸反而升高,最高达 52.2μmol/L。**刻诊:**肤色萎黄,抓痕遍体,自病后大便一直干结,舌红,苔薄,脉细弦滑。**既往健康。孕产史:**0-0-0-0。**辅助检查:**(2008 年 9 月 10 日平阳县中医院)肝功能显示:总胆汁酸 52.2μmol/L。

西医诊断:妊娠期肝内胆汁淤积症。

中医诊断:妊娠身痒。

辨证分析:乃阴血聚以养胎,阴血脾肾俱亏,湿热瘀毒内蕴。

治法:标本兼顾,清热利湿化瘀,补肾培脾安胎。

处方:茵陈 20g、太子参 12g、茯苓 10g、郁金 6g、制大黄 6g、莲房 10g、木香 10g、炒栀子 10g、墨旱莲 15g、苎麻根 12g、炒白术 10g、杜仲 30g,7 剂。

二诊(2008 年 10 月 2 日):服药 7 剂,大便偏干,皮肤瘙痒减轻。原方加制大黄 8g,续进 7 剂。

三诊(2008 年 10 月 8 日):服药 7 剂,大便仍干,皮肤瘙痒消失。原方加制大黄 10g,改炒白术为生白术 10g,再加黄芩 6g,续进 7 剂。

2008 年 10 月 9 日复查总胆汁酸已降至正常范围。皮肤瘙痒消失。随访 3 月无复发。

按语:妊娠期肝内胆汁淤积症(ICP)是一种重要的妊娠并发症,它以妊娠期出现皮肤瘙痒和胆汁酸增高为特点,早产儿及围产儿死亡率高。它属中医"妊娠黄疸""妊娠身痒"范畴。中医学认为,本病多因患者素体脾肾虚弱,怀孕以后,阴血孕聚以养胎,阴血偏虚,阳气偏旺,助热化火,复因过食辛辣、情志不舒,迫胆汁不循常道而外溢肌肤,故见皮肤瘙痒;且腹中胎儿渐大,胎体上升,升降之气必受影响,气郁则血行不畅,瘀血内阻。其脾肾虚弱为本,湿热瘀邪为标。治疗当标本兼顾,以清热利湿化瘀,补肾培脾安胎。方中茵陈具清利湿热、利胆退黄之功,善清肝胆之湿热,现代药理研究表明能加快胆红素排泄,能有效地降低血清中胆汁酸的浓度,自古就是治疗黄疸的要药;《本草纲目》曰:"大黄,主治下痢赤白,里急腹痛,小便淋沥,实热燥结,潮热谵语,黄疸火疮"。现代药理研究表明大黄能加快体内胆盐排泄,不仅能使四氯化碳所致大白鼠急性肝损伤 - 肝细胞肿胀、气球样变、肝组织坏死等呈程度不等的减轻,血清谷丙转氨酶活力明显下降,而且能明显提高小鼠腹腔巨噬细胞的吞噬功能;炒栀子清热利湿,凉血解毒,协同茵陈加强清热利湿退黄之功;郁金清热利湿,活血行气;莲房味苦涩温,消瘀、止血,又有安胎之功;苎麻根清热凉血安胎;太子参与白术健脾益气;茯苓健脾利湿;杜仲与墨旱莲则补肝肾,固冲安胎;木香行气,使气行则血行,血行则瘀化。诸药合用,扶正祛邪,病去胎安。

分秒感悟:妊娠用药离不开"治病与安胎并举"的原则,不宜过用峻猛清利之法。若病情所需,则严格掌握剂量,如大黄等峻下药,应先从小剂量开始用,并做"衰其大半而止",可以起到很好的治疗效果,所谓"有故无损,亦无损也"。

七、妊娠呕吐

夏某,女性,29 岁,家务,**初诊:**2008 年 8 月 4 日,**主诉:**怀孕 62 天,恶心呕吐 20 天。**现病史:**患者怀孕 62 天,自 20 天前出现饮食少思,恶心不适,逐渐加重,食入即阵阵呕吐,吐尽方安。呕吐出胃内容物夹未消化食物,头晕乏力,脘腹痞闷,饮食不入,夜寐不安。**刻诊:**面色少华,呕恶不止,脘腹痞闷,饮食不入,舌淡红,边齿痕,苔薄白,脉细滑。**既往健康**。孕产史:1-0-1-1。**辅助检查:**(2008 年 8 月 4 日):血、尿常规示基本正常。

西医诊断:妊娠剧吐。

中医诊断：恶阻。

辨证分析：孕母脾胃素弱,孕后冲脉之气较盛,冲脉隶于阳明,其气上逆犯胃,胃失和降。

治法：健脾和胃,降逆止呕。

处方：砂仁(冲)5g、木香10g、党参12g、炒白术10g、陈皮5g、制半夏6g、仙鹤草15g、莲房12g、菟丝子12g、枇杷叶12g、煅石决明(先煎)12g、甘草5g,7剂。

二诊(2008年8月11日)：服完药后,呕吐得止,稍感恶心,脘痞仍存,已思饮食,大便偏干。守原意增行气散满之品,原方加苏梗10g；大便偏干,改炒白术为生白术10g,7剂。

随访2个月未出现脘痞呕吐。

按语：妊娠早期出现脘腹痞闷,恶闻食气,呕恶不纳,食入则吐者,称为"妊娠恶阻"。又称"妊娠呕吐""阻病""子病"等,是妊娠期最常见的疾患。妊娠恶阻的发生以胃虚为根本,其病机主要是孕后冲脉之气偏旺,冲气上逆犯胃,胃失和降所致。临床常见有脾胃虚弱和肝胃不和两型,以其呕吐物的特点为鉴别要点。治疗以调气和中,降逆止呕为主,同时注意固护胎元。本案患者倦怠乏力,舌淡苔白,脉细,当辨为脾胃虚弱之证。治疗以香砂六君汤为基础,加用煅石决明降逆止呕；用煅石决明治疗妊娠呕吐,这是何氏女科何少山老师的经验,效果很好,仙鹤草、莲房等补肾安胎,共奏其效。

分秒感悟：妊娠恶阻的患者常常胃纳不振,药液难进,故可调整服药方法。以加热药液分次小口频服,同时佐以药膳,如山药、红枣、羊肉等,并且外敷(如姜粉脐剂等)方可弥补药物摄入不足的弊端,以加强疗效。

八、妊娠腹痛

汪某,女,29岁,工人,**初诊**：2008年10月27日。**主诉**：停经45天,小腹隐痛2天。**现病史**：患者平素月经规则,末次月经2008年9月12日,5天干净,经量正常。停经37天查尿HCG 348.1IU/L,提示早孕。2天前无明显诱因下出现小腹隐隐坠痛,且时有掣痛,不剧,少量阴道流血。伴腰酸和双下肢酸痛。寐欠安,**刻诊**：舌淡红苔薄白,脉沉细滑。纳可二便如常。**既往健康**。**孕产史**：0-0-0-0。**辅助检查**：血绒促性腺激素(HCG)348.1IU/L；孕酮(P)37.4ng/ml。超声显示：宫内暗区。

西医诊断：先兆流产?

中医诊断：妊娠腹痛。

辨证分析：素体气血虚弱，胞宫失养。

治法：养血益气，理气安胎。

处方：黄芪 20g、太子参 30g、苏梗 10g、当归 5g、杭白芍 15g、苏梗 10g、淮小麦 15g、杜仲 30g、菟丝子 12g、柴胡 5g、仙鹤草 20g、莲房 10g，7 剂。

二诊（2008 年 11 月 3 日）：孕 52 天，小腹抽痛消失，无腰酸腰痛，无阴道出血。B 超示：宫内早孕，胚胎存活。诉干咳无痰 1 天，舌淡红苔薄白，脉沉细。

处方：原方加铁皮石斛 12g、黄芩 6g、枇杷叶 12g，7 剂。

经两次共 14 剂中药治疗后，患者小腹抽痛及腰酸症状消失，取得满意疗效。随访患者已顺产一男孩。

按语：妊娠腹痛亦称"胞阻"，系妊娠期间发生的小腹疼痛。多见于孕后血聚养胎，冲脉之气偏盛，导致胞脉血气壅滞而痛。治疗以养血调理安胎为主。故初诊以当归、白芍养血和血；黄芪和太子参益气；杜仲和菟丝子补益肝肾，固本安胎，佐苏梗、柴胡理气安胎；淮小麦滋阴安神，加用仙鹤草和莲房止血以预防病情发展引起的阴道出血，取"见肝之变，知其传脾，当先实脾"之意。故患者 7 剂之后，小腹抽痛和腰酸症状消失，疗效显著。二诊处方在原方的基础上根据患者的干咳症状，加用黄草、黄芩和枇杷叶清热养阴，润肺止咳，且黄芩亦可达安胎之效，一药多用。

分秒感悟：治疗本病应注意治病和安胎并举，理气药不能多用、久用，以免香燥伤胎气；活血止痛药应慎用或禁用，以免动血伤胎气。对妊娠腹痛患者既要重视治疗，又要重视鉴别诊断，排除异位妊娠、妊娠合并卵巢肿瘤蒂扭转、妊娠合并急性附件炎、妊娠合并阑尾炎等。

九、母儿 ABO 血型不合

陈某，25 岁，女性，护士，**初诊**：2007 年 12 月 17 日。**主诉**：怀孕 34 周，体检发现血清 IgG 抗 A 及抗 B 效价均升高 2 天。**现病史**：孕妇怀孕 34 周，在某院产前门诊体检，进行血清免疫抗体检查，发现其血清 IgG 抗 A 及抗 B 均升高，≥1：256。末次月经 2007 年 4 月 18 日。怀孕期间时有恶心欲呕，纳食不馨，无腰酸腹痛，无阴道出血。**刻诊**：夜寐安，二便正常，舌淡红，苔薄腻；脉细滑。**既往健康**：非近亲结婚。**孕产史**：0-0-0-0。**辅助检查**（2007 年 12 月 15 日）：血清 IgG 抗 A 及抗 B 效价≥1：256。

西医诊断：母儿 ABO 血型不合。

中医诊断：妊娠湿热证。

辨证分析：孕母素体脾肾虚损，气血失调；且湿热久稽，湿热瘀邪乘虚蕴结胞胎，冲任受损，胎失所养所致。

治法：清热利湿退黄，行气活血化瘀，佐以补肾培脾安胎。

处方：经验方莲黄汤加减：莲房 10g、黄芪 20g、制大黄 6g、茵陈 20g、杜仲 20g、炒白术 10g、仙鹤草 20g、炒栀子 10g、木香 6g、丹皮 10g、陈皮 5g、制半夏 6g、墨旱莲 12g、苎麻根 15g，7 剂，水煎服。

二诊（2007 年 12 月 24 日）：服药 7 剂后，大便转溏，日行 2~3 次。守原意减制大黄量为 5g，加炒葛根 15g 以升阳止泻，7 剂。

三诊（2008 年 1 月 3 日）：服前方 7 剂，大便转软，日行 1~2 次，续守二诊方 7 剂。

四诊（200 年 1 月 11 日）：服药 7 剂，大便基本正常。二诊方去炒葛根，再加苏梗 10g 以固胎元，7 剂。

服完一疗程共 28 剂中药后，于 2008 年 1 月 16 日复查血清 IgG 抗 A 及抗 B 效价均降至 1∶64 以下。该孕妇于同年的 1 月 31 日顺产一健康男婴，出生后无黄疸出现。

按语：母儿 ABO 血型不合根据不同的临床表现分属中医不同病症，如"滑胎""死胎""胎黄""胎疸"等。西医检查主要表现为血清抗体效价不同程度的升高，但孕母本身往往无临床症状。血清抗体效价水平越高，出现流产、胎儿畸形、胎儿发育受限、死胎或新生儿早发性黄疸、重症黄疸风险性也越大。中医学认为湿、热、瘀是致病关键。《诸病源候论·胎疸候》所言："小儿在胎，其母脏气有热，熏蒸于胎，致生下小儿体皆黄。"《伤寒论·辨阳明病脉证并治》云："瘀热在里，身必发黄。"《金匮要略·黄疸病脉证并治》亦主张"黄家所得，从湿得之。"其发病机制无非两点：一是湿热瘀邪乘虚蕴结胞胎，冲任受损；二是孕母素体脾肾虚损，气血失调。治疗以清热利湿退黄，行气活血化瘀，佐以补肾培脾安胎为法。常用经验方"莲黄汤"治之，方中莲房除湿、消瘀、止血，可治胎漏下血；大黄、茵陈清热利湿，制大黄具有泻热解毒，活血祛瘀双重功效，荡涤瘀热下行；茵陈清湿热退黄疸；炒栀子清热利湿，凉血解毒，丹皮苦寒，清热凉血；木香行气，使气行则血行，血行则瘀化；白术健脾益气；杜仲则补肾固冲安胎；黄芪补气之要药，既有益气之功，又有利水湿、托脓排毒之效，一味药就具有扶正祛邪的作用。全方攻补兼施，补中有清，清中寓补，扶正祛邪，治病安胎。

分秒感悟：对于 ABO 血型不合患者治疗，须分阶段进行，必须抓住 4 个环节。孕前期：祛其邪，培其虚，促其孕；孕早期：补其肾，促其胎，清其湿；中晚期：

清其湿热,祛瘀血,补脾肾;新生儿期:清湿热,祛瘀血,挽救生命。中医根据本病的特点,辨病与辨证相结合,显性辨证与隐性辨证相结合,达到治病安胎并举,效果显著,不仅能降低抗体效价,而且明显改善新生儿的预后。

第三节　月　经　病

一、月经过少1

陈某,女,22岁,未婚,工人,**初诊**:2009年10月5日。**主诉**:月经量少1年余。**现病史**:患者13岁初潮,平素月经欠规则,周期40~50天,经期5~7天,无痛经。近1年来为了身材苗条,节食,月经量逐渐减少,为平时经量的1/3,经期延后,需依赖药物方来潮。末次月经为7月22日,经行6天,量少,色红,无夹块,无腹痛,无腰酸,无乳房胀痛,现已停经73天,曾在西医妇科就诊,注射黄体酮针5天停药半个月,月经仍未来潮,**刻诊**:偶头晕,乏力,胃差,寐安,二便调,舌淡红,苔白脉滑。**既往健康**。

西医诊断:月经失调。

中医诊断:月经过少,月经后期。

辨证分析:脾肾两亏,精血不足,血海失充,周期延后,经量减少。

治法:健脾补肾,养血填精,调理冲任。

处方:当归身10g、白芍12g、党参15g、炒白术15g、陈皮5g、生鸡内金5g、丹参15g、杞子15g、紫河车10g 鸡血藤30g、红花3g、巴戟12g,10剂(嘱:不能节食)。

二诊(2009年10月20日):服用3剂中药后,月经于10月8日来潮,经行8天,量极少,色咖啡样,无腹痛,无夹块,腰酸,经后减轻,肝功能检查提示(2009年10月15日)总蛋白升高83.1g/L,总胆红素升高27.4μmol/L,直接胆红素升高23.5μmol/L,纳可,寐安,二便调,舌红苔白腻脉细滑。乃肝失疏泄,湿邪蕴结,在原方基础上加以清热化湿。

处方:原方去白芍加棉茵陈20g、赤芍15g,10剂。

三诊(2009年11月3日):月经于2009年10月25日来潮,提前半月,经行7天,量较少,色黯,无夹块,无腹痛,腰酸明显,小便频,大便善调,胃纳转馨,寐安,舌淡红,苔白,脉滑。月经第3天血清女性激素提示:黄体生成素(LH)6IU/L,卵泡刺激素(FSH)6.27IU/L,睾酮(T)0.25ng/ml,泌乳素(PRL)3.7ng/ml,

抗缪勒氏抗体（AMH）2ng/ml，效不更方。

处方：续服原方15剂。

四诊（2009年11月23日）：经中药调服，月经经期经量尚较前好转，要求中药继续治疗纳可，寐安，二便调，舌淡红，苔白脉滑。

处方：党参15g、炒白术15g、陈皮5g、生鸡内金5g、紫河车6g、当归10g、杞子12g、丹参15g、鸡血藤20g、川芎5g、怀牛膝10g、紫石英20g、红花5g。

经过三个多月治疗，患者月经周期已准，经量较前增多。

随访4个月，一切正常。嘱：要注意生活规律，避免月经再次失调。

按语：经候如期而血来甚少，为"月经过少"。亦称"月候少""经水涩少"等。月经量少，虚实各异。虚者多因化源不足，血海亏虚或肾虚精血亏损，血海不盈，因为月经是通过肾 - 天癸 - 冲任 - 胞宫轴来调节的，其中任何一个环节出现异常，都会导致月经失调。该案患者节食，使脾胃虚弱，生化之源不足，导致脾肾两亏，精血亏虚，血海失充，周期延后，经量减少。经3个月健脾补肾，养血填精，调理冲任，补中带疏，脾旺肾气盛，胃纳转馨，天癸至，任脉通，太冲脉盛，月水恢复正常。

分秒感悟：虽然调经尤以脾肾为关键，但平素要重视饮食，注意调护。饮食是人体生长发育必不可少的物质，是五脏六腑、四肢百骸得以濡养的源泉，也是人体气血津液的来源。正如孙思邈在《备急千金要方·食治》中所说："不知食宜者，不足以存生也。"又指出："夫在身所以多疾此皆由……饮食不节故也。"说明饮食营养对月经的正常来潮具有重要辅助治疗。

二、月经过少2

胡某，女，30岁，家务，**初诊：**2008年8月13日。**主诉：**月经量少半年。**现病史：**患者15岁月经初潮，平素月经周期规则28~30天，经期6~7天，量色正常。半年前无明显诱因下出现经量逐月减少，经行1~2天，色黯淡，无血块，周期尚准。腰痛，神疲体倦，大便干结。末次月经2008年8月1日。**刻诊：**胃纳，睡眠及小便正常，舌淡红，苔薄，脉细沉。**既往健康。孕产史：**2-0-0-2，已结扎。**妇科检查：**外阴：已婚已产式；阴道：通畅；宫颈：轻度糜烂；宫体前位，常大，质中，无压痛；双附件未及包块及压痛。

西医诊断：月经失调。

中医诊断：月经过少。

辨证分析：肾精亏虚，冲任不调，血海失充。

治法:以补肾填精,养血调经。

处方:经验方养血填精调冲汤加减:紫河车 6g、当归 10g、枸杞 15g、女贞子 12g、丹参 15g、鸡血藤 20g、川芎 5g、牛膝 10g、红花 5g、紫石英 20g、香附 10g、桃仁 5g、火麻仁 12g,10 剂。

二诊(2008 年 8 月 26 日):服药 10 剂,大便仍干,伴口干,前方加石斛 12g 以养阴生津,续进 10 剂。

三诊(2008 年 9 月 18 日):经水在 8 月 27 日来潮,量稍有增多,经色转红,行经 3 天即净。大便已正常,唯睡眠欠安。于 9 月 11 日查阴道 B 超显示:子宫及两附件未见异常。二诊方去桃仁、火麻仁,加夜交藤 20g、灵芝 10g 以助安神,再进 10 剂。

四诊(2008 年 10 月 6 日):服药 10 剂,经水于 9 月 26 日来潮,经量先少后转中,色红,无血块,行经 4 天干净。药已中病,第三诊方药续进 10 剂。

五诊(2008 年 10 月 23 日):要求再服,续进 10 剂,以竟全功。

随访:连续经过半年的治疗,随访月经量已正常。

按语:《素问·上古天真论》曰:"女子七岁,肾气盛,齿更发长;二七而天癸至,任脉通,太冲脉盛,月事以时下,故有子。"月经产生是脏腑、天癸、气血、经络协调作用于胞宫的生理现象,故《傅青主女科》谓:"经本于肾,经水出诸肾。"可见调经尤以肾为关键。本案乃肾精亏虚,精血不充,冲任不足,血海充而不满盈致经行量少。针对上述病机辨证,依据"调肾乃调经之本","血是月经的物质基础",拟补肾填精,养血调经为治疗大法,以经验方养血填精调冲汤为基本方加减治疗。诸药合用使肾精足,气血冲盈,冲任得养,经血自能满盈,应时而下。组方紧紧围绕着肾虚和血亏,调肾以益精为主,养血不忘行血。本案补中兼疏,使补无壅滞之虑,且可缩短疗程,以竟全功。

分秒感悟:"月经过少"本病虚多实少,治法重在濡养精血,佐以疏通。既使实证,也有气血之伤,不可过投攻破之品,以免再损伤气血,应该中病即止,不可过量久用。

三、月经后期 1

叶某,24 岁,未婚未育,护士,**初诊:**2009 年 6 月 12 日,**主诉:**月经周期落后 4 年。**现病史:**月经初潮 14 岁,月经周期约 28~30 天,经期 5~7 天。4 年前因读书期间,课程繁忙,月经周期开始出现落后,常 2~3 个月一行,量中,色红,有时夹有血块,经期常有乳房胀痛,一直未予重视及正规治疗。患者工作后,压力颇大,形体逐渐消瘦,情绪烦躁,面部多发痤疮,故求诊于陈颖异,末次月经 2009 年 5 月 9 日,身体质量指数(BMI)18.1kg/m²,舌质红苔薄、脉弦细。2009 年 6 月 2 日性激素测定:雌二醇(E2)82ng/L,黄体生成素(LH)19.63IU/L,卵泡刺激素(FSH)5.24IU/L,睾酮(T)1.09ng/ml,泌乳素(PRL)9.27ng/ml,孕酮(P)1.44ng/ml。血糖正常,空腹及餐后 2 小时胰岛素正常。超声显示:双卵巢增大,见多枚小卵泡,子宫双层内膜 8mm。

西医诊断: 月经失调,PCOS?

中医诊断: 月经后期(肝经郁热)。

辨证分析: 患者肝气郁滞,久郁化热,影响冲任。

治法: 清肝泄热,调理冲任为主。

处方: 经验方丹栀调冲汤加减:丹皮 10g、炒栀子 5g、赤芍 15g、红茜草 10g、枸杞子 15g、香附 10g、生地 12g、八月札 15g、怀牛膝 10g、马鞭草 15g、炮山甲 3g,共 6 剂。嘱其测量基础体温。

二诊(2009 年 7 月 2 日):服药后月经仍未来潮,面部痤疮稍好转,基础体温低相,原方加丹参 15g、凌霄花 10g,去掉炮山甲,再续 7 剂。

三诊(2009 年 7 月 16 日):基础体温呈单相,7 月 15 日超声显示:双层内膜 9mm,双侧卵巢未见优势卵泡。原方加益母草 15g,7 剂。

四诊(2009 年 7 月 26 日):患者月经在 7 月 22 日来潮,经行 3 天,量中,乳胀减轻。面部痤疮较前减少,巩固治疗。上方去益母草、怀牛膝,加女贞子 12g、菟丝子 15g,10 剂。

五诊以后,该病例转为养血清肝,调理冲任为主,原方去炒栀子,加女贞子,黄精,并根据伴随症状及月经周期,随证加减。前后共调理 9 月余,月经能自然来潮,28~30 天一行,诸症消失。

按语: 患者月经稀发,经水 2~3 个月来潮,从性激素测定、B 超、综合考虑符合多囊卵巢综合征诊断。月经是通过肾 - 天癸 - 冲任 - 胞宫轴来调节的,其经期常有乳胀,情绪烦躁,面部多发痤疮,证属肝气郁滞,郁久化热,影响冲任,影响精血。治疗初期重用丹皮、炒栀子、赤芍、生地清泄肝热,八月札、香附疏理肝气,枸杞子滋养肝肾,历时一个多月治疗,诸症轻减,肝热已泄,即去炒栀这味苦寒药,加用女贞子、黄精养血清肝,使肝血充盈,冲任调畅,月经按时而下。

分秒感悟: PCOS 病因病机错综复杂,治疗不能墨守一方,要根据当前突出特点,辨证施治,选方遣药。

四、月经后期2

李某,女,23岁,未婚,**初诊**:2009年8月24日初诊。**主诉**:月经周期延后2年。**现病史**:患者近2年来月经周期延后,50~60天一行,行经3~4天,量少,色黯红,无夹块,无腹痛,近1年来体重减轻3kg,倦怠。**刻诊**:面色萎黄,无胸闷,乳胀,无畏寒肢冷,二便无殊。末次月经2009年7月23日,舌质红,苔薄白,脉滑。**既往健康**。

西医诊断:月经稀发。

中医诊断:月经后期。

辨证分析:精血不足,脾胃虚弱。

治法:健脾益气,培补冲任,治拟养血健脾,补肾调冲。

处方:经验方养血健脾调冲汤加减:当归10g、赤芍12g、杞子15g、党参15g、炒白术10g、陈皮5g、巴戟15g、丹参15g、鸡血藤20g、红花3g、炒杜仲30g、制香附12g,10剂。嘱:月经来潮2~5天检查血清女性激素6项。

二诊(2009年9月11日):药后月经来潮,末次月经2009年9月5日,行经4天,量少同前,色红,乏力,头晕,白带无殊,纳可,寐安,便调,舌红苔白,脉弦细。2009年9月7日性激素基础值测定:雌二醇(E2)62ng/L,黄体生成素(LH)9.63IU/L,卵泡刺激素(FSH)5.24IU/L,睾酮(T)0.09ng/ml,泌乳素(PRL)9.27ng/ml,孕酮(P)0.44ng/ml。

原法伸展,再加血肉有情之品以增强资生之源。

处方:原方加葛根15g、紫河车10g、紫石英粉10g,15剂。

三诊(2009年10月22日):诉药后月经落后5天来潮。末次月经2009年10月9日,行经5天,量中,色红,无夹块,无腹痛,伴有头晕,乏力,多梦,易感冒,胃纳可,寐安,便调,舌质淡红苔薄白,脉滑。药已中效,守法如前续进。

处方:原方续服15剂,每日1剂。

患者连续调理6个月后,门诊随访,现月经已准期来潮。

按语:"妇人脾胃久虚,或形羸气血俱衰,而致经水断绝不行"。脾胃为后天之本,气血生化之源,气血是人体一切生命活动的物质基础。妇女以血为本,以气为用,月经为气血所化。气血充盛,血海满溢,而月经来潮。此患者系脾虚精血泛源,冲任失养,胞宫充养不足。通过养血健脾调冲汤加减治疗3个月,方中当归、白芍、党参、炒白术、陈皮养血健脾;杞子、巴戟补肾调冲;丹参、鸡血藤、红花养血活血益血,再佐加些血肉有情之品,使精血生化有源,精充血足,冲任得养,则月水如期满溢而下。

分秒感悟:健脾亦是调经的重要法则之一。临证上如果遇到月经不调伴脾胃有病者,应先治脾胃,后调经,或在健脾的基础上调理冲任,调理月经周期。应该处处顾护脾胃之气。

五、经行咽痛

李某,女,34 岁,已婚,家务,**初诊:**2009 年 10 月 22 日,**主诉:**行经前咽痛 2 年。**现病史:**患者平素月经规则,周期 23~28 天,行经 7 天左右,无腹痛,无夹块。2 年前无明显诱因下出现行经前咽部灼热样疼痛,呈持续性,伴有乳房胀痛、面部潮红、面部痤疮暴长、心情烦躁,无咳嗽、咳痰,无盗汗,无腹痛、腰痛。经后症状逐渐缓解,曾赴当地医院西医诊治(予以激素类药物调理)均未见明显好转,五官科检查未见明显异常。**刻诊:**胃纳可,大小便无殊,睡眠欠安。舌淡红苔薄白,脉细弦。末次月经:2009 年 10 月 7 日。**既往体健。生育史:**1-0-0-1。**查体:**神清,两肺呼吸音清,心率 88 次 /min,律齐,未及杂音,全腹平软,无压痛,无反跳痛,未及明显包块,神经系统阴性。**辅助检查:**B 超提示:双侧乳房小叶增生。

西医诊断:经前期综合征?

中医诊断:经行咽痛。

辨证分析:肾脉循喉咙系舌本,肝经循胸胁、过乳房,冲任二脉皆属于肝肾,经前阴血下注冲任,肾阴亏虚,肝经郁热,虚火上扰。

治法:疏肝滋肾,清热安神。

处方:柴胡 5g、丹皮 10g、太子参 15g、陈皮 5g、麦冬 10g、桔梗 10g、制五味子 5g、杞子 15g、夜交藤 20g、地骨皮 10g、炙甘草 5g、升麻片 5g、凌霄花 12g、元参 12g,7 剂。

二诊(2009 年 11 月 11 日):末次月经 2009 年 11 月 6 日,行经 5 天,量中,色黯红。咽部不适、脸部痤疮好转,行经前乳房仍有胀痛。纳可,二便调,睡眠安。舌脉同前。如上述,药已见效,继续予以疏肝解郁、补肾滋阴治疗。

柴胡 5g、丹皮 10g、郁金 12g、太子参 15g、陈皮 5g、元参 12g、麦冬 10g、桔梗 10g、杞子 15g、夜交藤 20g、地骨皮 10g、炙甘草 5g、升麻 5g、凌霄花 12g,10 剂。

随访 3 月(3 个月经周期),患者经行前后诸症均未出现,嘱禁辛辣刺激饮食,保持心情舒畅,养成良好的生活习惯。

按语:大多数专家认经行前后诸症是一种经前生殖内分泌系统失调症。

此病是月经前出现的生理上、精神上及行为上的改变,表现有烦躁易怒、失眠、头痛、乳房胀痛浮肿、焦虑。经前症状明显,经后消失。其发病原因可能与激素分泌紊乱有关。中医学认为此症主要是肝肾功能失调,损及冲任二脉,进而引起肝气郁结,气机运行不畅,或导致肾脏阴阳两虚,出现诸多相关症候。临床上多见于肝郁气滞型和肾阴虚型。该患者经行咽痛,面部痤疮遍布,看似实证,但舌淡脉细弦、潮热乃虚火也,乃经行之际,阴血既泄,阴虚不能制阳,虚火上炎,咽痛烦躁。故治疗从滋肾清热着手。

分秒感悟:经行咽痛,应在辨证的基础上,除运用清热解毒,利咽功效的药物之外,加用能引药上行的桔梗、升麻,其效更佳。

六、经期延长

陈某,女性,27 岁,已婚,**初诊**:2008 年 7 月 15 日。**主诉**:经期延长 4 年。**现病史**:患者 15 岁月经初潮,平素月经周期 30 天,经期 5~7 天,量色正常。4 年前无明显诱因下出现经期延长,经行 10~15 天,甚则淋漓不净达 20 天之久。周期如常,量中,色淡红,无血块。曾服中西药治疗,未见明显疗效,末次月经:2008 年 7 月 9 日。**刻诊**:面色萎黄,神疲倦怠。胃纳一般,睡眠及二便正常,舌淡红,苔薄,脉细缓。**既往健康。孕产史**:1-0-0-1,置环,妇科检查:外阴:已婚已产式;阴道:通畅;宫颈:轻度糜烂;宫体前位,常大,质中,无压痛;双附件未及包块或压痛。

西医诊断:月经不规则。

中医诊断:经期延长。

辨证分析:素体脾胃虚弱,中气不足,气虚冲任不固,不能约束经血。

治法:补气健脾,固冲调经。

处方:黄芪 30g、炒白术 10g、升麻 6g、柴胡 6g、海螵蛸 10g、仙鹤草 15g、墨旱莲 15g、茜草 10g、乌药 10g、枸杞 15g、甘草 5g,7 剂。

二诊(2008 年 8 月 12 日):服药后,经期缩短至 8 天干净。于 7 月 16 日查阴道超声显示:子宫及两附件未见占位,宫内节育器,宫颈多发性囊肿。本次月经在 8 月 9 日来潮,现第 4 天。药已中病,守法有恒,原方续进 7 剂。

三诊(2008 年 10 月 7 日):服药后,收效明显,末次月经 9 月 8 日,行经 7 天即净。现正值经前,嘱经期第 5 天开始服药,原方再进 5 剂。

连续治疗 3 个月经周期,每于月经第 5 天开始服药,门诊随访,诉月经已能 7 天自净。

按语：月经周期基本正常，经行持续时间超过 7 天以上，甚至淋漓不停达半月之久，称为"经期延长"。又称"月水不断""月水不绝""经事延长"。可能是排卵型功能失调性子宫出血病的黄体萎缩不全者、盆腔炎症、子宫内膜炎、剖宫产瘢痕憩室、宫内节育器和输卵管结扎后等引起的。该病久治不愈者，必须通过一系列现代医学检查找出病因。按照中医理论来说，经期延长的发病原因多因阴虚内热、气虚不摄、瘀阻经脉，经脉气机不调，冲任不固，血海不宁，经血失于约束，以致经行不止而经期延长。其治疗原则重在调经，缩短经期，使月经恢复正常。该病例属于脾气虚弱型，中气不足，血失统摄，经行日久不止。用举元煎加味治之，方中黄芪、炒白术、甘草补气健脾而摄血；升麻、柴胡助黄芪升阳举陷，气升则血升；海螵蛸、仙鹤草收敛止血；墨旱莲、枸杞补肝肾，其中墨旱莲又能止血；茜草化瘀止血；乌药行气。全方共奏补气健脾，止血调经之功，恢复脏腑阴阳的平衡，达到既治标又治本的效果。

分秒感悟：对于该病的治疗，一定要四诊合参，舌脉综合分析，不能一味使用止血药。经期尾声服药其效颇佳。同时要根据月经周期变化，在辨证的基础上，经前、经期、经后选择不同的药物，变通用之，方能获得良效。

七、经行泄泻

岳某，女，27 岁，已婚，工人，**初诊：**2010 年 1 月 4 日初诊。**主诉：**经行泄泻 1 年。**现病史：**患者平素月经规则，周期 30 天，经期 6~7 天，量多，色红，无血块，无腹痛，1 年前无明显诱因下出现经行泄泻，伴有腹痛，少腹坠胀，质稀，一日 2~3 次，偶有胃部反酸，曾在当地就诊，服药"培菲康胶囊"等药物后，当时有好转，但每于月经期来潮时泄泻，日解 3 次，遂来就诊。末次月经：2010 年 1 月 1 日，胃纳可。寐安，大小便调，舌红苔白脉弦细。**既往体健。**

西医诊断：经期紧张综合征。

中医诊断：经行泄泻。

辨证分析：乃经行时气血下注冲任，土虚木乘，化湿无权，湿浊下渗于大肠而为泄泻，治拟以疏肝健脾，化湿止泻。

处方：柴胡 10g、太子参 12g、炒白术 15g、茯苓 10g、陈皮 5g、乌药 10g、防风 10g、炒神曲 15g、生米仁 30g、乌梅 5g、仙鹤草 20g、葛根 20g，7 剂。

服用 7 剂药物后，患者经期泄泻症状有明显好转，经过一段时间的治疗，经行泄泻已经治愈，经随访 3 个月后，无复发。

按语：每逢月经来潮时大便溏薄或泄泻次数增多，经后大便恢复正常者称

"经行泄泻"。本病一般在月经来潮前 2~3 日即开始泄泻,至经净后,大便即恢复。《傅青主女科》云:"经水将动,而脾先失固,脾经所统之血,欲流注于血海,而湿气乘之,所以先泄水而后行经也。"该患者素体脾虚,经行时气血下注血海,脾气益虚,肝旺乘脾,升降失常,化湿无权,湿浊下渗于大肠而为泄,脾虚失于统摄,冲任失固,故经行量多。治拟疏肝健脾,化湿止泻,方中太子参、茯苓、炒白术、甘草四君益气健脾以扶正;柴胡疏肝解郁,理气升提止泻;炒六神曲、防风、生米仁、葛根健脾理气,化湿止泻;佐乌药温肾散寒,行气止痛;乌梅涩肠止泻。全方合用使脾健湿除,泄泻自止。

分秒感悟:经行腹泻虽然理论上认为以脾虚、肾虚为主,但肝失疏泄颇为多见。临证时需熟悉脏与脏之间的传变,生克关系。对出现的所有症状,全面分析,确定治疗原则,遣方用药。值得注意是平时饮食宜清淡,经期慎食生冷瓜果之类,以防食滞更伤脾胃。同时,经后肠胃功能正常之时,当补脾固肾以善其后,固其本。

八、经行头痛 1

王某,女,42 岁,已婚,工人,**初诊:**2009 年 7 月 7 日。**主诉:**经行头痛 2 年。**现病史:**患者 2 年前无明显诱因下出现经行期间头痛,多为单侧疼痛,呈闷痛性,常绵绵不休,以经前及经行尤为明显,甚则出现脸色苍白,恶心欲呕,目眩,肛门下坠感,经后逐渐好转。平素月经规则,量中,色红,夹血块,无痛经。曾在他院予西药治疗,症状未见好转。**刻诊:**末次月经为 2009 年 6 月 15 日,现正值经前。纳差,寐欠安,便软,5~6 日 1 次,舌淡红边有齿痕,苔薄,脉弦。**既往健康。生育史:**1-0-0-1。**辅助检查:**头颅 CT 检查正常。

西医诊断:神经性头痛。

中医诊断:经行头痛。

辨证思路:乃经行前后,阴血下注冲任,肝火偏盛,而致头痛。

治法:平肝养血,息风止痛。

处方:炒僵蚕 10g、蜈蚣大号 2 条、柴胡 6g、当归 6g、赤芍 15g、川芎 10g、熟地 12g、制香附 10g、杞子 15g、制旱半夏 10g、怀牛膝 10g、益母草 15g、陈皮 5g、蝉衣 6g,7 剂。

二诊(2009 年 7 月 29 日):诉服药 7 剂后,上述症状缓而未除,末次月经为 2009 年 7 月 18 日,行经 3 天,经行如常,舌淡苔薄脉细,现正值经间期,故去其活血调经药,加以补益精血之品。

处方：原方去半夏、怀牛膝、益母草，加生地 15g、木香 10g、制首乌 15g，10 剂。

三诊（2009 年 8 月 18 日）：患者头痛较前缓解，末次月经为 2009 年 8 月 15 日纳差，寐欠安，便干，2~3 日 1 次，舌淡苔白边有齿痕，脉细滑。正值经期尾声，予以补气养血柔肝息风。

处方：黄芪 20g、太子参 30g、当归 6g、熟地 12g、生首乌 10g、木香 10g、白芍 12g、杞子 15g、淮小麦 30g、地榆 15g、炒槐花 10g、炒僵蚕 12g、淡全虫 3g、炙甘草 5g，10 剂。

四诊（2009 年 9 月 1 日）：药后患者经行头痛明显好转，偶有乏力，大便 1 日 1 次，偶溏，余症同前。现值排卵期，故沿用 7 月 29 日的原方，补肾填精。

处方：炒僵蚕 10g、蜈蚣大号 2 条、柴胡 6g、当归 6g、赤芍 15g、川芎 10g、制香附 10g、杞子 15g、木香 10g、制首乌 15g、生地 15g、陈皮 5g、蝉衣 6g、粉葛 20g、山楂 12g，15 剂。

五诊（2009 年 9 月 18 日）：迭经治疗，患者经行头痛基本治愈，仅偶有头部不适，末次月经 9 月 18 日，量中，经行如常。舌淡红苔薄脉细，余症同前。故治守前意。

处方：原方加夜交藤 30g，15 剂，经过 3 个月的中药调理，患者经行头痛基本治愈。

按语：每逢经期或经行前后出现以头痛为主要症状的病症，称"经行头痛"。它们的发生呈周期性，与女性在经期及其前后的特殊生理状态密切相关。本病现代妇科书中常将该病归属于"月经前后诸症"范畴。该患者表现于经前及行经之时头痛。此乃临经之际，阴血下注血海，经前期冲脉血海日渐满溢，行经期血海由藏而泻，由盈而虚，机体不能适应此时生理性失衡状态，髓海阴血亦量不足，故出现头痛。所以用当归、赤芍、杞子、生地、制首乌以养肝血，气为血之母，黄芪、党参补其气，佐以僵蚕、全虫平息肝阳以息肝风，经前期制香附、怀牛膝、益母草理气活血调经，诸药合用，使气血充盛，肝阴得养，肝阳平息，头痛自除。

分秒感悟：一要顾护精血；二要注意时间段；三要标本同治。经前期养血活血，四物汤加活血药，使经水畅行；经后期补气养精血，圣愈汤加减，补益气血；佐蜈蚣、僵蚕、全虫，标本同治。本病发生与情志因素有关，除药物治疗外，还须调情志，保持心情愉悦，忌食刺激性食物，平时可适当食用一些补肾养血健脾之品。

九、经行头痛2

卓某,女,32岁,已婚,**初诊**:2009年7月8日。**主诉**:经后头痛反复发作17余年。**现病史**:患者近17年来每于行经后出现头痛,时轻时重,以两侧太阳穴放射样疼痛为主,绵绵不休,甚则恶心,呕吐清水痰涎,持续至经间期自行缓解。曾多方治疗,服用甲磺酸倍他司汀(敏使朗)等药物,未见明显好转。头颅CT未见异常,辗转求诊于陈颖异。**刻诊**:头晕,乏力,腰膝酸软,偶有四肢麻木,末次月经2009年7月3日,量少、色黯、夹小血块,经前乳房胀痛,纳可,寐欠安,二便调,舌红,苔白,脉细弦。**既往健康**。**生育史**:2-0-3-2,已结扎。

西医诊断:神经性头痛。

中医诊断:经行头痛。

辨证分析:经后血室空虚,精虚血少,脑髓失充,脉络失荣引发头痛。

治法:补气养血填精,活血通络止痛。

处方:黄芪20g、当归10g、川芎10g、白芍10g、熟地10g、甘草5g、柴胡5g、丹参15g、杞子15g、炒僵蚕10g、木瓜5g、夜交藤20g、淡全虫2g,10剂。

二诊(2009年7月20日):药后头痛已减轻,寐转安,偶有头晕,乏力,大便溏软,舌红苔白脉滑。治拟补气健脾,养血活血。

处方:党参15g、山药10g、芡实10g、赤芍10g、淮小麦30g、丹参20g、炒山楂10g、制香附10g、红花3g、粉葛15g、炒僵蚕10g、木瓜10g、淡全虫2g,15剂。

药后随访经后头痛未再发作。

按语:神经性头痛属于中医学头痛范畴。历代根据病因病机的不同,有不同的名称,《素问·风论》有"脑风、首风"之名。《黄帝内经》认为,六经病变可引起头痛,头痛不外乎外感与内伤两大类,盖头为"诸阳之会""清阳之府",又为髓海,五脏精华之血,六腑清阳之气,皆上注于头。该患者由经后血室空虚,气血不足,脑髓失充,脉络失荣而诱发。其病历时17年,血虚瘀阻,故以四物为基础方,适量加丹参、红花,补血不滞血,补中有散。其痛部位多在两侧太阳穴处,属少阳也,故加柴胡引经药;丹参养血活血,杞子补肝肾,炒僵蚕、淡全虫息风止痉,通络止痛。精血不足无以养经脉,则用木瓜疏通经络;心血不足无以养心则夜寐不安,用夜交藤养心安神。二诊改以益气健脾养其后天之本,如此标本兼治,精血充盈,头痛不期而愈。

分秒感悟:对该病辨证用药须注意:头为诸阳之会,用药宜以轻清上行之品,不可过用重镇潜阳之剂,以免重伤阳气。

十、经行乳房胀痛（乳腺增生）

陈某,女,27岁,已婚,教师,**初诊**:2009年12月17日。**主诉**:经前乳房胀痛6年余,加重半年。**现病史**:患者平素月经不规则,周期为90天左右,经期为4~5天,量中,色黯红,夹有血块,有痛经史。6年前产后出现经前1周乳胀,经后减轻,患者未予重视。近半年来,经前10~15天即出现乳房胀痛甚,**刻诊**:末次月经为11月4日,行经3天,量色质如常。平素易忧虑烦恼,带下量多色黄,偶有异味,纳可,寐安,大便干结,2~3日/次。舌红苔白脉细弦。**既往健康**。**生育史**:1-0-0-1。置环。**查体**:神清,精神可,心肺无殊,腹部平软,无压痛,右侧乳房可触及数颗小结节,边界不清。2009年12月16日乳腺B超显示:双侧乳腺小叶增生。阴道B超示:宫颈多发囊肿,子宫及附件未见异常。

西医诊断:乳腺增生,经前期综合征。

中医诊断:乳癖。

辨证分析:肝气郁结,气血瘀滞,故经行乳房胀痛。

治法:疏肝理气,活血散结。

处方:经验方乳腺汤加减:当归10g、赤芍15g、柴胡10g、青皮5g、浙贝母12g、炮山甲5g、丹参15g、炒橘核10g、生八月札15g、益母草15g、皂角刺10g、急性子5g、桃仁10g,10剂。

二诊(2010年1月12日):药后患者月经于1月10日来潮,量中,色黯红,夹少许血块,经行左侧乳房胀痛已缓解,仍感右侧乳房胀痛,现值月经后期,将净,余症同前,舌红苔白脉滑。药已见效,予原方加杞子15g、生牡蛎20g,续服10剂。

患者经两个多月调理,经行乳胀已基本解除,月经色较前转红,少夹血块,乳房小结节不明显。随访3月,未见再发。

按语:经行乳房胀痛是指每于行经前或正值经期、经后,出现乳房作胀,或乳头胀痒疼痛,甚至不能触衣者,属西医经前期综合征和乳腺增生范畴。在中医学里称为"乳癖""乳痞""乳中结核"等,主要与肝脾肾等脏腑失调有关。临证上以实证或虚实夹杂证多见,纯虚证少见。患者初次经行乳房胀痛是因大产后情绪不调所致,后因病程日久,又未予重视治疗,而出现症状反复。此为气血瘀滞,肝气郁结所致,故予疏肝理气,活血散结为主,拟经验方乳腺汤治疗。方中当归补血活血,祛瘀通经;赤芍凉血散瘀止痛,两药合用共奏活血而不动血之功;柴胡、青皮疏肝解郁;炒橘核、炮山甲软坚散结;浙贝母开郁散结;

丹参活血化瘀并有调经之效,并根据其月经前后辅以调理冲任或益气养血之品。初诊时加以益母草、桃仁等活血调经之品以诱导月经来潮,生八月札、皂角刺、急性子加强软坚散结之功。药后患者经行乳胀症状较前好转,表示药已见效。二诊时正值经后,故加以杞子益气养血。根据不同的月经周期段,给予不同的药物加减。

分秒感悟:本病实证多,既是虚证也是虚中夹实,治疗时可养中兼疏,谨用酸、腻之品。同时对于乳腺增生患者还要嘱其注意休息,保持心情愉悦,以达最佳疗效。该病必须明确诊断,定期复查,要与乳腺癌相鉴别。

十一、经行情志异常

李某,女,28 岁,已婚,护士,**初诊**:2009 年 1 月 5 日。**主诉**:经前烦躁 1 年余。**现病史**:患者平素月经规则,15 岁初潮,周期 28~30 天,经期 5~7 天,量中,色红,无痛经。近 1 年来由于工作繁忙,压力大,每逢经前情绪不宁,抑郁不乐,烦躁易怒,经期提前,月经量多,色红,时感潮热,伴胸闷不适,乳房胀痛,经后情绪逐渐平稳。经自行心理调适,疗效欠佳,未经药物治疗。末次月经 2008 年 12 月 8 日,量中,色紫红,夹血块,纳可,寐安,便调。舌红苔薄白,脉弦数。**既往健康**。**生育史**:0-0-0-0。

西医诊断:周期性精神病?

中医诊断:经行情志异常。

辨证分析:经前肝血下注,肝失条达,易夹冲气上逆,扰乱神明,致情绪不宁。

治法:清心舒肝解郁,且给予精神疏导。

处方:丹皮 10g、柴胡 6g、茯苓 10g、丹参 15g、枸杞 15g、地骨皮 15g、白芍 10g、茜草 10g、益母草 15g、桑寄生 30g、绿梅花 10g、郁金 12g、玫瑰花 10g,水煎服,5 剂,日 1 剂,忌寒凉。

二诊(2009 年 1 月 19 日):月经于 1 月 9 日来潮,诉服上药后经前情绪改善,乳房胀痛缓解,经行 7 日,色、量、质正常。现正值经后第 4 天,情绪稳定,纳眠可,二便调。

处方:丹皮 10g、柴胡 6g、茯苓 10g、丹参 15g、枸杞 15g、地骨皮 15g、白芍 10g、茜草 10g、桑寄生 30g、绿梅花 10g、玫瑰花 10g、黄芪 20g,水煎服,7 剂,日 1 剂。

三诊(2009 年 2 月 4 日):诉经前情绪明显好转,无明显烦躁、抑郁等不良情绪,纳可,寐安,便调。

处方:丹皮 10g、柴胡 6g、茯苓 10g、丹参 15g、枸杞 15g、白芍 10g、茜草 10g、益母草 15g、桑寄生 30g、绿梅花 10g、玫瑰花 10g、桃仁 5g、地骨皮 15g。

嘱患者每于经前 3 天开始服药,连服 3~5 剂,随后 2 月服法如前,之后诉经前情绪稳定,经行如常,未复发。

按语:经行情志异常是指经行期间或经行前后,出现情志变化,表现为烦躁易怒,悲伤啼哭或情志抑郁,喃喃自语,彻夜不眠,甚或狂躁不安,经后复如常人,伴随月经周期反复发作。此证发生多见于平日精神紧张、烦躁、忧郁的妇女,因心主神明,为五脏六腑之大主,肝藏魂,主志为怒,脾在志为思,可见内因责之于心、肝、脾功能失常。该患者平素劳心过度,心阴暗耗,肝气不舒,郁而化火,而出现诸症,通过清心舒肝解郁治疗与精神精神疏导而治愈。

分秒感悟:虽然经行情志异常以肝气郁结、痰火上扰为多见,但妇女以血为本,以气为用,在生理上往往是血不足,气有余。行经之际,经水下注,肝血更虚,所以对于经行情志异常之病,在使用疏肝之品时,应取其气清,性和,舒肝不伤体之轻清花类,如绿梅花、玫瑰花,而且柴胡用量宜轻,应顾护精血,酌加杞子、白芍之类,标本同治。同时必须配合心理疏导,减少精神刺激,避免外因的打击。综合疗法,共收良效。

十二、崩漏(青春期功能失调性子宫出血)1

林某,17 岁,女,学生,**初诊:**2017 年 4 月 25 日。**主诉:**阴道不规则出血 37 天。**现病史:**患者素来月经不规则,月经频发。14 岁初潮,周期 15~28 天,经期延长,7~25 天。末次月经:2017 年 3 月 18 日,历时 37 天,至今未尽,量时多时少,色红,无下腹痛,无腰酸。4 月 9—20 日曾在当地医院治疗,服"补佳乐、达芙通"治疗,一直出血不止。故前来求诊,要求中医治疗。**刻诊:**面色苍白,寐欠安,纳可,便溏,量多如崩。舌淡红,苔薄,脉细。**既往健康。辅助检查:**4 月 9 日超声显示:子宫内膜厚度不均。血常规:血常规检查,血红蛋白 6g/L。

西医诊断:1. 青春期功能失调性子宫出血,2. 失血性贫血。

中医诊断:崩漏。

辨证分析:乃少女肾气未充,久崩久漏,气血亏虚,脾阳不振,导致冲任损伤,不能固摄经血,血不循经,非时而下。

治法:益气温阳,健脾补肾,急塞其流。

处方:经验方参附止崩汤加减:附子 2g、黄芪 30g、朝鲜红参片 3g(另炖)、太子参 30g、麦冬 10g、五味子 3g、山药 15g、花蕊石 15g（先煎）、仙鹤草 30g、柴胡 6g、芡实 10g、六神曲 15g、枸杞子 12g，3 剂。嘱患者注意休息。

二诊（2017 年 4 月 27 日）：服药后出血已止，口干，唇燥，舌淡红苔薄白，脉细。治守前意，温阳益气，补肾健脾固冲。

处方：附子 2g、党参 30g、山药 15g、花蕊石 15g（先煎）、麦冬 10g、五味子 3g、仙鹤草 30g、柴胡 6g、芡实 10g、黄芪 30g、六神曲 15g、炙龟甲 15g、葛根 20g，6 剂。

三诊（2017 年 5 月 4 日）：面色改善，唇色转红，经未转，舌红苔薄黄，脉细。治拟益气健脾，补肾调冲。

处方：黄芪 20g、党参 30g、麦冬 10g、当归 10g、炒白芍 12g、熟地黄炭 10g、川芎 6g、鸡血藤 12g、枸杞子 15g、炙甘草 5g、红景天 10g、醋香附 10g、牡丹皮 10g、鸡冠花 10g、木香 10g。

四诊（2017 年 5 月 11 日）：经前治疗，经未至，白带量多，时色黄，纳差，大便秘结，寐安。舌红苔薄黄，脉细稍数。治拟益气调冲，滋阴润肠。

处方：党参 30g、麦冬 10g、当归 10g、炒白芍 12g、川芎 6g、鸡血藤 12g、枸杞子 15g、炙甘草 5g、红景天 10g、牡丹皮 10g、木香 10g、炒稻芽 15g、肉苁蓉 15g、黑芝麻 15g。

五诊（2017 年 5 月 18 日）：5 月 17 日经已至，现经行 2 天，量多，舌红苔薄，脉细。治拟益气健脾，补肾调冲。

处方：附子 2g（先煎）、太子参 30g、山药 15g、花蕊石 15g（先煎）、麦冬 10g、蒸五味子 3g、仙鹤草 30g、柴胡 6g、芡实 10g、黄芪 30g、六神曲 15g（包煎）、熟地炭 15g、三七粉 3g（吞服）。嘱：月经第 6 天服用中药。

六诊（2017 年 5 月 30 日）：末次月经 5 月 17 日至 5 月 24 日，量同往常，带下量多，色黄，唇肿，夜寐易醒，舌淡红苔薄白，脉细。治拟益气安神，补肾调冲。

处方：黄芪 20g、麦冬 10g、太子参 12g、淮小麦 30g、合欢皮 10g、炒白术 15g、当归 6g、炒白芍 10g、香附 10g、菟丝子 15g、枸杞子 15g、牡丹皮 10g。

3 月后，其母前来告之月经已正常。

按语：崩漏乃出血情况不同而命名有别。"淋漓不断名为漏，忽然大下谓之崩"。该患者经水淋漓 37 天未尽，量多，面色苍白，便溏，乃崩也。乃少女肾气未充，久崩久漏，经久不愈，耗气耗血，真阴亏损，脾阳不振，导致冲任损伤，以致不能固摄经血，血不循经，非时而下暴下。急则治其标，益气温阳，健脾补肾，急塞其流。温阳止崩法是何氏女科第三代传人何少山老师提出。他在祖传的秘方上创新,创立了温阳止崩汤(炙黄芪、党参、熟附片炭　炮姜炭　生地炭　鹿角胶、三七粉、熟军炭、血余炭、仙鹤草)。陈颖异在何少山老师温阳止崩的理念指导下,根据有形之血不能速生,无形之气所当急固,选用以参附汤加生脉散为基础方治疗阳气衰微,精血亏虚之暴漏。附子、黄芪、朝鲜红参片益气温阳,补其元气,塞其血流;配合麦冬之甘润,五味子之酸收,一温,一补、一润、一收,共奏其效。该少女大便溏软,芡实、山药既能补肾,又能健脾,太子参配六神曲治脾弱便溏;仙鹤草配花蕊石、三七止血不留瘀;柴胡、葛根升举阳气。诸药合用,温阳益气,且在补肾固冲的基础上,兼顾健脾,肾气充足,脾气健旺,统摄有权,全方融温阳、益气、救阴、祛瘀、固涩诸法于一体,冲任得固,以收全效。

分秒感悟:温阳止崩,温阳药虽然有阳回气固之效,但弊在耗阴,必须配合甘润养阴之品,止血是塞流,出血停止后,必须根据出现新的症状,谨守病机,进行辨证,进行复旧,进行调周。

十三、崩漏(青春期功能失调性子宫出血)2

周某,19 岁,女,学生,**初诊:**2007 年 12 月 12 日。**主诉:**经期淋漓两月余。**现病史:**患者平素月经尚正常,15 岁初潮,周期 30~40 天,经期 4~6 天。今年上高三,末次月经 2007 年 10 月 9 日。患者在月经第 2 天服用新开河参后月经淋漓至今。量时少时多,色紫红,时夹小血块,下腹略胀,无腰酸。曾服中西药,未效,前来求诊。纳可,寐欠安,便调。**刻诊:**舌红,苔薄,脉弦滑。**既往健康。辅助检查:**2007 年 12 月 12 日 B 超显示:子宫内膜厚度 8mm。

西医诊断:功能失调性子宫出血。

中医诊断:崩漏。

辨证分析:少女经期服用新开河参,经血当泻不泻,瘀热内阻,扰乱冲任,血不归经。

治法:活血化瘀调冲。

处方:柴胡 5g、川芎 10、赤芍 10g、当归 10g、熟地 10g、牛膝 10g、寄生 15g、丹参 15g、鸡血藤 20g、夜交藤 20g、甘草 5g、制香附 10g、益母草 15g,7 剂。嘱:要适当活动。

二诊(2007 年 12 月 25 日):服药后出血量增多 3 天,夹血块,小腹微胀,之后量逐渐减少,昨已血止,夜寐较前好转。治拟益气调冲善其后。

处方:黄芪 20g、柴胡 5g、川芎 5g、白芍 10g、当归 10g、熟地炭 12g、制龟甲

（先煎）20g、茯苓 10g、丹皮 10g、菟丝子 12g、仙鹤草 15g,3 月后,其母前来告之月经已正常。

按语:崩漏乃出血情况不同而命名各有别。"淋漓不断名为漏,忽然大下谓之崩"。该患者经水淋漓 2 个月未尽,量偏少,乃漏下也。该案少女年方十九,肾气尚未充实,今年就读高三,学习任务繁重,精神紧张,肝气不舒,经潮第 2 天服用人参,甘壅滞气,经血当泻不泻,瘀热内扰,血不归经,气血运行不畅故见量时少时多,淋漓两月余,下腹略胀。热扰心神,则见寐欠安。舌红,苔薄,脉弦滑为瘀热之象。方以四物汤加减。四物养血活血行滞,因白芍性敛,改用赤芍凉血活血。丹参活血化瘀宁心,鸡血藤补血活血,牛膝、益母草引血下行,寄生滋补肝肾,柴胡疏肝,夜交藤安神,诸药合用,祛瘀生新,调理冲任,使经水畅行,虽不止血而血自停也,乃中医用药辨证之妙也。

分秒感悟:塞流虽是治疗崩漏的重要法则,但澄源也是治疗崩漏的重要手段,治疗必须谨审出血原由,如果确实是瘀血内阻,治法可先去其实,以活血化瘀为主,瘀血得去,血行常道,则崩漏止,瘀去然后扶正。

十四、崩漏(青春期功能失调性子宫出血)3

王某,女,16 岁,学生,**初诊:**2008 年 12 月 13 日。**主诉:**月经淋漓不尽 3 月。**现病史:**患者 13 岁月经初潮,平素月经规则,周期 30 日一潮,行经 7 天,量中,色红,无血块,无痛经。末次月经 2008 年 9 月 6 日,经量较多,色红,少有血块,月经第 5 天因跑步后经量增多,曾经西医抗感染、止血治疗后有所减少(未使用激素治疗)。**刻诊:**出血量时有时无,至今淋漓未断,面色无华,自觉乏力,纳可,寐安,二便如常。舌淡胖苔薄白,脉沉细。**既往健康。生育史:**未婚未育。**辅助检查:**血常规正常范围;B 超检查子宫附件未见异常,子宫双层内膜 5mm。

西医诊断:功能性失调性子宫出血。

中医诊断:崩漏(气虚夹瘀)。

辨证分析:患者素体脾气虚弱,冲任不固,加之运动后耗气,使脾气更虚,血失统摄,且久漏夹瘀。治宜健脾益气,化瘀止血。

处方:黄芪 20g、茜草 10g、茯苓 10g、龟甲胶(烊冲)12g、甘草 5g、柴胡 6g、仙鹤草 20g、鹿衔草 15g、太子参 15g、三七粉(吞)2g、升麻炭 5g,5 剂。

二诊(2008 年 12 月 19 日):药后 2 天阴道出血止,跑步后再次出现阴道少量出血,纳可寐安,二便调,舌淡胖苔薄白,脉沉细。前方有效,治守前意。

处方:原方 7 剂。1 周后随访,患者出血已止,继续随访 3 月,月经恢复正常。

按语:中医所谓"崩漏"是指妇女不在行经期间阴道突然大量出血,或淋漓下血不断者,称为"崩漏",前者称为"崩中",后者称为"漏下"。其主要病机是冲任损伤,不能制约经血。引起冲任不固。常见原因有肾虚、脾虚、血热和血瘀。该案患者经血不止,伴乏力,舌体淡胖,脉象沉细,乃素体脾气虚弱,冲任不固,久漏夹瘀。根据"有形之血不可速生,无形之气所当气固"的原则,故治疗益气化瘀止血为先,方中黄芪、太子参、茯苓健脾益气统血;茜草、仙鹤草、鹿衔草、三七化瘀止血;柴胡、升麻炭升提止血;再佐以龟甲胶滋阴止血。

分秒感悟:崩漏应分阶段治疗。崩与漏,出血期与出血后期治疗都有不同。本着"急则治其标,缓则治其本"的治疗原则,出血期量多势急暴崩,必须塞流与澄源两法并用,此乃涩不虑其过滞也,且速止血崩,以防厥脱;治疗漏症要不忘祛瘀,出血后期以复旧为主,结合澄源。对于青春期功能失调性子宫出血,待血止后,必须补肾调冲以善其后,恢复月经周期。

十五、崩漏(围绝经期异常子宫出血)

吴某,女,51岁,已婚,退休,**初诊**:2009年5月5日。**主诉**:月经淋漓不尽半月余。**现病史**:患者平素月经尚规则,15岁月经初潮,周期28~30天左右,经期3~5天净,量中,色红,无痛经。近半年来开始月经不规则,经期延长至10余日方净。末次月经2009年4月21日,开始月经量不多,4月25日量增多如崩,色红,夹血块,出血持续10余日,后刮宫血止。3天后复又出血不止,淋漓不净至今,量中,色红有块。现头晕、心悸、腰酸疲乏,小腹空坠,偶有潮热,汗出,纳可,寐安,便秘,舌黯红苔薄黄,脉弱。**既往史**:糖尿病10年,平时口服格列齐特(达美康)、二甲双胍等,血糖控制尚可。**生育史**:2-0-1-2。**辅助检查**:B超提示:子宫及右附件未见占位,左附件囊肿(大小34mm×35mm×40mm),子宫内膜厚度5mm。血常规检查正常。

西医诊断:异常子宫出血,附件囊肿。

中医诊断:崩漏。

辨证分析:乃气虚夹瘀,肾气亏损,冲任不固,终成崩漏。

治法:补气、益肾、固冲、祛瘀止血。

处方:黄芪20g、太子参30(调冲)、枸杞子15g、山萸肉10g、益智仁15g、柴胡6g、制龟甲(先煎)20g、茯苓10g、木香10g、失笑散10g、仙鹤草15g、大黄炭10g、三七粉(吞)2g,7剂。

二诊(2009年5月12日):药后经随水已干净,精神好转。大便正常。舌脉如前。治拟化瘀消癥，兼调月经。

处方：经验方消癥止血方加减：黄芪 20g、丹皮炭 10g、柴胡 10g、炙鳖甲 20g、生牡蛎 20g、木香 10g、鹿衔草 15g、急性子 5g、鬼箭羽 10g、半枝莲 12g、三七粉 2g（吞），10 剂。

三诊（2009 年 6 月 12 日）：LMP6 月 5 日，经后复查阴道 B 超。囊肿消失。即于补肾调冲任。3 个月后随访：月经稀发，2~3 个月来潮。5~7 天干净。未出现异常出现现象。

按语：乃七七之年肾气渐虚，冲任不固，不能制约经血，日久停留成瘀，瘀阻冲任，血不归经而妄行，终成崩漏。治拟补气、益肾、固冲，祛瘀止血。方中黄芪、太子参补元气，升阳固本；茯苓健脾资血之源。杜仲、枸杞子、山萸肉滋补肝肾，先天后天同补；龟甲既滋阴补肾，又有止血之效，标本兼顾；仙鹤草、失笑散、三七、大黄炭祛瘀止血，活血不动血，止血不留瘀；佐以木香行气，气行则血行，小剂量柴胡升提举陷。全方塞流、澄源并重，药后血止。有临床报道益气化瘀止血法为治疗崩漏出血期的重要治法。

分秒感悟：围绝经期患者崩漏其病本在肾，病位在冲任，变化在气血，表现为子宫藏泻无度。其主要病机为肾气渐虚，天癸渐竭，冲任不固，当从肾论治。所以围绝经期患者出现崩漏症状，除了常规辨证施治外，还要注意补其肾。

十六、继发性闭经（中枢下丘脑性闭经）

王某，女，21 岁，大学生，**初诊**：2016 年 10 月 6 日。**主诉**：闭经 1 年。**现病史**：患者 14 岁月经初潮，平素月经周期 30~40 天，经期 4~5 天，经量中等，经血红色，无血块，无痛经。患者近 1 年来节食，体育训练，体重明显下降，从原来的 52.5kg 下降到 37.5kg 斤。月经停闭不行，曾经自己服用中成药调经养血丸、桂枝茯苓丸等未效。**刻诊**：人体消瘦，面色微黄，手足冰冷，头晕腰酸，易得感冒，胃纳不振，大便秘结。末次月经为 2015 年 8 月 15 日。舌淡红，苔薄白，脉细弱。**既往史**：无肝炎，结核，疟疾等传染病史。无药物和食物过敏史。无外伤史。**辅助检查**：（2016 年 10 月 5 日）妇科腹部 B 超显示：子宫略小未见占位，内膜线状。性激素五项：促卵泡刺激素（FSH）1.2IU/L，黄体生成素（LH）2.2IU/L，泌乳素（PRL）10ng/ml，雌二醇（E2）50ng/L，睾酮（T）0.6ng/ml，抗缪勒氏抗体（AMH）0.3ng/ml

西医诊断：中枢下丘脑性闭经（功能性）。

中医诊断：闭经（血虚风燥型）。

辨证分析:脾肾两亏,精血不足,血海枯涸,冲任失调,无血可下。

治法:健脾补肾,养血填精,调理冲任,

处方:经验方养血健脾调冲汤加减:当归 10g、杭白芍 12g、太子参 20g、生白术 12g、杞子 15g、川芎 5g、制香附 15g、菟丝子 15g、鸡血藤 20g、制香附 15g、黄精 15g、鹿角片 10g、紫河车 6g、黑芝麻 30g,12 剂。

嘱:增加饭量。慎剧烈运动。

二诊(2016 年 11 月 3 日):药后精神好转,大便顺,患者自觉舒服,原方又加服用 12 剂。舌脉如上。治守前意,原方加减。

处方:原方去黑芝麻 30g,加牛膝 12g、红花 3g,12 剂。嘱如果舒服,原方可连续服用。

三诊(2017 年 1 月 5 日):药后胃纳转佳,手足已温,体重已增 1kg。**B 超提示:子宫内膜** 3mm。药已中病,缓者缓治,膏方治疗,以图佳效。

处方:太子参 120g、红景天 120g、麸白术 120g、当归 100g、麸白芍 100g、熟地黄 150g、川芎 100g、鸡血藤 150g、丹参 150g、醋香附 150g、阳春砂 60g、枸杞子 150g、党参 150g、山药 150g、菟丝子 150g、西藏红花 10g(调冲)、肉苁蓉 120g、麦冬 100g、葛根 150g、泽兰 100g、陈皮 50g、黄精 200g、阿胶 250g、西洋参片 100g、核桃肉 500g、黑芝麻 500g、黄酒 300g、冰糖 500g、别直参(选)60g、鹿角胶(伊犁)60g,嘱:月经来潮,膏方停服。

四诊:(2017 年 3 月 8 日)迭经治疗,体重已增加至 42.5kg。诸况好转。月经于 2 月 28 日来潮,量很少。舌略红,苔薄白,脉细滑。(2017 年 3 月 8 日)性激素五项:女性激素基础值:FSH 3.1IU/L,LH 3.2IU/L,PRL 15ng/ml,E2 85ng/L,T0.7ng/ml;AMH 1.0ng/ml。要求继续膏方治疗。天气已转暖。原膏方加鲜铁皮石斛 25g,再配一料,续服。

随访:患者经 8 个月治疗,诸况好转,月经来潮,唯落后 1 周,量色正常。

按语:正常月经是由中枢神经系统下丘脑 - 垂体前叶和卵巢功能之间相互调节而控制的。该患者由于节食,加上长时间体育训练,体重骤减,影响下丘脑 - 垂体功能,由于下丘脑激素 GnRH 缺乏或分泌形式失调,而导致 LH 和 FSH 分泌减少,引起闭经。称之为下丘脑 - 垂体性闭经。

陈颖异认为本病与脾肾有关。该患者生活规律失常,导致脾肾亏虚,精血匮乏,血海枯涸,无血可下,出现闭经,乃本病之本。张景岳《景岳全书·妇人规》曰:"故月经之本,所重冲任,所重胃气,所重在心脾生化之耳。"《医学正传·妇人科》云:"月水全赖肾水施化,肾水既乏,则经血日以干涸。"患者节食,胃纳不

振,大便秘结,体重明显下降,脾虚也;月经停闭不行,头晕腰酸,精血虚也。故治疗以健脾补肾,养血填精,调理冲任为主。膏方以滋补调理见长,补中兼疏,对慢性病有缓图之效。该患者历经 8 个月治疗,疾病愈而恢复健康。

分秒感悟:闭经是整体功能失调,涉及脏腑功能和气血的盛衰,畅滞,虽有虚实之分,但以虚多见,实证闭经失去治疗或误治,也会转为虚证,出现虚实夹杂证。临证治疗要综合,药物、饮食、生活规律都非常重要。

十七、继发性闭经(PCOS)

陈某,23 岁,未婚未育,工人,**初诊:**2010 年 9 月 6 日。**主诉:**月经停闭半年余。**现病史:**月经初潮 14 岁,初潮至今即不调,月经周期 40~80 天不等,经期 3~5 天,经量少,后经量逐月减少,周期延长,直至经闭。在外院多方治疗,考虑 PCOS,曾予人工周期治疗,月经能来潮,停经后月经停闭,需要黄体酮针治疗来潮。末次月经 2010 年 3 月 10 日,量少,色鲜红,伴有咽干,手足心热,形体消瘦,BMI 17kg/m^2 视物昏花,大便干结,人体偏瘦,舌质红少苔,脉细弱。2010 年 8 月 6 日性激素测定:雌二醇(E2)66ng/L,黄体生成素(LH)21.1IU/L,促卵泡生成素(FSH)6.0IU/L,睾酮(T)0.6ng/ml,泌乳素(PRL)9.0ng/ml。血糖正常,空腹及餐后 2 小时胰岛素正常。B 超检查示双层内膜约 4mm,双卵巢增大,见多枚小卵泡。

西医诊断:继发性闭经(PCOS)。

中医诊断:闭经(肝肾阴虚)。

辨证分析:禀赋素体虚弱,肝肾阴虚,阴虚血燥。

治法:滋补肝肾,调理冲任。

处方:经验方滋补肝肾调冲汤加减:杜仲 20g、枸杞子 15g、女贞子 15g、丹皮 10g、黄精 10g、熟地 15g、丹参 15g、鸡血藤 15g、制首乌 15g、桃仁 10g、枣仁 10g,7 剂。嘱其测基础体温。

二诊(2010 年 9 月 14 日):投上方后,患者咽干、手足心热略好转,基础体温单相,月经未来潮,大便调,舌脉同前续进前方 15 剂。

三诊(2010 年 10 月 4 日):患者于 2010 年 10 月 2 日少量阴道出血,色黯,持续约 2 天净,伴有腰酸,咽干,舌质淡红,苔薄,脉弦细。原方加用红花 3g、益母草 15g,3 剂。

四诊(2010 年 10 月 7 日):经治疗,月经已来潮,初见成效,于 9 月 6 日方加紫河车 10g、石斛 15g,续进 20 剂。

五诊（2010年11月9日）：患者诸况好转，唯经水届期未转，B超检查：子宫4.3cm×3.8cm×5.0cm，双层内膜约8mm，右卵巢3.5cm×3.0cm×2cm，左卵巢3.2cm×1.9cm×2.0cm，原方加用红花3g、益母草15g、川牛膝15g，10剂。

六诊（2010年12月6日）：迭经治疗，本届月经于11月25日来潮，于月经第3天复查血清女性激素：LH 12IU/L，FSH 6.3IU/L，T 0.5ng/ml，PRL 8.7ng/ml，略有改善。继续以滋补肝肾，调理冲任为主，前后共调理1年余，月经能自然来潮，30~35天一行，复查性激素6项指标。基本正常。

按语：患者月经不调，停闭6月余，咽干，手足心热，形体消瘦，视物昏花，大便干结，舌质红少苔，脉细弱。乃禀赋素体虚弱，肝肾阴虚，热灼津液，血液渐涸，故月经由少至闭。综观本病的整个治疗过程，以滋补肝肾调冲汤为基础，以充养为主，佐以丹参、鸡血藤、桃仁补中兼疏，经前经期加用红花、益母草、牛膝，守方调理年余，滋肾养肝，培补本源，使血海满溢而经自调。正如《万病回春·经闭》云："妇人虚弱经闭者，此血脉枯竭，宜补经自通也。"

分秒感悟：闭经，乃"血病也"，但必须筛查病因，明确诊断，但不能以西医思维进行中医治疗，中医必须辨别虚实，虚者充之，只要辨证正确，应坚持守法守方，血盈则经脉自至，月经自然按时而下。

十八、继发性闭经（卵巢早衰）

王某，女，39岁，已婚，初诊：2009年9月18日。**主诉**：月经量少、稀发2年。**现病史**：患者平素月经尚规则，16岁初潮，月经周期30~32天，经行4~5天，量中，色红，无痛经。2年前无明显诱因下开始出现月经量少，月经逐渐稀发，周期延长至50天~5个月不等，需要依赖激素替代治疗月经方来潮。平素时有腰痛、烦躁、潮热汗出，阴部干涩，性欲减退。末次月经2009年6月26日，经行4天，量少色淡。月经至今未行，自测尿妊娠试验阴性。纳可，夜寐欠安，大便偏干，舌淡红，苔薄白，脉沉细。**既往健康**。生育史：1-0-0-1，置环。**辅助检查**：2009年9月7日血清性激素：卵泡刺激素（FSH）149.22IU/L，雌二醇（E2）10IU/L，抗缪勒氏抗体（AMH）0.08ng/ml，B超提示：子宫内膜厚度2mm。**妇科检查**：未见异常。

西医诊断：卵巢早衰。

中医诊断：闭经、血枯。

辨证分析：乃不惑之年，精血不足，肝肾亏虚，月事不下。

治法：养血填精，补肝益肾，调理冲任。

处方:经验方养血填精调冲汤加减:紫河车 10g、当归 10g、枸杞 15g、制女贞子 12g、丹参 15g、菟丝子 15g、鸡血藤 20g、川芎 5g、怀牛膝 10g、红花 5g、紫石英 20g、制香附 10g、炒杜仲 30g,10 剂。配合激素替代疗法,戊酸雌二醇(补佳乐)2mg,每日 1 次,连续服用 21 天,并在第 12 天加服地屈孕酮片 100mg,每日 2 次。

二诊(2009 年 10 月 23 日):药后阴部干涩有所缓解,潮热汗出亦较前改善,月经于 10 月 22 日来潮,量少,色红。效不更方,继服前方 20 剂,日 1 剂。从经期第 5 天开始继续上述激素替代治疗。

三诊(2009 年 12 月 15 日):今为经期第 2 天,经量较前有所增多,色红,上症均有明显改善,纳呆,寐安,便干。

处方:(经验方)养血填精调冲汤加减:当归 10g、枸杞 15g、制女贞子 12g、丹参 15g、鸡血藤 20g、川芎 5g、怀牛膝 10g、制黄精 12g、丹皮 10g、制香附 10g、菟丝子 15g、炒杜仲 30g、熟地 12g、生内金 6g、红花 3g,20 剂,日 1 剂。激素同前。连续激素替代联合中药随证加减治疗了 6 个月,潮热汗多甚者加麻黄根 5g、糯稻根 10g、白芍 12g;乳房胀痛加生八月札 15g;腰痛加桑寄生 30g;腹胀加木香 10g。月经基本正常,每月来潮,量可,色红,诸症基本消失。4 月 21 日复查性激素,FSH 7.07IU/L,E2 265IU/L,停用激素,继续中药巩固治疗 1 年。随访诉月经正常。

按语:该患者近 2 年每次经行依赖药物方下,且 2008 年 9 月 7 日检查 FSH 149.22U/L,E2 10IU/L,AMH 0.08ng/ml 卵巢早衰可以确诊,中医谓之血枯经闭也。该病治疗方法,初期首先采用中西医结合治疗 6 个月,月经正常来潮,FSH 下降至正常之后,再用中药继续巩固治疗,故其病可愈也。

经验方养血填精调冲汤治疗,进行随证加减。方中紫河车、紫石英温补肾阳,暖煦胞宫,使阳生阴长,取其"阳中求阴"之意;枸杞、女贞子补肾填精;当归、丹参、鸡血藤养血活血,兼调经水;红花活血调经;牛膝补益肝肾,活血调经,且能引药下行;川芎为血中之气药,活血调经兼能行气,使上药补而不滞。组方严密,配伍得当,月经如期而至。二诊时效不更方,注意守方。三诊时去紫河车、紫石英等温阳之品,以免"壮火食气",而加杜仲、黄精、熟地等补肝肾、填精血,丹皮凉血活血,生内金以防诸药滋腻碍胃。经过半年中西医合治,嗣后再中药继续调理 1 年。精血得以充沛,肾气渐以恢复,终能天癸充盈,月事以时下也。

分秒感悟:卵巢早衰属中医"血枯""血隔""闭经"等范畴,认为精血不足,肝肾亏虚,经血乏源以致经行量少,经水渐断,是其关键病机,治拟补肾填精,调理冲任为主,兼行经水。补肾法贯穿本病治疗始末。

十九、继发性闭经

李某,27岁,女,未婚。**初诊**:2008年6月26日。**主诉**:月经稀发7年,闭经4年。**现病史**:患者14岁月经初潮,周期30~32天,经期7天,经量中等,色红,无血块。自19岁始出现月经周期延迟,60~90天一转,持续2年。2001年开始闭经。曾至某医院治疗,医生给予人工周期疗法治疗后,月经周期为60天,行经6~7天,量中。但2003年开始再次出现闭经,每次都需注射黄体酮针或服用黄体酮胶囊行经。末次月经2008年1月29日,注射黄体酮针来潮,行经5天,量中,色黯,夹血块。**刻诊**:月经半年未至,腰酸肢软,饮食、睡眠、二便均正常。舌淡红,苔薄,脉沉细。**既往健康**。多次查妇科盆腔B超均未见异常。2008年6月26日超声显示:子宫双侧内膜厚度4mm。

西医诊断:继发性闭经。

中医诊断:闭经。

辨证分析:肝肾虚损,精血亏乏,血海枯涸,无血可下。故月经后期量少,渐至停闭不行。

治法:补益肝肾,养血调经。

处方:紫石英20g、香附10g、当归10g、川芎6g、鸡血藤20g、枸杞15g、丹参15g、女贞子12g、红花3g、牛膝10g、紫河车6g,10剂。建议进行一系列内分泌检查,探求闭经的原因。

二诊(2008年7月25日):服完药后,月经于7月20日来潮,经量很少,色红,夹血块,伴下腹隐痛。经水来潮,说明药已中病,效不更方,守方续进10剂,嘱月经干净后2天再服,巩固治疗。2008年7月25日血清性激素五项:卵泡刺激素(FSH)4.11IU/L,黄体生成素(LH)7.41IU/L,泌乳素(PRL)40ng/ml,雌二醇(E2)62ng/L,睾酮(T)0.6ng/ml。

三诊(2008年8月6日):服药后无明显不适,续进10剂。

四诊(2008年8月26日):月经于8月22日来潮,量中,色紫红,未见腹痛。继宗前义,原方15剂,嘱月经干净后2天再服。连续治疗半年多,随访,月经已正常来潮。

按语:闭经为妇科疑难病症。古人又称闭经为"女子不月""月水不通""经闭不行""血闭""月闭"等名称。本案患者先月经后期量少,渐至停闭不行,其病机因素体肝肾虚损,肝藏血,肾藏精,肝肾同源,久之精血亏乏,血海枯涸,无血可下。《万病回春·经闭》云:"妇人虚弱经闭者,此血脉枯竭,宜补经自通也。"故治疗以补益肝肾,养血通经为法,方中紫石英甘温,温养暖宫;当归、枸杞、女贞子、紫河车善补肝肾养精血;红花、丹参、川芎、牛膝均妇科调经要药,善调经水,活血调经;鸡血藤养血活血,尤适合血虚经闭之证;香附理气调经,以使气行则血行。诸药重在补益肝肾,养血填精调冲任而获其效也。

分秒感悟:闭经必须详细体检,利用一系列现代医学检查,掌握其闭经原因,除外器质性病变。从中医角度还需与避年暗经鉴别。对虚证闭经,治疗一般从肾着手,但必须补中有通,用药时不可太滋腻,不可香燥,又不能用破血之品。

二十、经间期出血1

蔡某,女性,25岁,未婚,工人,**初诊:**2008年6月2日。**主诉:**月经中期阴道出血半年。**现病史:**患者15岁月经初潮,平素月经周期规则28~30天,行经7天,量中,色紫黯,夹血块,有痛经。半年前无明显诱因下出现月经中期阴道出血,量少,色偏红,持续2~3天,伴下腹坠胀,腰酸。末次月经2008年5月17日。**刻诊:**正值经间期,阴道少许出血,色红,胃纳正常,寐安,二便无殊。舌边红,苔薄白,脉细数。**既往体健。**

西医诊断:排卵期出血。

中医诊断:经间期出血(阴虚肝热)。

辨证分析:乃氤氲期元精充实,阳气内动,加之肾阴不足,肝经瘀热,内扰冲任,血不归经,引起阴道出血。治拟滋肾养阴、舒肝止血。

处方:制龟甲(先煎)20g、丹皮10g、熟地炭12g、茯苓10g、制萸肉12g、山药10g、柴胡6g、黄芪20g、木香10g、墨旱莲15g、三七粉(吞)2g,5剂。

二诊(2008年6月13日):服药5剂,阴道出血即止,现正值经前,痛经明显。

处方:丹皮10g、炒栀子5g、赤芍15g、茜草10g、枸杞15g、当归6g、川芎5g、熟地12g、香附10g、元胡15g、乳香6g、益母草15g、没药6g,7剂。

三诊(2008年6月19日):月经在6月16日来潮,正值月经第4天,量中,色紫黯,夹血块,痛经减轻。

处方:丹皮10g、柴胡5g、香附10g、茯苓10g、茜草10g、炒槐花10g、制萸肉12g、枸杞15g、黄芪20g、三七粉(吞)2g、仙鹤草20g,7剂。

四诊（2008 年 7 月 3 日）：服药 7 剂，两天前再次出现阴道少许出血，白带增多，前方去三七粉，加制龟甲（先煎）20g，5 剂。

根据上面治疗原则，经前泻肝调冲，经后滋肾养阴摄血，连续调理 3 个月经周期。门诊随访，近半年未见经间期出血。

按语：排卵期出血，中医称为经间期出血，是指月经周期正常，而在两次月经中间（排卵期）有周期性的阴道出血者。一般多见于月经周期的第 10~16 天，持续 3~5 天，呈周期性发作。若少量、短暂出血者可不作病论，但量较多或量少时间长、影响患者正常工作生活者，则需及时治疗。该病症在中医典籍中论述不多。西医学认为本病由排卵期雌激素水平短暂下降所致。中医学认为月经排净后，血海空虚，冲任衰少，经气逐渐蓄积，由空虚渐充盛。至两次月经之间，为由虚至盛之转折，阴精充实，功能加强，阳气内动而出现氤氲动情之期。若体内阴阳调节功能正常，能迅速适应，而无异常变化。若肾阴不足，或由湿热内蕴，或瘀阻胞络，当阳气内动之时，阴络受伤，损及冲任，血溢于外。其基本机制为氤氲期元精充实，阳气内动，加以肾阴不足，湿热内蕴或瘀血内留等因素动血，便可引起阴道出血。本案乃兼肝经瘀热，扰乱冲任，血不归经。方中以制龟甲、熟地、制萸肉、枸杞、墨旱莲补肝肾，其中制龟甲能固经止血，墨旱莲能凉血止血；仙鹤草收敛止血；丹皮、赤芍、茜草、炒栀子、炒槐花既清泻肝热、凉血，又能化瘀止血；三七粉功善止血，又能化瘀；柴胡疏肝理气；香附、木香理气调经。伴痛经，故加用川芎、乳香、没药、元胡活血化瘀行气止痛。经前泻肝调冲，梳理气机，经后滋肾养阴摄血益气养血。

分秒感悟：本病的治疗并不在于止血，而是经后期尚未出血之前，以预防为主。辨证要点是针对出血量、色、质以及全身症状进行辨别。治疗重在经后期以滋肾养血为主，同时对夹有邪气采用不同的方法，如热者清之、瘀者祛之、湿者渗之，同时要根据月经前、中、后不同阶段，在辨证的基础上选用不同的药物。

二十一、经间期出血 2

姓名：夏某，女，16 岁，学生，**初诊**：2009 年 12 月 30 日。**主诉**：月经中期出现阴道出血半年。**现病史**：患者平素月经规则周期 28~30 天，经期 4~5 天，量多，色红，加少许血块，无腹痛。近半年来无明显诱因下出现月经中期阴道少量出血，色红，无腹痛、腰酸，曾在当地就诊，服用止血调经中药后，未见明显好转。**刻诊**：头晕，乏力，胃纳可，寐安。二便调，末次月经为 2009 年 12 月 10 日，舌红苔薄脉细。**既往健康**。

西医诊断：排卵期出血。

中医诊断：经间期出血。

辨证分析：乃少女肾阴不足，正值氤氲之时，由于阳气内动，阴阳转化不协调，阴络易损，损及冲任，导致血海封藏失职，血溢于外，以致经间期出血。

治法：滋肾养阴，固冲止血。

处方：丹皮 10g、赤芍 15g、太子参 15g、当归 6g、川芎 5g、熟地 12g、制香附 10g、怀牛膝 12g、益母草 15g、丹参 15g、红花 3g，5 剂（经前方）。

黄芪 20g、丹皮 10g、太子参 15g、茯苓 10g、制香附 10g、杞子 12g、山萸肉 10g、失笑散 10g、木香 10g、仙鹤草 15g、阿胶（烊冲）12g、炙甘草 5g，3 剂（经后方）。

经过经前经后的中药调理 3 个月后，近半年经间期无再出现出血。

按语：该患者正处于青春发育期，经间期不规则出血责之于肾，肾阴不足，阳气内动。患者来诊之时正值经前，根据中医"治未病"的理论，未病先防，已病防变、已变防渐等理念，对该病在经前期调理，使经水至而畅行；方中丹皮、赤芍、丹参清热凉血，活血散瘀；当归、川芎、熟地养血调经；香附调经理气，为"气中之血药"，被李时珍誉为"气病之总司，女科之主帅"；加以怀牛膝、益母草、红花活血祛瘀使得月经通畅。经后期在氤氲期前服药，益气补肾宁血，以防经间期出血，方中黄芪、茯苓、太子参、炙甘草补中益气；丹皮、赤芍、仙鹤草、杞子凉血止血，补肝益肾；加以阿胶滋阴、养血止血。经过调服后，症状明显改善。

分秒感悟：经间期出血，临证用药除正确的辨证外，还要掌握用药的时间窗，月经尾声或经后期，乃是用药关键，血中养阴，佐以一两味酸补收敛止血之品。

二十二、继发痛经（子宫腺肌症）

彭某，女，32 岁，工人，**初诊**：2007 年 12 月 11 日。**主诉**：经行腰腹疼痛 5 个月。**现病史**：患者平素月经规则，30 天一行，7 天即净，近 3 个月来，月经周期提前 6 天，经行腹痛伴腰骶部酸痛，量少，经色紫红夹血块。平素带下色黄，纳可，两便调，寐安。末次月经 2007 年 11 月 17 日，舌红苔薄黄，脉弦数。**既往健康**。**孕产史**：1-0-1-1。**妇检**：外阴阴道（-），宫颈轻度糜烂，子宫前位，偏大，质偏硬，压痛（±），双附件压痛（±）。**辅助检查**：阴道 B 超示：子宫前位，大小约 55mm×45mm×55mm 形态饱满,后壁见一约 28mm×23mm×26mm 的略强回声,边界欠清。双卵巢形态大小正常,后陷凹见约 43mm×20mm×68mm 的液性暗区。

西医诊断:子宫腺肌病,盆腔炎。

中医诊断:痛经,癥瘕。

辨证分析:瘀热互阻,冲任失调。正值经前。

治法:清热化瘀,消癥止痛。

处方:丹皮 10g、炒栀 10g、水蛭 5g、丹参 15g、赤芍 15g、制香附 10g、红花 3g、制鳖甲(先煎)20g、炮山甲 5g、红藤 20g、三七 5g、益母草 15g,10 剂。

灌肠方:红藤 10g、败酱草 15g、三棱 10g、莪术 10g、丹参 15g、元胡 15g、红花 6g、银花 15g、川芎 10g,7 剂。浓煎 100ml,保留灌肠。嘱经期停用。

二诊(2007 年 12 月 27 日):患者末次月经 2007 年 12 月 16 日,经来腹痛、腰骶酸痛好转,量仍少,色红,纳可,寐安,便结,舌红苔薄白,脉弦数。超声显示:子宫前位,大小约 52mm×36mm×46mm 形态饱满,后壁见一约 23mm×13mm×22mm 的略强回声,边界欠清。双卵巢形态大小正常,后陷凹见约 31mm×21mm×51mm 的液性暗区。

处方:丹皮 10g、炒栀 10g、丹参 15g、制香附 10g、制鳖甲(先煎)20g、生牡蛎(先煎)20g、炮山甲 6g、红藤 15g、木香 10g、莪术 6g、皂角刺 10g、山慈菇 10g、急性子 5g、石见穿 10g,10 剂。

灌肠方继用 10 剂。

三诊(2008 年 1 月 9 日):月经将届,乳房痛,舌红苔薄白,脉弦数。上方去生牡蛎加生鸡内金 5g、益母草 15g,7 剂。

灌肠方继用 7 剂。

四诊(2008 年 1 月 24 日):患者末次月经 2008 年 1 月 15 日,经来已无明显不适,量增多,腰酸,便溏,喜寐。舌红苔薄白,脉弦细。复查 B 超示:子宫前位,大小约 51mm×40mm×48mm 形态规则,宫体回声欠均匀。双卵巢形态大小正常。

处方:当归 5g、赤芍 15g、白芍 10g、柴胡 10g、炒枳壳 10g、甘草 5g、生黄芪 20g、木香 10g、薏苡仁 15g、红藤 20g、茯苓 10g、寄生 30g、八月札 12g,7 剂。

随访,患者月经已正常,腹痛消失。建议 6 个月~1 年定期复查,2009 年 8 月 B 超复查未见异常。

按语:子宫腺肌病指子宫内膜浸入子宫肌层所致的疾病。病灶多为弥漫性浸润性生长,以位于子宫后壁居多,也可呈局限性生长,形成子宫肌腺瘤。属于中医的"痛经""癥瘕"。本症之痛经是其异位在子宫肌层内膜周期性出血,即"离经之血"所致。明·王肯堂《证治准绳》:"妇人癥瘕,并属血病……宿血停凝,结为痞块。"《医学入门》:"血滞瘀积于中,与日生新血相搏,则为疼痛"。瘀积日久化热,热扰冲任,可见月经提前,带黄,舌红苔薄黄,脉弦数。方中制鳖甲、生牡蛎、山慈菇、石见穿软坚散结;炮山甲、莪术、皂角刺活血消积;丹皮、炒栀、丹参、赤芍凉血化瘀;红藤清热解毒活血消痈;制香附、木香、急性子行气止痛调经。予中药保留灌肠,活血化瘀,清热解毒,使药物直达病所,起到药半功倍的疗效。诸药合用,泻热化瘀,消瘀止痛,坚持守方用药,随证加减。使瘀阻消,胞脉通畅,药中要害,迭经1个月的治疗,痛经消失,癥瘕已除,而获痊愈。

分秒感悟:对于子宫腺肌病引起痛经,采用综合疗法,内服中药,外用灌肠,可以缩短疗程。同时月经时期不同阶段治疗侧重不同。经前期以调经活血止痛为主,平时重在化瘀消癥。但本病一般疗程颇长,攻伐之品易伤正气,宜择时佐以扶正之品。

二十三、痛经(气滞血瘀型)

陈某,女,23岁,学生,**初诊:**2008年7月30日。**主诉:**经行腹痛3年余。**现病史:**患者月经14岁初潮,无明显痛经,近3年来无明显诱因出现痛经,拒按,经前及经潮第1天痛甚,经血块下痛减。疼痛时坐卧不宁,每次服止痛药才能缓解。周期30天,经期3~4天,饮食正常,二便调。近症状加重,影响学习生活。末次月经2008年7月8日,量中,经血黯红有块,腹痛剧,伴腰酸。**刻诊:**舌黯红舌边瘀点,苔薄白,脉沉涩。B超提示子宫及两附件未见异常。**既往健康。**

西医诊断:继发痛经。

中医诊断:痛经。

辨证分析:乃气血运行不畅,胞宫经血流通受碍,以致"不通则痛"。

治法:行气活血,祛瘀止痛。正值经前期,以疏通为先。

处方:当归10g、川芎10g、元胡10g、赤芍12g、柴胡10g、制乳香6g、制没药10g、木香10g、益母草15g、三七5g,7剂。

二诊(2008年8月13日):末次月经2008年8月6日,量中,经血黯红有块,痛经明显好转。舌淡红舌边瘀点,苔薄白,脉沉涩。

处方：当归 10g、川芎 5g、元胡 10g、赤芍 12g、柴胡 12g、制乳香 6g、制没药 10g、木香 10g、鸡血藤 20g、桑寄生 20g，7 剂。

三诊（2008 年 8 月 20 日）：舌淡红舌边瘀点，苔薄白，脉沉。正值经间期。

处方：当归 10g、川芎 10g、元胡 10g、赤芍 12g、熟地 15g、柴胡 12g、制乳香 6g、制没药 10g、木香 10g、鸡血藤 20g、桑寄生 20g，7 剂。

上方加减治疗 3 个月经周期，经来疼痛未见。随访半年未见经痛。

按语：《丹溪心法》云："临行时腰痛腹痛乃是瘀滞，有瘀血。"《血证论》说："若无瘀血，则经自流通，安行无恙。"古人很重视"瘀"的致病作用。现代我国著名中医妇科专家杨宗孟认为：经之所以有信，乃气调血畅之故，气不疏则血行滞，冲任失于调节，血海失于蓄溢，乃致痛经之疾，故逐瘀之法便是调经之道，气行则冲任调，瘀化则血归经，通因通用也。该病案是属于气滞血瘀型。经潮腹痛，第 1 天尤甚，经行痛减，乃气滞也。气阻滞于胞宫形成瘀血，症见小腹剧痛，经血黑黯有块，舌体紫黯或舌边瘀点，脉沉涩。遵循气为血之帅古训，活血化瘀中佐以行气。延胡索"能行血中气滞，气中血滞，专治一身上下之痛"；川芎为"血中气药"，能"下调经水，中开郁结"；当归、赤芍补血使活血而不伤血；配没药、乳香，有明显的止痛效果。使患者瘀去、经通，通则不痛也。经后四物汤加鸡血藤、桑寄生养血活血兼补肝肾。乃扶其正，培其体也。

分秒感悟：临床上气滞血瘀型痛经颇为多见，应该在经期之前 3~5 天服用疏通之中药，其效更佳。在治疗该病时，还必须消除患者紧张、恐惧的心理，对体质虚弱者应注意指导患者增加营养及适当锻炼。

二十四、痛经（热灼血瘀型）

金某，女，24 岁，未婚，教师，**初诊：**2008 年 4 月 8 日。**主诉：**经行腹痛 3 年余，加重 2 月。**现病史：**患者 15 岁初潮，周期 30 天，经期 4~6 天，无明显痛经，近 3 年来无明显诱因每逢经前 1~2 天开始下腹坠胀痛，来潮第 1~2 天其痛较甚，同时伴有恶心、呕吐，月经来潮不能正常上课，服用"芬必得"可片刻缓解。近 2 月来，经来腹痛加剧，服止痛药也难以缓解。末次月经 2008 年 3 月 17 日，行经量中，经血黯红质稠，夹小血块，纳呆，便调。面部满布痤疮，**刻诊：**舌红，苔薄黄，脉弦数。有乙肝大三阳病史。多次查妇科 B 超均未见异常。

西医诊断：继发痛经。

中医诊断：痛经

辨证分析：热灼血瘀也。热邪与血搏结，稽留胞宫，气血凝滞不畅，不通则痛。

治法：泄热清肝，调经止痛。

处方：丹皮 10g、当归 6g、川芎 10g、元胡 10g、赤芍 12g、柴胡 10g、制乳香 6g、制没药 10g、益母草 15g、凌霄花 6g、马鞭草 15g，7 剂。

二诊（2008 年 4 月 23 日）：末次月经 2008 年 4 月 15 日，月经来潮，自觉腹痛明显缓解，经量及血块减少。面部痤疮明显。

处方：丹皮 10g、当归 6g、川芎 10g、元胡 10g、赤芍 12g、柴胡 12g、制乳香 6g、制没药 10g、凌霄花 6g、升麻 6g、茜草 10g，10 剂。

三诊（2008 年 4 月 30 日）：面部痤疮减少。

处方：丹皮 10g、当归 6g、川芎 10g、元胡 10g、赤芍 12g、柴胡 10g、制乳香 6g、制没药 10g、益母草 15g、凌霄花 6g、马鞭草 15g，10 剂。

连续治疗 3 个月经周期，月经调顺，痛经基本消除。2009 年 7 月因早孕反应前来就诊，诉中药调理后痛经未犯。

按语：傅青主认为，"妇人有经前腹痛数日而后经水行者，其经来多是紫黑块。人以为寒极而然也，谁知是热极而火不化乎！夫肝属木，其中有火，疏则通畅，郁则不扬，经欲行而肝不应，则抑拂其气而痛生。然经满则不能内藏，而肝中之郁火焚烧，内逼经出，则其火亦因之而怒泄。其紫黑者，水火两战之象也。其成块者，火煎成形之状也。经失其为经者，正郁火内夺其权耳，治法似宜大泄肝中之火。然泄肝之火而不解肝之郁，则热之标可去，而热之本未除也，其何能益！"患者感受湿热之邪，与血搏结，稽留冲任及胞宫，气血凝滞不畅。属热灼血瘀型痛经，通过泄热清肝，调经止痛而治愈。

分秒感悟：热灼血瘀型痛经用药必须注意：清热药不能过于寒凉，应取其既有清热又有凉血活血之品，如丹皮、赤芍、茜草等。理气行瘀之品大多偏于香燥，应谨而用之，中病即止。同时要掌握用药时间窗，经前 1 周一定要服药，必要时加牛膝、益母草，既能引经水下行，畅通经络，又能使热随血行，速求其效。

二十五、痛经（寒凝血瘀型）

薛某，女，20 岁，学生，**初诊**：2008 年 7 月 22 日。**主诉**：经行腹痛 1 年，加重 2 个月。**现病史**：患者月经 15 岁初潮，无明显痛经，1 年前因经期受凉，嗣后每逢月经来潮之际小腹冷痛，经前及经潮第 1 天其痛甚剧，喜按，得热后痛减。严重时可面色苍白，手足厥冷，冷汗淋漓一时晕厥，片刻可缓。时伴有恶心、呕吐,症状逐渐加重,影响工作生活。末次月经 2008 年 7 月 2 日,经量中等,经血黯红有块,块下痛减,周期 30 天,经期 4~6 天,饮食正常,便溏。**刻诊**:舌淡黯,苔薄白,脉细弦。**既往健康**。妇科盆腔 B 超提示:未见异常。

西医诊断:痛经。

中医诊断:痛经。

辨证分析:寒邪客于胞宫,运行不畅,导致气血凝滞。

治法:温经散寒,化瘀止痛。

处方:经验方温经消痛汤加减,当归 5g、川芎 5g、元胡 15g、茯苓 15g、白芍 12g、小茴香 5g、桂枝 5g、制香附 10g、六神曲 12g、乌药 10g、吴萸 3g、益母草 15g、牛膝 10g。

二诊(2008 年 8 月 11 日):药后大便正常。末次月经 2008 年 8 月 1 日,痛经明显好转。舌淡红,苔薄白,脉细。正值经后。

处方:当归 5g、川芎 5g、元胡 15g、茯苓 15g、白芍 12g、小茴香 5g、制香附 10g、六神曲 12g、桂枝 5g、乌药 10g、吴萸 3g、生米仁 30g。

三诊(2008 年 8 月 22 日):正值月经前,治守前意,以防经行腹痛。

处方:当归 5g、川芎 5g、元胡 15g、茯苓 15g、赤芍 12g、小茴香 5g、元胡 15g、制香附 10g、六神曲 12g、桂枝 5g、乌药 10g、吴萸 2g、益母草 15g,连续治疗 3 个月经周期,月经调顺,经痛消除。随访半年痛经未犯。

按语:经行腹痛责之“不通则痛”或“不荣则痛”,然虚少实多,而实证痛经临床上以寒凝血瘀型颇为多见。《素问·举痛论》云:“寒气入经而稽迟,泣而不行,客于脉外则血少,客于脉中则气不通,故卒然而痛”;《景岳全书·妇人规》曰:“若寒滞于结,或因外寒所逆,或素日不甚寒凉,以致凝结不行则留聚为痛”。均明确指出寒凝血瘀之痛经,多由经期饮食生冷而内伤于寒,或感受外寒所致寒湿凝聚冲任,血为寒凝,瘀阻不通而为疼痛。究其病机关键在于“瘀”,其病症主要为“疼痛”,所谓“不通则痛”,是痛经的重要病理机制。该方中桂枝、乌药、吴萸、小茴香温经散寒;当归、川芎活血化瘀。实验研究证明:当归、白芍、肉桂等有效成分能抑制醋酸刺激动物致疼痛而发生躯体反应;吴萸等能提高电刺激家兔齿髓引起的痛阈;当归的挥发成分和乌药、香附等有缓解子宫痉挛的作用。此外,当归、川芎等许多药物都能不同程度地扩张周围小血管,改善微循环或血流状态,从而改善子宫平滑肌的营养和缺氧状态,缓解痛经症状。

分秒感悟:对于寒凝型痛经治疗必须抓住两个要点,一寒,二痛。治疗以温通为主,但亦要注意经量多少、经前后不同疗法。治疗痛经分三个阶段:经前温通止痛,宜在预防;经期温养止痛,贵在治疗,以防动血;经后温阳调冲,以善其后。

第四节 带 下 病

一、带下病1

朱某,女,35岁,家务,**初诊**:2008年10月6日。**主诉**:白带量多1年。**现病史**:患者1年前无明显诱因出现白带量增多,色淡黄,质稀薄,无异味,无外阴瘙痒,无下腹疼痛,有时头晕倦怠,腰背酸痛。月经周期规则28~30天,经期6~7天,量色正常。末次月经2008年9月26日。**刻诊**:胃纳,睡眠及二便正常,舌淡红,苔薄白,脉沉缓。**既往健康**。**孕产史**:1-0-0-1。**妇科检查**:外阴已婚已产式;阴道通畅,内见较多糊状物;宫颈轻度糜烂;宫体中位,常大,质中,无压痛;两附件未及包块或压痛。**辅助检查**:HPV、TCT提示未见异常。

西医诊断:慢性宫颈炎。

中医诊断:带下病。

辨证分析:脾肾俱虚,水湿内停,下注冲任,损及任带。

治法:健脾补肾,收涩止带。

处方:党参30g、茯苓10g、炒白术10g、鹿角胶(烊冲)12g、枸杞15g、陈皮5g、白芷5g、贯众炭10g、椿根皮10g、甘草5g,7剂。

二诊(2008年10月4日):服药7剂,白带明显减少,唯近日经常头晕、耳鸣,前方加黄芪20g、煅磁石(先煎)20g、石菖蒲10g,10剂。

经二诊调治后,门诊随访白带已正常。

按语:带下属带脉为病,是指带下量增多,色质气味异常,伴全身或局部症状者。因带脉为约束腰下诸脉的枢纽,带脉失约,则任脉不固,湿邪易于侵入蕴酿于内,引起带下。《傅青主女科·带下》谓:"夫带下俱是湿症,而以带名者,因带脉不能约束,而有此病,故以名之。"西医学的阴道炎,宫颈炎等所致白带增多,属于本病范畴。本例是该患者带下虽多,但质稀,无臭味,伴腰酸背痛,结合脉症属于脾肾亏损,带脉失约。方用四君子汤益气健脾,气虚甚则加黄芪;加鹿角胶温补肝肾,收敛止带;枸杞补肝肾;白芷、贯众炭、椿根皮均能收涩止带;全方共奏健脾补肾,收涩止带之功而获效。

分秒感悟:临证上不能见到西医"炎症"之病,即用清热解毒、利湿,应该根据中医的辨证,合理用药。

二、带下病2

张某,女,41岁,已婚,工人,**初诊**:2009年11月23日。**主诉**:白带量增多10余年。**现病史**:患者10年前无明显诱因下出现白带量增多,色白,质稀如水样,房事后加重,偶伴外阴瘙痒,稍有异味,下腹隐痛。平素月经欠规则,周期为60~100天不等,经期一般为7天,末次月经:2009年5月18日,近5个月月经未行。曾在西医妇科治疗,诊断为"盆腔炎,阴道炎",予以盐酸莫西沙星(拜复乐)、复方甲硝唑阴道栓(妇炎康)等消炎药对症治疗,症状稍有好转,但易复发。**刻诊**:易觉疲劳乏力,耳鸣,腰膝酸软。纳尚可,寐欠安,尿频,大便干结,4~5日1次。舌淡边有齿痕,苔白,脉细。**既往体健**。**妇科检查**:外阴(-);阴道畅;宫颈轻度糜烂;宫体前位,常大,活动可,少有压痛;双侧附件未见异常。**辅助检查**:白带常规检查正常;阴道B超检查:子宫内膜厚度7mm,子宫附件未见异常。血清HCG阴性。

西医诊断:慢性阴道炎,盆腔炎,继发闭经。

中医诊断:带下病,闭经。

辨证分析:脾肾亏虚,冲任失调,带脉失约。故白带量多,质稀如水;月经失调。

治法:补肾调经,固涩止带。

处方:当归10g、党参15g、生白术15g、生首乌15g、菟丝子12g、鸡冠花12g、鸡血藤20g、杞子15g、木香10g、椿根皮12g、桃仁10g、制香附15g、炒枣仁10g,10剂。

二诊(2009年12月4日):药后患者白带量较前稍有减少,质稀如水样,耳鸣及腰膝酸软症状好转,月经于12月1日来潮,经行4天,现正值经后,月经量少,色淡红,未夹血块,无痛经史。大便干结,5~6日解一次。舌淡苔白脉细。因正值月经将净。

处方:原方去鸡血藤,加仙鹤草20g、阿胶(烊冲)12g、益智仁10g、金樱子12g,10剂。

经过两个多月的治疗,患者症状基本正常。嘱患者平素月经来潮时注意休息,不可干重活,适当锻炼身体,可常服用杞子、黑芝麻等补肾之品以增强体质。

按语:正常带下是一种润泽于阴道的无色、透明、质黏、无臭的阴液,多为肾气充盛、脾气健运、任脉通调、带脉健固的表现。若脾失健运、肾气不固、任脉失约、带脉松弛,则会出现带下病。西医学中将此症归为炎症,一般予以消炎药治疗。该患者带下增多 10 多年,一直以盆腔炎、宫颈炎为由迭经数十年西药治疗,其病不愈,体质渐差,终转为中药调理。问其症,观其苔,候其脉,乃虚也,非炎性带下病。中医认为带下乃由脾运化,肾封藏,任带二脉约束也。故治疗从脾肾着手,健脾补肾固带,佐以调经。经短短的 1 个月调理,10 年之疾亦愈,且停闭了半年的月经来潮,充分发挥了中医独特的理论优势和临床优势。

分秒感悟:对于虚证带下病,虽然治病以健脾补肾、固涩止带为主,但也要注意时间段,月经前慎用收敛之品,经后可选用既健脾补肾又固涩之中药,如怀山药、芡实、益智仁、金樱子、桑螵蛸等。

三、带下病 3

陈某,女,42 岁,已婚,**初诊:**2009 年 10 月 21 日。**主诉:**白带增多伴外阴瘙痒 1 年,加重 1 月。**现病史:**患者 1 年前无明显诱因下出现白带增多,呈豆腐渣样,严重时呈黄色,并伴有外阴瘙痒,无异味,无少腹隐痛。1 年之间曾多次赴西医治疗,诊断为"真菌性阴道炎",并予以硝酸咪康唑(达克宁)、伊曲康唑等药物对症支持治疗,用药后症状虽有缓解,但劳累后或稍有不慎,症状即反复发作。1 月前症状再次出现,白带量明显增多,瘙痒加重。**刻诊:**舌淡红苔白,脉沉滑。**既往健康。生育史:**2-0-0-2。**妇科检查:**外阴潮红,阴道畅,见大量豆腐渣状分泌物,宫颈轻度糜烂,双附件未及异常。**辅助检查:**白带常规:霉菌(++);白细胞(+)

西医诊断:念珠菌性阴道炎。

中医诊断:带下病,阴痒。

辨证分析:脾失健运,湿浊下注,任带不固,则带下增多;湿腐生虫,虫邪直犯阴器,虫蚀阴中则阴痒。

治法:清热利湿,杀虫止痒。

处方:当归 10g、党参 15g、茯苓 10g、生白术 12g、陈皮 5g、荆芥 6g、白芷 10g、炒苍术 10g、黄柏 10g、地肤子 12g、蛇床子 10g、生米仁 30g、苦参 10g,14 剂。

二诊(2009 年 11 月 22 日):患者因家中有事耽搁复诊时间,自诉药后外阴瘙痒症状缓解,白带减少,3 天前因家务劳累后症状再现。胃纳可,大小便无殊,睡眠安。舌红苔白,脉沉滑。仍以原法进退。当归 10g、党参 15g、茯苓 10g、生白术 12g、陈皮 5g、荆芥 6g、白芷 10g、炒苍术 10g、黄柏 8g、地肤子 12g、蛇床子 10g、生米仁 30g、赤芍 15g，12 剂。药后随诊，继续调理 2 个月，结合患者休养生息，近 5 个月内，带下症状未有发作。

按语：真菌性阴道炎是常见的妇女病之一，有 80%~90% 的真菌性阴道炎是由白念珠菌感染引起的，10%~20% 为其他念珠菌及酵母菌感染。中医属于带下病。"带下病"首见于《素问·骨空论》："任脉为病，女子带下瘕聚"。本病的发生，中医多责之于肝、脾、肾三脏及风、冷、湿、热之邪。多因湿邪为病。该患者脾气亏虚，脾失健运，水湿内留，停注下焦，任带不固，则带下增多；湿腐生虫，虫邪直犯阴器，虫蚀阴中则阴痒。治拟清热利湿，杀虫止痒为主。党参、苍术、白术、茯苓、生苡仁、陈皮可以健脾利湿止带；荆芥、白芷、炒苍术、地肤子、蛇床子（根据西医学研究发现地肤子、蛇床子有抑菌作用）均有很好的杀虫效果；苦参、黄柏、赤芍清热燥湿。

分秒感悟：治疗本病时，要辨病与辨证相结合。在辨证的基础上要适当加几味杀虫止痒之品，如地肤子、白鲜皮、蛇床子、白芷等，以求疾病早日痊愈。

第五节 妇科杂症

一、人工流产不全

陈某，女，30 岁，工人。**初诊：**2008 年 2 月 22 日。**主诉：**人工流产术后阴道少量出血 20 余天。**现病史：**患者 1 月前行人工流产术，术后阴道出血时有时无，色黯红。2008 年 2 月 21 日：阴道 B 超显示：宫腔内混合性结构（15mm×14mm×18mm）；右卵巢囊性结构（27mm×22mm），2 月 22 日检查血清人绒毛膜促性腺激素（HCG）：49.28IU/L。西医诊为人工流产后残留，建议行清宫术。患者因惧怕清宫，要求中药治疗。患者小腹不适，无腰酸，无乳胀。平素月经正常，精神佳，纳可，寐安，便干。**刻诊：**舌红，苔薄，脉弦滑。**既往史：**否认肝炎，肺结核等传染病史，否认手术外伤史，否认特殊药物及食物过敏史。**生育史：**1-0-0-1。

西医诊断：人工流产后残留。

中医诊断：胎物不下。

辨证分析：乃人工流产后胎物滞留，瘀热积聚，血不循经。

治法：泄热活血，祛瘀下胎物。

处方:制军 10g、桃仁 10g、水蛭 3g、炮穿山甲 5g、丹皮 10g、丹参 15g、牛膝 10g、红花 3g、赤芍 15g、益母草 15g、木香 10g,7 剂。

复诊(2008 年 3 月 3 日):药后见紫黑色片状物下,阴道出血已止。复查 B 超:子宫及两附件未见占位;宫颈多发囊肿。

按语:该案系胎物蓄积胞宫,滞涩不下,血既蓄而不行,非大下其血瘀难祛。故仿抵当汤意,斯血去胎物下而邪不留耳。抵当汤是治疗蓄血证代表方。人工流产后残留,也是蓄血,方中制军泻热导瘀,水蛭、炮穿山甲直入血络,破血逐瘀,荡涤留滞;桃仁、丹参、牛膝、红花、益母草活血化瘀通经;丹皮、赤芍清热凉血散瘀;木香行气调经,共使瘀下热清血止。

分秒感悟:抵当汤是张仲景《伤寒杂病论》治疗瘀热证的重要方剂,对于经方,主要是方证对应,强调方与证的严格对应,这是经方有别于其他流派的最特殊本质。不论什么病只要出现相应的方证即可选用相应的方药治疗而获效,只要经方用得好,临床也会得心应手,疗效颇佳。抵当汤既能治疗常见病,又能治疗多发病,更能治疗疑难病,如急慢性盆腔炎,闭经,多囊卵巢综合征等。

二、压力性尿失禁

宋某,女,35 岁,已婚,工人。**初诊:**2009 年 8 月 26 日。**主诉:**尿失禁 1 年余。**现病史:**患者近 1 年来每与打喷嚏、提重物时出现不自主小便溢出,过度疲劳时尤甚,伴尿频,尿急,无尿痛,偶有少腹下坠感,白带色微黄,气秽臭,无瘙痒。曾于当地医院就诊,中西药治疗后未见好转,末次月经为 2009 年 8 月 10 日,经行 6 天,量多,色黯,夹血块,无腹痛,无乳房胀痛,**刻诊:**纳可,寐欠安,大便 2 日一行,质尚软,舌淡苔白,脉缓。**既往体健。生育史:**1-0-2-1。**妇科检查:**外阴(-),阴道畅,宫颈轻度糜烂,宫体前位,饱满,无压痛,双附件(-)。**辅助检查:**2009 年 8 月 26 日超声显示:子宫肌瘤,宫颈多发性囊肿,右卵巢囊性结构(28mm×25mm)伴后陷凹积液。尿常规检查正常,肝功能、甲胎蛋白检查正常。

西医诊断:压力性尿失禁。

中医诊断:遗溺(脾肾亏虚,瘀血内阻)。

辨证分析:乃脾肾亏虚,脾虚中气下陷,肾虚下元不固;且瘀血内阻,膀胱气化不利,故出现尿失禁。

治法:补肾健脾,活血化瘀。正值经前。

处方:当归 10g、太子参 12g、麦冬 10g、生鸡内金 5g、淮小麦 30g、杞子 15g、夜交藤 20g、杜仲 20g、丹参 15g、红花 3g、花蕊石 12g,7 剂。

二诊(2009 年 9 月 7 日):药后尿失禁症状减轻,偶有喷嚏时尿失禁,无尿频尿急,胃脘部不适,偶有反酸,少腹有隐痛,外阴瘙痒,白带量少,色黄。舌淡红苔白脉滑。

处方:当归 10g、太子参 12g、麦冬 10g、生鸡内金 5g、淮小麦 30g、夜交藤 20g、杞子 15g、杜仲 20g、丹参 15g、红花 3g、生牡蛎(先煎)20g,10 剂。

中药灌肠 7 剂。

三诊(2009 年 9 月 21 日):尿失禁症状已明显好转,要求中药巩固治疗,诉有咳嗽,无咳痰,无咽喉疼痛,末次月经 2009 年 9 月 13 日,5 天干净,量中,无腹痛,未夹血块,外阴偶有瘙痒,白带量少色黄。胃纳可,寐欠安,大便 2 日一行,质干。舌淡,苔白,脉细。

处方:黄芪 30g、当归 5g、赤芍 15g、浙贝 12g、制鳖甲(先煎)20g、生牡蛎(先煎)20g、杜仲 20g、杞子 15g、丹参 15g、炙甘草 5g、蝉衣 6g、生鸡内金 5g、益智仁 15g、桑螵蛸 15g,10 剂。

随访 1 月,患者病情基本治愈,未再发作。

按语:压力性尿失禁是指腹内压突然增加导致尿液不自主流出,其特点是在正常的状态下无遗尿,而腹内压突然增高时尿液自动流出,也称真性尿失禁、应力性尿失禁、解剖性尿失禁。中医可称为"膀胱咳"。《素问·宣明五气》《素问·咳论》曰:"膀胱咳状,咳而遗尿。"因此小便的正常排泄,有赖于膀胱与三焦之气化,且上焦以肺为主,中焦以脾为主,下焦以肾为主,故又与肺、脾、肾三脏功能密切相关,又与五脏密切关联。该患者既有压力性尿失禁症状,B超提示又有子宫肌瘤、附件囊肿。病机脾肾亏虚,瘀血内阻,治疗补肾健脾,活血化瘀。方中当归、太子参健脾益气、养血固本;杞子、杜仲补肝肾、益气固摄;鸡内金具有涩精止溺之功;生牡蛎收敛固摄而治其标;丹参、红花、花蕊石活血化瘀;淮小麦、夜交藤养心安神,又"心为君主之官",心神安定则遗溺自止也。扶正祛邪,经前后合理精选药物,故经过 1 个月的调理,尿失禁症状消失。

分秒感悟:如果是单纯的压力性尿失禁,应该在治疗时注意补气,注意补肾,用药宜升,宜收。且要适当休息,忌剧烈运动。

三、子宫肌瘤

张某,女,50 岁,已婚,工人,**初诊。**:2009 年 9 月 9 日。**主诉:**体检发现"子宫肌瘤"2 月余。**现病史:**患者平素月经规则,15 岁月经初潮,周期 30 天左右,经行 4~5 天,量中色红,有痛经病史。2月前体检发现子宫肌瘤,偶伴下腹部隐痛,时而发作,腰酸背痛,末次月经为 2009 年 8 月 23 日,经行 7 天,量先多后少,色先黯红后变红,夹有血块,带下无殊。**刻诊**:纳可,寐安,大便结,2日一行,舌黯红苔白,脉细。**既往体健**。生育史:2-0-0-2 结扎。**妇科检查**:外阴已婚已产式;阴道畅;宫颈轻度糜烂;宫体前位,饱满,质中,无压痛;双附件未及包块或压痛。**辅助检查**:2009 年 7 月 13 日超声显示:子宫增大伴肌瘤(20mm×17mm×19mm),宫颈多发性囊肿(8mm×7mm×7mm)。

西医诊断:子宫肌瘤。

中医诊断:癥瘕。

辨证分析:乃气滞血瘀痰凝,滞于小腹,瘀阻胞脉。

治法:活血行气,消癥散结。

处方:当归 12g、赤芍 15g、丹参 15g、桃仁 5g、桑寄生 30g、炒杜仲 30g、浙贝 12g、生白术 15g、急性子 5g、木香 10g、蛇六谷 10g、元胡 15g,10 剂。

二诊(2009 年 10 月 5 日):服药后上述症状缓解,诉心下痞满,无呃逆反酸,脐周部隐痛,时发时止,末次月经为 9 月 23 日,量中,色黯红,夹血块,无痛经,白带无殊。9 月 30 日复查 B 超显示:子宫肌瘤(4mm×15mm×15mm)。**刻诊**:纳可,寐安,便干,1 日一行,舌淡红苔白腻脉细。

处方:桃仁 10g、炮山甲 5g、木香 10g、元胡 12g、夜交藤 20g、槟榔 10g、生白术 15g、皂角刺 10g、生鸡内金 5g、虎杖根 15g、当归 12g、芍药 15g、浙贝 12g,10 剂。

三诊(2009 年 10 月 15 日):药后上述症状缓解,诉仍有上腹部痞满不适,末次月经为 9 月 23 日,经行 6 天,**刻诊**:纳可,寐安,大便干结,药后便软,舌淡红,苔白腻,脉细缓。

处方:原方加蛇六谷 10g、怀牛膝 10g、益母草 15g,7 剂。

四诊(2009 年 11 月 12 日):末次月经为 11 月 3 日,经行 5 天,量中,色先黯红后变红,夹少许血块,无痛经。药后腹部舒,偶有隐痛。复查 B 超(2009 年 11 月 11 日):子宫小肌瘤(8mm×7mm×8mm)。

处方:黄芪 20g、丹皮 10g、制鳖甲(先煎)20g、煅牡蛎(先煎)20g、浙贝 15g、急性子 5g、木香 10g、毛慈菇 10g、柴胡 5g、蛇六谷 10g、菝葜 10g、炒麦芽 15g、鹿衔草 12g,10 剂。

按语:子宫肌瘤主要由于子宫平滑肌细胞增生而形成,其中有少量结缔组织纤维仅作为一种支持组织而存在,其确切的名称应为子宫平滑肌瘤,通称子宫肌瘤。属于中医学癥瘕范畴。《诸病源候论》记载："癥瘕者……其病不动者,其名为癥,若病虽有癥瘕而可推移者,名为瘕。"大抵癥属血病,瘕属气病。临床以气滞血瘀痰凝型多见。根据"坚者削之,客者除之,结者散之,留者攻之",对本病治疗大法以祛邪为主。活血化瘀、破积消癥、软坚散结。方中、木香理气行滞;当归、桃仁活血化瘀;赤芍行血中之滞;皂角刺、浙贝、急性子、蛇六谷、炮山甲等软坚散结抗肿瘤;生白术缓下通便。桑寄生、炒杜仲、补肝肾强筋骨。迭经治疗,复查B超发现子宫肌瘤明显变小。患者腹部仍有隐痛,经血中夹有血块,故加大桃仁、红花剂量,加以炮山甲增强活血化瘀功效,槟榔理气行滞,皂角刺、虎杖根抗肿瘤,四诊后腹痛缓解,偶发,只有少许血块,治疗2个月,复查B超提示:子宫肌瘤缩小大于1/2。

分秒感悟:子宫肌瘤治疗,临床既要辨证,又要根据伴随症状随症加减,而且还要根据现代药理研究,选用几味抗肿瘤中药。以辨病与辨证相结合。

四、围绝经期综合征,早发卵巢功能不全

张某,女性,已婚,39岁,商人,**初诊:**2008年11月4日。**主诉:**烘热汗出1年。**现病史:**该妇平素月经规则,周期30~31天,经行4~5天,经量中等,色红,夹血块,无痛经,无乳房胀痛,无腰酸痛。近1年来无明显诱因下出现阵发性烘热汗出,烦躁易怒,情绪波动较大,容易疲劳,腰部酸痛。末次月经2008年10月4日,行经5天,量少,色黯红,夹块。患者因平时业务繁忙,经常出差游走在各个省市,未予重视,上述症状逐渐加重。伴夜寐欠安,大便解后不畅。**刻诊:**正值经前,舌红,苔少,脉细数。**既往体健。孕产史:**1-0-1-1。**辅助检查:**2008年10月6日血清女性激素测定:雌二醇(E2)100ng/L,黄体生成素(LH)21IU/L,促卵泡生成素(FSH)20IU/L,睾酮(T)0.6ng/ml,泌乳素(PRL)9.0ng/ml。抗缪勒氏管激素(AMH)0.6ng/ml

西医诊断:围绝经期综合征;早发卵巢功能不全。

中医诊断:绝经前后诸症。

辨证分析:心肝肾阴液亏虚,阴虚火旺。

治法:养心阴,滋肾水,柔肝体,泄虚火。

处方:太子参15g、麦冬10g、五味子5g、淮小麦30g、枸杞子15g、木香10g、当归10g、白芍12g、地骨皮15g、龟甲(先煎)20g、凤尾草12g、知母12g、黄柏10g,7剂。

二诊(2008年11月24日):月经于11月11日来潮,行经9天,量时多时

少,色黯红,夹块,服药7剂后上述症状较前已明显改善,药已中病,效不更方,以图巩固,正值经后,去知母、黄柏,加杜仲20g,15剂。

2009年7月3日又因烘热汗出前来就诊,诉药后舒适半年。

按语:围绝经期综合征可依据中医学"绝经前后诸症"进行辨证论治。妇女年届绝经前后,肾气渐衰,天癸渐竭,冲任二脉虚衰,生殖能力降低以至消失。该患者阵发性烘热汗出、烦躁易怒、情绪不稳、夜寐欠安等症状。乃心肝肾阴液亏虚也。心血不足,月经过少,夜寐欠安;肝肾阴虚则阴不敛阳,虚阳上越,故烘热汗出;阴虚津液不足,则口干;腰为肾府,肾虚腰府失养,则见酸痛。故治疗以太子参补益脾肺之气,虽不如党参,但兼能养阴润肺,为补气药中一味清补之品;淮小麦能养心益气敛阴;五味子味酸甘,性温而润,能收敛固涩,益气生津,补肾宁心,其收敛固涩之力较强,上能敛肺气,下能滋肾阴;又能柔肝体;麦冬有养阴润燥,清肺生津之功,能清心除烦;木香辛温香燥,能通理三焦;当归味甘辛,性温,既能补血,又能活血;白芍味苦酸甘,性微寒,善于养血敛阴柔肝,血虚、阴虚有热者常用之;杞子性平为平补肾精肝血之品;杜仲补益之力较强,为治肾虚腰痛的要药;龟甲归心经,滋阴之力较强,又能益肾健骨、养血补心,可用于肾虚引起的腰酸;地骨皮能凉血除蒸,清肺降火,生津止渴;知母、黄柏乃退虚热、除骨蒸之佳品。以上诸药以养心肝肾阴液,生津除烦。故疗效明显,二次来诊问其症状皆已改善,药已中病,效不更方,续用原方,以图巩固。

分秒感悟:本案看似用知柏地黄丸或大补阴丸颇为适宜,其实不然。知柏地黄丸和大补阴丸重在滋肾阴,而围绝经妇女不仅肾阴虚,且肝阴、心血亦虚,五脏俱燥,单用补肾阴难以迅速见效。故用药宜甘、宜柔、宜润,养心阴、滋肾水、柔肝体,缺一不可。只有五脏阴液充盛,虚火得以平息。而且知母、黄柏等清热滋阴降火之品,尚有败胃之嫌也,不能长期使用。

五、子宫全切术后发热(阳明腑实证)

夏某,女,41岁,已婚,家务。**初诊:**2009年11月9日。**主诉:**子宫全切术后发热伴腹胀3天。**现病史:**3天前患者因"子宫平滑肌瘤"在当地医院行"子宫全切术",手术过程顺利,术后开始出现发热,体温波动在37~38℃之间,伴下腹胀满不适,肛门排气少,大便未解,小便解而费力,感灼痛,检查尿常规未见异常,曾予抗生素抗感染治疗3天,但午后仍有低热,腹胀不适,二便难解。**刻诊:**面色潮红,腹胀如鼓,舌红苔黄腻,脉数。**既往体健:生育史:**2-0-0-2。血常

规:白细胞 12×10^9/L,

西医诊断:术后发热原因待查。

中医诊断:内伤发热?(阳明腑实证)。

辨证分析:外感邪毒与肠中燥屎互结成实,实热内结,腑气不通,属阳明腑实。

治法:峻下热结,理气通腑。

处方:生大黄(后下)10g、元胡 15g、玄明粉(冲)10g、枳实 10g、桃仁 10g、川朴 8g、炒莱菔子 30g、连翘 15g、赤芍 15g、槟榔 10g、银花 12g,2 剂。

二诊(2009 年 11 月 12 日):药后热退身凉,大便已解,偶有下腹坠痛,尿痛,舌脉同前。效不更方。

生大黄(后下)10g、川朴 6g、枳实 10g、炒莱菔子 30g、桃仁 10g、元胡 15g、槟榔 10g、赤芍 15g、银花 10g、白花蛇舌草 15g,3 剂。

药后无发热,无腹胀,二便转调,未反复,情况好转而出院。

按语:仲景大承气汤本为伤寒阳明热结而设,主治阳明腑实证、热结旁流、里热壅实之热厥、痉证或发狂等。阳明腑实证是诸多急腹症发病过程中出现的一个共同证候,概括为两大类型的实证:一为燥热亢盛,肠胃燥屎阻结的热证;二为燥热之邪与肠中糟粕相搏结而成燥屎的实证。大承气汤由大黄、芒硝、厚朴、枳实组成,功能峻下热结,为治疗阳明腑实证之祖方。"痞、满、燥、实"为其主症。如《医宗金鉴》指出:"积热结于里,而成痞满燥实者,均以承气汤下之。"就是其例。

该案患者既有燥屎内结阳明腑实证的实证,又有里热内盛的热证,"痞、满、燥、实"诸症兼具,故完全符合大承气汤证。虽以发热为主证,此内伤发热亦为实热内盛所致,痞满燥实得解,热随泻下亦得清。方中大黄、芒硝峻下热结,泄下通腑;川朴、木香、莱菔子、槟榔、元胡调肠理气止痛;连翘、银花清热解毒,清化里热;赤芍、桃仁活血润肠,防止术后肠粘连。二诊时大便已解,小便灼痛,中病即止,故去芒硝,加白花蛇舌草清热解毒,利尿通淋。方药切合,里热清,腑气通。

分秒感悟:近代对承气汤进行深入研究,开拓了大承气汤的新用途,认为大承气汤具有泻热、通便、排毒、解痉,增加肠蠕动,改善胃肠道血液循环和降低毛细血管通透性,促进腹腔内陈旧性出血吸收,预防术后腹腔内粘连等作用。陈颖异认为,只要病机属实热结甚,腑气阻闭,方中大黄清热泻火,芒硝泻下,枳实理气,厚朴行气,临床应用可以达到"釜底抽薪,急下存阴"之功,不必拘泥于诸症具见,仅见一症即可用之,这也是异病同治。

六、外阴白斑

朱某,女,54岁,已婚,家务,**初诊**:2016年7月7日。**主诉**:外阴瘙痒半年余。**现病史**:患者近半年外阴一直瘙痒,在当地医院妇科就诊治疗,并予雌二醇软膏外用,效果不显,遂停用。现患者外阴瘙痒,夜间尤甚。白带量中,色偏黄,无腰酸疲乏,无潮热汗出,**刻诊**:大便偏硬,舌质红苔薄,脉弦细。**既往史**:高血压2年余,未规律服药,血压控制不稳定。否认肝炎,结核,心脏病,肾病史,无手术外伤史,无输血史,无糖尿病,高脂血症。**月经孕产史**:40岁绝经,1-0-4-1。**辅助检查**:2016年7月8日检查:宫颈人乳头病毒HPV(-),TCT正常。妇科查体:外阴阴唇及前庭白斑,阴道前壁轻度膨出,宫颈光,子宫前偏大,无压痛,双附件未及包块。血压150/80mmHg。

西医诊断:外阴混合性营养不良。

中医诊断:阴痒。

辨证分析:肝肾阴虚,血虚风燥。

治法:滋阴养血,祛风止痒。

处方:杞子15g、熟地黄10g、山萸肉10g、炒白芍12g、龟甲20g、丹皮10g、炒麦芽15g、地肤子12g、百合12g、生地黄15、白鲜皮10g、木香10g,中药7剂。

二诊(2016年7月14日):药后阴痒明显减轻,唯感乏力。原方加黄芪20g、桑寄生30g,中药7剂。

患者感觉药后效果显著,后于当地自行配药服用3月。

三诊(2016年10月25日):外阴偶有瘙痒,大便偏结,余无殊。原方去炒麦芽,加黑芝麻30g。中药7剂

四诊(2016年10月30日):迭经治疗,外阴瘙痒消失。唯目糊,喷嚏及咳嗽时小便难忍,多食胃胀,舌质淡苔薄白,脉弦细。时近冬至,患者要求膏方调理,巩固疗效。

处方:黄芪20g、太子参15g、麦冬10g、枸杞子15g、炙龟甲15g(先煎)、鹿角片10g、醋香附15g、天麻(片)9g、菊花10g、密蒙花10g、地肤子12g、白鲜皮10g,10剂。

膏方:黄芪120g、党参150g、红景天120g、当归60g、炒白芍120g、熟地黄150g、川芎60g、麦冬100g、百合100g、制玉竹120g、炙龟甲100g(先煎)、鹿角片60g、醋香附100g、莪术100g、阳春砂60g后下、蜜甘草30g、枸杞子120g、酒

乌梢蛇 100g、西洋参 120g、黄酒 400g、冰糖 400g、别直参 30g、鹿角胶 30g、龟甲胶 150g、阿胶 250g、核桃仁 250g、黑芝麻 250g。

按语: 外阴白斑系西医病名又称外阴白色病变,外阴营养障碍等。外阴白斑之病症以痒为主,发病部位在外阴,体征为外阴呈局限或弥漫性皮肤黏膜变白、褪色,表皮粗糙、肥厚、增生、角化;或萎缩、变薄、弹性降低;或粘连、干裂;甚或溃疡、红肿、溃烂等特征。与中医学之"阴痒""阴蚀""阴疮""狐惑"等病证有相似之处。该患者年轻时多产后多劳,七七之年后而天癸竭,肝肾亏虚。外阴隶属于肝经,肝肾阴虚,阴部肌肤失荣,故外阴白斑,阴虚生风,《外科大成》曰"风胜则痒",故阴部瘙痒,且夜间明显。本证治疗依遵肝肾阴虚的病机,立滋阴养血,祛风止痒之法。首诊方中熟地、山萸萸、白芍、枸杞、百合、龟甲等滋阴养血,生地、丹皮清热凉血,阴血荣则痒自退,地肤子、白鲜皮祛风燥湿止痒,木香醒脾开胃,且以防药物滋腻,标本兼顾。治疗 3 个月,大法不变,随症加减,共奏其效。最后膏方补气血,滋肝肾,调阴阳。综合调理,治病养生,延年益寿。

分秒感悟: 外阴白斑多为虚证,常见于肝肾两虚;实者多为虚中夹实,多见夹有湿热内蕴。如果瘙痒甚者,可以内服加外用,以获速效。

七、盆腔积液

姓名: 胡某,40 岁,女性,家务,**初诊:** 2008 年 8 月 14 日。**主诉:** 腹腔镜下子宫全切除术后下腹隐痛 12 天。**现病史:** 患者于 12 天前因"子宫腺肌病"在瑞安市人民医院腹腔镜下进行子宫全切除术。术后出现下腹坠胀隐痛,伴神疲肢倦。无尿频尿急,无腹泻,无发热,昨日出现肛门明显坠胀感。**刻诊:** 下腹坠胀隐痛,食欲不振,二便无殊,舌红,苔黄腻,脉细弦缓。末次月经 2008 年 7 月 14 日。**既往健康**。**孕产史:** 2-0-2-2。**妇科检查:** 外阴:已婚已产式;阴道通畅;宫颈残端无出血;盆腔增厚感,压痛(+)。2008 年 8 月 14 日阴道 B 超示:子宫全切除术后,盆腔内液性占位(盆腔内见 52mm×49mm×50mm 大小的液性暗区,边界不清)。

西医诊断: 盆腔积液。

中医诊断: 妇人腹痛。

辨证分析: 术后胞络受损,气血运行不畅,津液不循常道运化聚积而成,至湿瘀互结。

治法: 行气利湿,祛瘀解毒为主。

处方: 茵陈 15g、厚朴 5g、陈皮 5g、生薏仁 30g、茯苓 10g、白芥子 10g、制元胡 15g、木香 10g、六一散 15g、苍术 10g、黄柏 10g、赤芍 15g、槟榔 10g,4 剂。

二诊(2008 年 8 月 18 日):服药 4 剂,下腹坠胀疼痛减轻,肛门坠胀减轻,观其黄腻苔已有所转化,药效见显,法不宜变。略改药味再服。守原意出入,方如下:厚朴 5g、陈皮 5g、茯苓 10g、生薏仁 30g、白芥子 10g、木香 10g、黄柏 6g、制元胡 15g、赤芍 15g、槟榔 10g、红藤 15g、浙贝 12g、皂角刺 10g、炮山甲 5g、白芥子 12g、赤小豆 20g,5 剂。

三诊(2008 年 8 月 23 日):服药 5 剂,下腹隐痛已消,肛门坠胀亦瘥,偶有下腹坠胀不适。8 月 14 日在瑞安市人民医院复查阴道 B 超显示:子宫全切除术后,右侧盆腔内液性占位(盆腔内见 38mm×13mm×33mm 大小的液性暗区,边界不清)。提示盆腔积液减少,观其舌苔已转薄黄苔。湿热已化,药已中病,守原意出入。方如下:厚朴 5g、陈皮 5g、茯苓 10g、生薏仁 30g、白芥子 10g、赤小豆 20g、木香 10g、黄柏 6g、丹参 15g、槟榔 10g、红藤 10g、浙贝 12g、皂角刺 10g、炮山甲 5g,7 剂。

四诊(2008 年 9 月 5 日):服药 7 剂,一切尚可,唯偶有下腹轻微不适,舌红苔白。方如下:柴胡 10g、陈皮 5g、茯苓 10g、生薏仁 30g、木香 10g、红藤 10g、浙贝 12g、皂角刺 10g、炮山甲 5g、鸡冠花 15g,10 剂。

五诊(2008 年 9 月 16 日):患者于 9 月 15 日再次复查阴道 B 超示:子宫全切除术后,盆腔未见占位。盆腔积液已消失。予调补脾肾以图善后。

随访:2009 年 6 月复查阴道 B 超显示:盆腔未见占位。

按语:盆腔积液,大多由于急性盆腔炎造成的浆液性渗出所致。本案属术后并发症,津液不循常道运化聚积而成,即属于中医"湿"这一病理产物。"诸湿肿满,皆属于脾",故治疗应从燥湿健脾论治。方中苍术、厚朴、陈皮行气化湿;茵陈、生薏仁、茯苓、六一散、赤小豆利水渗湿;湿浊与瘀血相搏,蓄积下焦,形成有形之物,盆腔内液性占位,故腹痛腹胀。治当以清热燥湿、行气化瘀,黄柏清热燥湿,木香、槟榔行气,气行则湿化;赤芍、丹参、红藤清热凉血散瘀;白芥子、浙贝、皂角刺化痰散结;炮山甲活血祛瘀,诸药合用,共奏其效。迭经 3 个月治疗,症状消失,B 超检查正常。

分秒感悟:中西合参,病证结合,在中医辨证为主的基础上,辨病选药,可以提高疗效。对于盆腔积液,可选用生薏仁、茯苓、白芥子利其水,去其积液。

八、慢性盆腔炎

洪某,女性,34 岁,家务。**初诊**:2008 年 4 月 8 日。**主诉**:反复下腹部隐痛

5年。**现病史**:患者15岁月经初潮,平素月经周期28~30天,行经7天,量中,色红,夹小血块,经前1~2天及经期乳房胀痛。5年前无明显诱因下出现下腹隐痛反复发作,经前、经期尤甚,得暖痛减。精神疲倦,腰背酸痛,四肢乏力。纳正常,二便无殊。曾至某院妇科门诊治疗多次,症状无明显改善。**刻诊**:舌淡红边齿印,苔薄黄腻,脉细缓。末次月经2008年3月17日。**孕产史**:2-0-1-2,已绝育。**既往健康**。**妇科检查**:外阴已婚已产式;阴道通畅;宫颈中度糜烂;宫体前位,常大,质中,压痛;右附件未及包块或压痛,左附件增厚,未及包块。

西医诊断:慢性盆腔炎。

中医诊断:妇人腹痛(脾虚夹寒湿)。

辨证分析:正虚邪恋,邪气滞于子宫、胞脉,气血运行不畅,不通则痛。

治法:扶正祛邪。

处方:经验方舒康汤加减:黄芪20g、桂枝6g、当归10g、生薏仁30g、香附10g、桃仁5g、制元胡15g、红藤15g、败酱草15g、制大黄10g、血竭粉(吞)2g、益母草15g,10剂。

灌肠方:红藤15g、败酱草15g、三棱10g、莪术10g、丹参15g、元胡15g、红花6g、银花15g、川芎10g,10剂(月经来潮停用)。

二诊(2008年5月14日):月经于4月18日来潮,行经6天,下腹疼痛减缓,唯腰酸仍存,前方加桑寄生补肝肾。方如下:黄芪20g、桂枝6g、当归10g、生薏仁30g、香附10g、桃仁5g、制元胡15g、红藤15g、败酱草15g、制大黄10g、血竭粉(吞)2g、益母草15g、桑寄生30g,7剂。继续原中药方保留灌肠7剂。

三诊(2008年6月4日):经水5月18日应期来潮,下腹隐隐作痛,腰酸减轻,伴乳胀,2008年5月26日查阴道B超示子宫及两附件未见占位,宫颈多发性囊肿。前方再加八月札15g,理气散结10剂。继续原中药方保留灌肠7剂。

四诊(2008年6月27日):下腹疼痛已消失,经期血块亦无,近日脘腹饱满,另拟方兼顾脾胃。

处方:黄芪20g、柴胡5g、当归6g、白芍10g、鸡内金5g、莪术6g、木香10g、续断15g、桑寄生20g、杜仲20g,7剂。

随访3个月未复发。

按语:盆腔炎是指子宫、输卵管、卵巢等内生殖器官及其周围的韧带等结缔组织、盆腔腹膜的炎症,是育龄期妇女常见疾病。其主要症状是下腹疼痛、坠胀,腰骶部酸痛,在劳累、月经前后或性交后加重,也可出现低热,月经不调,白带增多,甚至不孕。慢性盆腔炎由于长期炎症刺激,易造成器官周围粘连,抗感染药物不易进入,因而此时,抗生素的疗效不佳,中药治疗反而更能凸显其优势。该病属于传统中医学里"带下""痛经""癥瘕""妇人腹痛"的范畴。有气滞血瘀、湿热、寒湿等类型。目前大部分慢性盆腔炎的患者都以清热解毒,活血化瘀中药治疗为主。陈颖异以扶正祛邪治疗慢性盆腔炎,以经验方舒康汤临床进行加减,本方集活血祛瘀、利湿解毒、益气养血之大成,扶正无"留寇之患",祛邪无"伤正之忧"。一味桂枝温热药作为使药,意在微微之火,鼓舞阳气。配合中药保留灌肠,通过肠道给药,直接吸收作用于病灶,可直达病所,内外结合治疗,每获良效。

分秒感悟:本病以本虚标实颇为多见,实乃指气滞血瘀、湿热、寒湿、热毒等;虚乃指肝肾亏损、气血不足也。因为本病常于劳累后复发,或房事后发作,故扶正祛邪,内外结合,其效颇佳。

九、交感出血

郭某,女,35岁,职员,已婚。**初诊**:2009年6月1日。**主诉**:反复房事后出血1年。**现病史**:患者平素月经规则,经期7天,周期28~30天,量中,色红,经行腹痛。2008年4月因药物流产后开始出现房事后出血,量少,色黯,后能自行缓解,伴少腹隐痛,白带量中,无异味,外阴瘙痒。末次月经2009年5月12日。曾口服避孕药治疗2个月有所缓解,停药后复发。**刻诊**:下腹隐痛,纳可,寐安,便尚调,舌红苔薄白,脉弦细。**既往健康**。**生育史**:1-0-1-1。**妇科检查**:外阴(−),阴道畅,宫颈轻度糜烂,子宫前位,宫体正常大小,双附件无压痛。**辅助检查**:妇科B超未见异常。TCT检查正常。

西医诊断:接触性出血,慢性宫颈炎。

中医诊断:交感出血。

辨证分析:患者药物流产后伤及肝肾,冲任;且肝经郁热,热灼血络,房事后出血。

治法:疏肝滋肾调冲,凉血活血化瘀。

处方:黄芪20g、柴胡10g、白芍12g、枳壳10g、甘草5g、茯苓10g、木香10g、失笑散10g、大黄炭10g、仙鹤草20g、炒杜仲20g、鹿衔草15g,7剂。

嘱其慎房事,月经来潮停服。

二诊(2009年6月16日):月经于6月10日来潮,经行5日即净,少腹胀痛有所缓解,房事后出血有所减少,伴腰酸,效不更方,治守前意。

原方加寄生30g,7剂。

三诊（2009 年 7 月 14 日）：月经于 7 月 8 日来潮，经行 5 日，量中，色黯夹血块，房事后仍有阴道出血，量少，色黯，伴下腹隐痛，外阴瘙痒，纳可，寐安，便调。

处方：黄芪 20g、柴胡 5g、太子参 12g、茯苓 10g、失笑散 10g、木香 10g、大黄炭 10g、香附 10g、杞子 15g、仙鹤草 20g、升麻炭 5g、生地 15g、龟甲 20g，7 剂。

四诊（2009 年 8 月 5 日）：正值经期将至，少腹坠胀不适，伴腰酸，大便难行，舌红苔薄脉细滑。经前予以理气活血调经，经后继续补气摄血固冲，凉血化瘀止血。

经前方：丹皮 10g、当归 10g、乌药 15g、杞子 15g、木香 10g、制军 10g、杜仲 20g、桃仁 10g、红花 2g、元胡 15g、炒路路通 12g、槟榔 8g、炮山甲 3g，5 剂。

经后方：黄芪 20g、柴胡 5g、太子参 12g、茯苓 10g、失笑散 10g、木香 10g、大黄炭 10g、香附 10g、杞子 15g、仙鹤草 20g、升麻炭 5g、墨旱莲 12g、紫草 12g，7 剂（经期第 6 天开始服用）。

五诊（2009 年 9 月 14 日）：药后房事后出血较前减轻，量少，色淡，下腹坠痛缓解，白带色黄，偶有外阴瘙痒。

黄芪 30g、柴胡 8g、丹皮 10g、茜草 10g、失笑散 10g、制龟甲（先煎）20g、生地 15g、升麻炭 6g、生花蕊石 15g、仙鹤草 20g、墨旱莲 15g、黄柏 10g，7 剂。

每于经后开始中药治疗，腰酸明显则加川断、牛膝、巴戟、女贞子；经前乳房胀痛加八月札；大便秘结加生地等；经前加益母草、泽兰、红花等。经过半年中药治疗，房事后出血治愈，诸症缓解，随访 3 月未复发。

按语：女性平时无恙，性交时阴道出血，中医叫交感出血。西医学只把它列为一个临床症状，在许多妇科疾患中都可出现该症状。常见病有：子宫颈癌、子宫颈息肉、宫颈糜烂、阴道炎、阴道壁擦伤、子宫黏膜下肌瘤等。房事出血常是早期子宫颈癌的危险信号，出血量不多，色鲜红。其他原因：如遇到月经异常，经净后过早性交，以致强烈刺激引起子宫收缩，宫内残留的血液便从阴道排出等。

《傅青主女科》曰："妇人有一交感，则流血不止者，虽不至于血崩之甚，而终年累月不得愈，未免血气两伤，久则恐有血枯经闭之忧矣。此等之病，成于经水正来之时，贪欢交合，精冲血管也。"该案房事后出血，乃药物流产后伤及肝肾，瘀血内阻，累及冲任，且肝肾阴虚，虚热内伏，行房之时引动冲任伏热，迫血妄行，而现阴道出血；少腹痛，外阴瘙痒，肝经郁热也，治从肝肾着手，疏肝滋肾调冲，凉血活血化瘀。故处方中黄芪、太子参、茯苓益气摄血；杜仲、杞子、川断、巴戟等补肾固冲;生地、龟甲、黄柏养阴滋肾,柴胡、香附疏肝理气;丹皮、茜草、紫草等凉血止血;失笑散、花蕊石、仙鹤草、墨旱莲、鹿衔草等化瘀止血;黄柏、大黄炭、升麻炭等清利下焦湿热,炭用收敛止血。攻补兼施,共奏其效。

分秒感悟:交感出血临证本虚标实证多见。气血亏虚,冲任不固,统摄无权;或欲火偏旺,肾阴亏虚,损伤阴络;常兼夹湿热、瘀血等标证。治疗以标本兼治为宜。但临床凡有房事出血者,必须认真仔细检查、确诊,消除病因,排除恶性病变。

十、围绝经期尿道综合征

林某,女性,56岁,家务,**初诊**:2009年02月26日 **主诉**:尿频、尿灼热感3年。**现病史**:患者绝经6年,3年前无明显诱因下出现尿频、尿急、尿烫,在当地诊所服消炎药治疗后略觉好转,但病情时常反复,伴全身乏力,懒于动弹。曾多方求医,未见明显改善,尿培养提示未见细菌,未见支原体、衣原体。**刻诊**:尿频、尿灼热感,尿后小腹下坠感,稍用力后尿失禁,全身乏力,胃纳可,夜寐安,便溏。舌淡红,苔薄,脉细弱。**既往体健**。**孕产史**:3-0-0-3。

西医诊断:围绝经期尿道综合征。

中医诊断:劳淋。

辨证分析:脾肾亏虚,兼膀胱湿热,气化失常。

治法:补脾益肾,清热通淋。

处方:黄芪20g、熟地15g、炒杜仲30g、桑寄生20g、乌药10g、白花蛇舌草15g、通草5g、杞子15g、炙草5g、木香10g、炒粉葛15g、夜交藤20g,10剂。

二诊(2009年3月6日):尿频、尿后灼热感、乏力已减,现觉尿难控制,易排出,尿后小腹下坠感。舌淡红,苔薄,脉细弱。

处方:黄芪20g、熟地炭12g、桑寄生30g、乌药10、炒益智仁12g、桑椹子10g、太子参15g、杞子15g、女贞子12g、生内金5g、炒枳壳20g,10剂。

三诊(2009年3月13日):因劳累后又尿频,未见尿后小腹下坠感。舌淡红,苔薄,脉细弱。

处方:黄芪20g、熟地15g、炒杜仲15g、泽泻12g、乌药10g、通草5g、白花蛇舌草15g、杞子15g,10剂。

四诊(2009年3月24日):已未见明显不适,精神佳,舌淡红,苔薄,脉细。

处方:黄芪20g、熟地炭12g、桑寄生30g、乌药10g、炒益智仁12g、桑椹子10g、杞子15g、女贞子12、生内金5g、炒枳壳20g,10剂。

随访半年,未见明显不适。

按语:女性生殖道、泌尿道、盆骶结缔组织中均有大量的雌激素受体,围绝经期发生的尿道综合征,是因为雌激素水平降低使盆底组织张力下降,尿道收缩力减弱,盆腔脏器正常位置发生改变。本病易于反复发作,在劳累、性生活、洗浴、受凉后加重,部分患者有明显的心理因素。对于本病的治疗,目前临床尚无特效的治疗方法,西医常常使用抗焦虑药物、补充雌激素等综合治疗,但疗效亦不确定。中医将该病归属"淋证""尿频"等范畴,为膀胱气化不利所致。引起膀胱气化不利的原因很多,有湿热下注、肝郁气滞、脾虚湿阻、脾肾不足、气虚下陷及心肾不交等皆能导致膀胱失约。《素问·上古天真论》曰:"……七七任脉虚,太冲脉衰少,天癸竭,地道不通,故形坏而无子也"。《黄帝内经》曰:"肾者主水,受五脏六腑之精而藏之。"肾中精气亏虚,脾之生气不旺,则诸证蜂起。对于围绝经期尿道综合征,主要是辨别虚实,伴有感染时,以祛邪为主,佐以扶正;邪去后,以扶正为主,补益中气、补益肾气。该案患者病史较长,察其既往处方,多用清热利湿之品,必耗其正气,且久病亦成虚,所以补脾益肾为主,少佐清热通淋而获效。治疗时嘱患者注意休息,鼓励患者进行盆底肌肉锻炼,有节奏地收缩肛提肌,促使尿道括约肌张力提高,有助于疾病的痊愈。

分秒感悟:围绝经期妇女出现疾病时,在辨证的基础上,应从肾多考虑。因为围绝经期是女性一个特殊的生理过程,有着特殊的生理病理特点,她们在正常情况下肾阴肾阳处在弱平衡状态,在患病时期,无疑肾阴肾阳更虚弱。血亏须养,精亏宜滋。所以临证必须关注肾气肾精。

十一、痤疮

陈某,女性,32岁,干部。**初诊**:2009年6月24日。**主诉**:面部红色皮疹反复出现2年。**现病史**:面部起红色皮疹,此起彼伏,缠绵难愈,历经2年。曾在多家医院治疗,均诊为"痤疮",间断使用内服和外敷药治疗,未见好转。平素喜食辛辣,大便干燥,皮肤多油。查颜面部泛发红色丘疹,大如黄豆、小如米粒,皮疹顶部呈灰白色小丘疹或小脓疱。末次月经2009年6月16日。为求中医药治疗,**刻诊**:颜面部泛发红色丘疹,皮肤多油,舌红苔薄黄,脉滑数。**既往健康**。

西医诊断:痤疮。

中医诊断:肺风粉刺,粉疵,面疱。

辨证分析。乃肺胃积热,热毒上冲头面,蕴阻肌肤,不得宣泄所致。

治法:凉血清热,解毒消结。

处方:丹皮 10g、茯苓 10g、紫草 10g、紫地丁 10g、野菊花 10g、银花 12g、凌霄花 10g、马鞭草 15g、连翘 15g、木香 10g、生鸡内金 5g、甘草 5g、茜草 12g、蝉衣 6g、升麻 6g,10 剂。

二诊(2009 年 7 月 31 日):服药后,效果明显,皮疹颜色转淡,无新疹出现,末次月经 7 月 18 日。既已见效,原方出入。

处方:丹皮 10g、赤芍 15g、紫草 10g、紫地丁 10g、野菊花 10g、生地 15g、凌霄花 10g、马鞭草 15g、连翘 15g、丹参 15g、麦芽 15g、甘草 5g、茜草 12g、蝉衣 6g、益母草 15g,10 剂。

随访:服药后脸部痤疮基本消失。

按语:《伤寒论》有云:"观其脉证,知犯何逆,随证治之。"痤疮以肺胃积热、血热偏盛为多见,故立法、选方、遣药、施治当以"肺胃血热"为切入点,遵实火可泻之,以攻邪为主,确立清热凉血、解毒治疗大法。选用清热凉血解毒药,苦寒直折火势,方中紫草功能凉血、活血、解毒透疹,十分契合"痤疮"的病因病机,用之疗效确切。然邪火之处不同,清泻之法又当变通,不可拘泥。临床见痤疮好发于颜面部皮肤,病在皮毛者,肺主之。正如《医宗金鉴》云:"肺风粉刺,此症由肺经血热而成,每发于鼻面,起碎疙瘩,形如黍屑,色赤肿痛,破出白粉汁。"方中加用蝉衣一味,辛凉,归肺经,疏散风热、消疮解毒,升麻可引诸药直达病所,奏引经报使之用。经前赤芍、益母草凉血调经,热随血诸药合用,共奏其效。

分秒感悟:痤疮治当清热凉血,活血消结,但不能一味清泻,需注意寒凉之药易伤脾胃,过寒会引起月经期、量、色、质发生改变,故既要严格掌握用药原则,清热之品中病即止,既要注意经前、经后用药规律,而且还要适当顾护胃气。

十二、子宫内膜炎

金某,女,48 岁,已婚,家务。**初诊:**2009 年 5 月 25 日。**主诉:**少腹坠痛 1 月余。**现病史:**患者平素月经规律,周期 23~28 天,行经 4~5 天左右,量中,色黯,行经时腹部偶有隐痛,无夹块。1 月前无明显诱因下出现少腹反复坠痛,无向他处放射,无恶心呕吐,无发热畏寒,无腹泻,曾在某医院妇科检查,诊断为"子宫内膜炎",并予以青霉素等抗生素对症支持治疗,症状无好转,腹痛仍存,疼痛不甚,连绵发作,劳累后常发,伴有腰部酸软、肛门坠胀,偶见白带偏黄。**刻诊**：胃纳可，大便便而不爽，睡眠安。末次月经：2009 年 5 月 19 日，舌淡红苔薄白，脉细。**既往健康，生育史**：2-0-0-2，结扎，**妇科检查**：外阴（-），阴道畅，宫颈轻度糜烂，子宫前位，宫体偏大，稍有压疼压痛，双附件（-）。**辅助检查**：B 超 2009 年 5 月 6 日显示：子宫增大，子宫内膜双层增厚 12mm。

西医诊断：子宫内膜炎。

中医诊断：妇人腹痛。

辨证分析：乃正虚邪实。肝郁肾虚，兼下焦瘀热症。

治法：疏肝补肾，理气止痛。

处方：黄芪 20g、柴胡 10g、白芍 12g、炒枳壳 10g、甘草 5g、木香 10g、大黄炭 10g、茯苓 10g、寄生 30g、炒杜仲 20g、炒九香虫 5g、红藤 20g，10 剂。外用灌肠 7 剂。

二诊（2009 年 6 月 8 日）：药后无明显不适，腹痛次数减少，肛门坠胀仍存，并伴有大便便后不爽，质中。舌脉同前。药已见效，在理气止痛的基础上加以活血化瘀。

处方：黄芪 20g、柴胡 10g、白芍 12g、炒枳壳 10g、甘草 5g、木香 10g、大黄炭 10g、茯苓 10g、寄生 30g、炒杜仲 20g、炒九香虫 5g、血竭粉（吞）3g、马齿苋 15g，10 剂。外用灌肠，7 剂。

三诊（2009 年 6 月 23 日）：药后腹痛明显减少，劳累后偶有复发。无肛门坠胀，无腰痛。纳可、便调、寐安。舌淡红苔薄白，脉细。末次月经：2009 年 6 月 15 日，行经 5 天。复查 B 超（2009 年 6 月 22 日）：子宫内膜 5mm。原方 10 剂 + 外用灌肠。

随访 3 月患者腹痛未再发作，嘱注意休息，加强营养，清淡饮食。

按语：子宫内膜炎在中医属"妇人腹痛"的范畴，本病的辨证主要以腹痛的性质、带下的性状为依据，一般腹痛剧烈、拒按、伴发热、带下色杂或黄、秽浊有味者，多为热毒壅盛或湿热壅阻所致；若腹痛绵绵或隐痛、遇冷痛甚、得热则舒，带下质稀无味，多属寒湿内阻或阳虚内寒所致。在临床上很多人认为大凡炎症均为热证，在治疗上应以清热祛邪为主。其实很多炎症性疾病并非全为湿毒热邪所致，脏腑亏虚亦可出现类似症状。此病案，患者不惑之年肾气亏虚，肝郁气滞兼下焦瘀热（本虚标实），稍过劳累则导致气机阻滞，影响气血运行，出现不通则痛的临床症状，久虚夹瘀夹热则出现白带黄稠。因此针对其主要的病理特点，治疗以调畅气机为主，疏肝行气止痛贯穿始终，巧用四逆散为基础方，疏畅气机，调和气血，使气血流畅，通则不痛；黄芪、炒杜仲、寄生补肾益气;炒九香虫温阳止痛;血竭化瘀止痛;马齿苋、大黄炭清热。且内治与外治结合,在调整体内阴阳平衡的同时,配合药物灌肠方法,以加强对病变局部的治疗作用,使之收到更快捷、更彻底的治疗效果。

分秒感悟:对急慢性炎症,不能重辨病而忽视辨证,概以清热解毒以"消炎"致正气虚弱,阳气受损,累及冲任,损伤肝肾。对慢性盆腔炎或久治不愈的所谓"炎症",治疗大法可以扶正祛邪,虚实兼顾为宜。

十三、继发性不孕,复发性流产,宫腔粘连

叶某,女,30岁,家务,**初诊:**2014年7月15日。**主诉:**反复流产3次,继发性不孕5年。**现病史:**患者2004年孕40天流产,行人工流产术。2006年孕6月时因摔倒后流产,2009年5年前孕6月时无明显诱因下出现晚期流产。嗣后未避孕一直未孕。曾多方求医,寻找病因。阴道B超提示内膜偏薄,宫腔镜检查示宫腔粘连。于2014年6月行宫腔粘连手术。术后偶有少腹隐痛。平素月经周期尚正常,末次月经2014年6月28日,经期6天,量少,色黯,伴血块,无痛经,偶有腰酸、乏力。寐欠安,纳可,二便无殊。舌淡苔薄白干,脉细。**既往体健**,筛查不孕的原因,未见其他异常。

西医诊断:复发性流产,继发性不孕,宫腔粘连。

中医诊断:滑胎,断绪。

辨证分析:肾精亏损,无法充盈胞宫,胎元失养;肾气不足,胞宫失温,难以摄精助孕。

治法:疏肝补肾填精,调理冲任。

处方:黄芪20g、柴胡6g、党参30g、麦冬10g、枸杞子1g、女贞子12g、丹参12g、淮小麦30g、夜交藤20g、炙甘草5g、桑寄生30g,7剂。嘱避孕3个月,检查流产相关原因。

二诊(2014年8月12日):Lmp8月2日,经期7天,量少中,色红,白带增多,色黄,豆腐渣样,无异味,外阴瘙痒。胃纳可,寐安,大便3日未解,小便可。舌淡红苔薄白,脉细。2014年8月5日血清性激素检查:卵泡刺激素(FSH)4.01mIU/ml,黄体生成素(LH)6.41mIU/ml,泌乳素(PRL)12ng/ml,雌二醇(E2)38.25pg/ml,睾酮(T)46.87ng/dl;其他相关指标检查均正常。

处方:原方去女贞子,加木香10g、生白术30g、槐花10g、鸡冠花12g、贯众炭12g、炒麦芽30g,7剂。

三诊(2014年9月5日):Lmp8月28日,经期8天。量少,色黯红,有血块。

白带稍黄,伴腰痛乏力。平素感左侧小腹胀满。纳可,夜寐欠安,多梦,二便调。舌淡红苔薄白,脉细。

处方:柴胡 5g、白芍 12g、党参 12g、淮小麦 30g、丹参 12g、菟丝子 12g、石楠叶 30g、枸杞子 15g、炙甘草 5g、杜仲 20g,7 剂。嘱 9 月 10 日复查阴道 B 超。

四诊(2014 年 9 月 10 日):诉偶有头晕,神疲乏力,纳可,夜寐欠安,易醒。二便调。舌淡红苔薄白,脉细滑。月经第 13 天检查阴道 B 超示右侧卵泡 8mm×6mm×6mm,左侧 7mm×7mm×8mm,内膜厚度 5mm。**处方:**原方加炒白术 1g、女贞子 12g、鸡血藤 12g、白蒺藜 12g,6 剂。

继续调理,10 月份开始备孕。

五诊(2014 年 11 月 24 日):Lmp2014 年 11 月 16 日,经期 7 天。量中色红,疲劳较前改善。纳可,寐安,二便调。舌淡红苔薄白,脉细弦。积极备孕。

处方:经验方疏肝补肾汤加减:梅花 6g、八月札 15g、菟丝子 12g、丹参 15g、鸡血藤 20g、鹿角片 10g、巴戟天 15g、枸杞子 15g、丹皮 10g、石楠叶 10g、紫河车 6g、泽泻 10g、紫石英 20g,7 剂。

六诊(2015 年 1 月 4 日):Lmp2014 年 11 月 16 日,停 49 天,纳呆,恶心呕吐,吐出为胃内容物。寐安,大便软,小便可。平素易感乏力。舌淡红苔薄白腻,脉细滑。

血清检查:人绒毛膜促性腺激素(HCG)53 540IU/L,孕酮(P)31.40ng/ml,雌二醇(E2)884ng/L。B 超显示:宫内见形态光整胚囊,胚囊大小约 24mm×18mm×16mm,囊内可见卵黄囊 3mm,胚芽 7mm,原心搏动可见。积极给予保胎治疗 3 个月,诸况尚好。随访:顺利生下一男宝宝。

按语:对于连续 2 次及以上的自然流产,西医称为复发性流产。对于以前怀过孕,现在从未采取任何避孕措施,又连续 1 年未能受孕的称为继发性不孕症。复发性流产中医称之为"滑胎""断绪"。早期流产原因很多,如胚胎染色体异常,免疫功能异常,黄体功能不足等。中医认为母体冲任损伤及胎元不健。不孕是一个相当复杂的疾病,排除多种病因外,还有心理因素和社会因素,临证必须把握关键问题,才不会茫无定见。《圣济总录》:"妇人所以无子,由冲任不足,肾气虚寒故也。"从患者症状及舌脉来看,乃为肾气不足,胞宫失其温养,不能摄精成孕;不孕日久,心情不畅,肝郁气滞,瘀阻胞宫,累及冲任,更难成孕。治拟疏肝补肾填精,调理冲任。首诊以党参、黄芪补益脾气,枸杞子、女贞子、桑寄生补益肾精,麦冬滋阴清心,淮小麦益心气,合夜交藤安神。二诊知患者经后,且有白带异常,加槐花、鸡冠花、贯众炭等清肝止带。三诊知其处排卵前期,伴小腹胀满,肝经循少腹络阴器,故疏肝柔肝之柴胡、白芍等,行气促排。四诊患者内膜偏薄,卵泡尚小,加女贞子、鸡血藤养血滋阴,增补内膜。第五诊中,正值月经第8天,为暖宫增膜之良机,改用疏肝补肾汤,用紫河车、紫石英、石楠叶、菟丝子、枸杞子、巴戟天、鹿角片等温养胞宫,填精助孕,八月札、梅花疏肝理气。丹参、鸡血藤养血活血,另用泽泻利水,丹皮活血,水血共治。全方疏其气机,补其肾精,温其胞宫,固其冲任,共奏其效,受孕成功,胎元得固。

分秒感悟:根据中医治未病的原则,该病要孕前针对其病因,进行辨证治疗最少3个月,备孕时要进行评估。对该病治疗医者多以益气养血,补肾固冲为主,以预防复发性流产,对保胎更是健脾补肾安胎为主,其实临证在辨证的基础上必要时佐以化瘀之品,中病即止。因有不少免疫性反复自然流产患者,或黄体功能不全导致复发性流产的患者,常常伴有瘀血特征,故在治疗时益气补肾中少佐活血化瘀药,疗效颇佳。值得进一步探讨研究。

十四、原发不孕(多囊卵巢综合征)

王某,女,30岁,工人。**初诊**:2010年1月21日。**主诉**:结婚9年未孕。**现病史**:患者结婚9年,有正常夫妻性生活,其夫精液检查正常,未避孕至今未孕。月经15岁月经初潮,周期素延后,2~6月一行,经来量少,5天净。2009年3月在当地妇保院诊断为"多囊卵巢综合征",曾用人工周期治疗,用氯米芬、HMG治疗未效。患者形体肥胖,BMI26kg/m^2,时觉腰背酸痛,带下量少,质清稀,纳可,便溏,舌质淡胖,苔白腻,脉沉细。末次月经2010年1月8日。**辅助检查**:子宫输卵管碘水造影提示"两侧输卵管通而欠畅",性激素基础值五项指标提示:卵泡刺激素(FSH)3.01mIU/ml,黄体生成素(LH)13.41mIU/ml,泌乳素(PRL)10.33ng/ml,雌二醇(E2)35.29pg/ml,睾酮(T)58.87ng/dl;血糖正常,空腹及餐后2小时胰岛素分别为12.5ulU/ml,34ulU/ml。B超检查示双卵巢增大,见多枚小卵泡。

西医诊断:原发不孕,输卵管性不孕?多囊卵巢综合征。

中医诊断:全不产。

辨证分析:肾虚痰瘀,阻滞冲任。

治法:分阶段治疗:先温肾化痰,祛瘀通络。

第一阶段:孕前调理,予温肾化痰,祛瘀通络,以疏通输卵管,嘱其适当锻炼,合理饮食,先避孕3个月。

处方:经验方涤痰祛瘀调冲汤加减。仙灵脾10g、巴戟天10g、鹿角片10g、菟丝子 15g、石菖蒲 6g、炒白术 10g、半夏 10g、泽泻 10g、丹参 10g、鸡血藤 15g、皂角刺 15g、穿山甲 5g、牛膝 15g。二甲双胍缓释片 1 片，每日 1 次。加外用灌肠的经验方。**处方：**红藤 20g、败酱草 20g、丹参 20g、制军 15g、三棱 10g、莪术 10g、银花 15g、川芎 10g，一般取 50~100ml 保留灌肠，灌肠后抬高臀部 20~30min，每日 1 次，经期禁用。随证加减连续治疗 3 个月。

于 2010 年 5 月 16 日（月经干净后）行输卵管碘油造影，提示两侧输卵管通畅。

第二阶段：备孕调理，温肾调冲任，以促怀孕，监测卵泡、基础体温。

一诊（2010 年 5 月 19 日）患者迭经 3 个月治疗，月经来潮，逐月落后 7~10 天，腰背酸痛好转，大便正常，末次月经 2010 年 5 月 7 日。月经第 13 天，5 月 16 日 B 超显示：子宫双层内膜约 7mm，双卵巢未见优势卵泡。基础体温呈低相。前方去山甲 6g，牛膝 15g，加紫河车 10g，石楠叶 10g，5 剂。

月经第 17 天，B 超监测卵泡提示双层内膜约 8mm，左卵巢未见优势卵泡，右卵巢见一枚优势卵泡约 15mm×13mm×16mm，基础体温呈低相。前方去皂角刺，加紫石英 20g，共 4 剂。随后每天 B 超监测卵泡，直至排卵。

二诊（2010 年 5 月 26 日），早上 9 点（月经第 20 天），B 超提示双层内膜约 10mm，右卵巢卵泡 20mm×18mm×22mm，基础体温呈低相。检查 LH 9IU/ml，E2 320ng/L，自觉诸况良好，舌质淡红，苔白，脉沉细滑。前方加牛膝 10g，穿破石 10g，2 剂。同时注射 HCG10 000U。指导当晚 12 点同房。月经第 21 天，基础体温上升至 37℃，B 超提示已排卵。舌脉正常，嘱 28 日早上再同房。药方改为健脾补肾，养血调冲。柴胡 3g、当归 5g、白芍 10g、党参 15g、白术 15g、苏梗 10g、巴戟天 10g、熟地黄 12g、菟丝子 15g，共 5 剂。

三诊（2010 年 6 月 20 日），月经未潮，来院复诊，查血 HCG 629.3mIU/ml，超声显示：宫内见 8mm×9mm×11mm 的暗区，立即保胎至妊娠 12 周后，嘱其定期产检，注意血压及血糖监测，后剖宫产一男胎。

按语：本案的整个治疗过程体现了衷中参西，辨证与辨病相结合的证治特点，患者多年未孕，形体肥胖，腰背酸痛，便溏，证属肾阳亏虚，开阖不利，痰湿膏脂聚集，阻遏气机，以致痰瘀互结，胞宫胞脉闭塞，不能摄精成孕。治疗采用阶段疗法，陈颖异根据检查结果"两侧输卵管通而欠畅"，第一阶段，化痰散瘀通络，佐以温肾暖宫，重在疏通输卵管，减轻症状，采用综合疗法，西药、中药、内服、外用，避孕治疗 3 个月，当碘油造影提示两侧输卵管通畅。嗣后（第二阶段）重在调经促孕，妙用紫石英、紫河车、石楠叶。且认真监测卵泡、观察基础体温,重视种植窗,当卵泡成熟,内膜增厚,中西合并,加牛膝、穿破石,同时注射 HCG10 000U,指导同房,如此井然有序,终获全效。

分秒感悟:治疗不孕必须中西结合,筛查病因,分阶段,抓住每一阶段治疗重点因时用药,因人用药,各有所宜。

十五、原发不孕

倪某,女,**初诊:**2016年9月14日,**主诉:**结婚4年未避孕2年未孕,**现病史:**患者结婚4年未避孕2年,14岁月经初潮,平素月经28~30天,经期5~7天经量均常,痛经较剧烈,末次月经2016年8月24日,色红,量偏少,无血块,少腹剧痛。经前乳胀。**刻诊:**夜寐欠安,口干,舌偏红苔薄脉弦。**既往体健**,否认传染病史,否认手术外伤史,否认重大疾病史,未发现过敏史。**生育史:**0-0-0-0。**辅助检查:**各方面检查未见异常。阴道B超检查显示正常。

西医诊断:不孕原因待查? 心因性不孕? 痛经。

中医诊断:不孕症,痛经。

辨证分析:肝气不疏,气血不畅,郁肾虚型。

治法:舒疏肝补肾,调经助孕。正值排卵后。

处方:柴胡6g、当归6g、炒白芍12g、太子参15g、菟丝子15g、杜仲20g、蜜甘草5g、丹皮10g、合欢皮12g、石斛10g、香附10g、桑寄生30g。

二诊(2016年9月21日):末次月经8月24日,于9月20日检查血清:孕酮(P)31.27ng/ml,人绒毛膜促性腺激素(HCG)0.1IU/L。提示有排卵,未怀孕。月经将至,宜养血舒肝,活血调经。

处方:当归10g、赤芍12g、熟地黄15g、枸杞15g、郁金15g、玫瑰花10g、川芎6g、红花3g、牛膝10g、鸡血藤20g、醋延胡索15g、甘草5g、桑寄生30g、三七6g、元胡15g。

三诊(2016年9月28日):末次月经9月23日,量较前增多,腹痛减而未除,经前乳胀,月经第2天血清检查:雌二醇(E2)197pmol/L,黄体生成素(LH)4.57IU/L,卵泡刺激素(FSH)6.11IU/L,孕酮(P)1.37nmol/L,睾酮(T)1.30nmol/L,泌乳素(PRL)11.6ng/ml,免疫性不孕血清检查:抗子宫内膜抗体(EMAb),抗精子抗体(ASAb),抗心磷脂抗体(ACL)狼疮抗凝物(LAC)抗β2-糖蛋白I抗体(抗B2-GPI抗体均阴性,均阴性,抗缪勒氏管激素(AMH)3.44ng/ml,甲状腺功能正常。正值经后,拟疏肝补肾填精温阳。

处方:柴胡10g、炒白芍12g、石楠叶12g、醋香附15g、紫石英30g、郁金

15g、当归 15g、巴戟天 15g、丹皮 15g、枸杞 15g、黄精 15g、菟丝子 15g。

四诊(2016 年 10 月 5 日):末次月经 9 月 23 日,超声显示:内膜 0.9cm,右卵巢囊性结构:4.1cm×4.0cm×3.3cm。正值排卵后,再拟理气舒肝,活血补肾。

处方:柴胡 6g、当归 6g、炒白芍 10g、太子参 15g、菟丝子 15g、杜仲 20g、蜜甘草 5g、香附 10g、鸡血藤 10g、石楠叶 10g。

如此在辨证的基础上根据月经周期随症加减,进行为期 3 个月的调理。

五诊(2016 年 12 月 7 日):末次月经 11 月 27 日,量中等,痛经消失,周期正常,B 超示:内膜:0.9cm,卵泡 2.0cm×2.0cm×1.9cm,见优势卵泡,补肾活血促排卵。**处方**:丹参 15g、牛膝 20g、穿破石 10g、杜仲 30g、赤芍 15、巴戟天 30g、桑寄生 30g、丹皮 10g、鸡血藤 15g、香附 15g。同时其丈夫给予补气壮肾填精之剂,嘱同房。但这个月没有怀上,嗣后夫妻同治继续调理两个月,终于圆了求子梦。2017 年 2 月 26 日号复诊,已停经 33 日,血清 HCG:2 419mIU/ml,立即保胎治疗,动态观察,随访一切安好,顺产 1 子。

按语:女子不孕要综合调理。一要重调经,正所谓"经调然后子嗣"在辨证的基础上结合调周法,故陈颖异对该患者经前或经期用当归、赤芍、郁金、玫瑰花、川芎、红花、牛膝、鸡血藤、醋延胡索理气活血调经治痛经;经后以石楠叶、紫石英、菟丝子、黄精、枸杞补肾填精促卵膜发育;排卵后用柴胡、当归、炒白芍、太子参、菟丝子、杜仲养血补肾,疏理气机,维持黄体。二要心理疏导,正如《广嗣纪要》云:"求子之道,女子贵平心定意。"该患者结婚 4 年未能产子,心情抑郁,故陈颖异在用疏肝理气药物时,结合心理疏导,三要夫妻同治,正如《妇科正宗·广嗣总论》曰:"男精壮,女经调,有子之道也。"四要守株待兔,在氤氲期安排房事。正如《证治准绳·求子·知时》曰:"一月止有一日,一日止有一时,凡妇人一月经行一度,必有一日氤氲之候,于此时顺而施之则成胎矣。"

分秒感悟:对于反复试孕却屡试屡败,切不可忽视男方因素。精乃肾之产物,即使"精液常规"无明显异常,对男方通过补肾精益肾气调理,可以进一步提高精子质量和活力,在一定程度上弥补女方的不足,夫妻同治疗效显著。

十六、免疫异常性不孕

潘某,28 岁,女,工人。**初诊**:2016 年 10 月 20 日。**主诉**:结婚 4 年,不良妊娠两次。**现病史**:结婚 4 年,难以怀孕。两次怀孕都是在专业医生调理下,促排卵怀上。平素月经经量中等,周期 25~35 天不等。但两次都出现难免流产。2015 年孕 6 周难免流产,2016 年 9 月 10 日孕 7 周,胎停育,两次行清宫手术。

前次月经:(PMP)7月25日,末次月经:(LMP)10月1日,8天干净,量中轻微腹痛。**刻诊**:神疲乏力,寐欠安易早醒,舌红苔微黄,脉沉细涩。**孕产史**:0-0-2-0。**辅助检查**:抗透明带抗体阳性,抗滋养细胞膜抗体阳性。促甲状腺素(TSH)2.588mg/ml,甲状腺球蛋白抗体(TGAb)46.47IU/ml,甲状腺过氧化物酶(TPO-Ab)903.80IU/ml,抗缪勒氏抗体(AMH)7.6ng/ml,甲状腺B超提示:甲状腺左侧小叶囊性小结节。10月26日阴道B超提示子宫大小正常,内膜9mm,余无殊。

西医诊断:免疫异常性不育,桥本氏甲状腺炎,复发性流产。

中医诊断:堕胎。

辨证分析:乃人工流产术伤及气血,冲任,胞络失于濡养,气血亏虚,肾虚血瘀。

处方:太子参15g、淮小麦30g、丹参15g、牡丹皮10g、醋香附10g、鸡血藤20g、盐杜仲20g、泽泻15g、牛膝15g、益母草15g、桑寄生30g、合欢皮15g。中药10剂。阿司匹林肠溶片25mg,每日2次。

嘱其避孕调理5个月,为今后怀孕打基础。月经第3天查血清性激素六项指标。

二诊(2016年11月10日):末次月经11月3日,量偏多,色黯红,无腹痛,腰酸,口苦,睡眠欠安,二便无殊。**辅助检查**:于月经第2天11月4日血清检查:黄体生成素(LH)3.82ng/L,促卵泡生成激素(FSH)8.02ng/L。雌二醇(E2)185pmol/L,孕酮(P)1.25nmol/L,睾酮(T)1.20nmol/L,泌乳素(PRL)12.8ng/ml,

处方:原方去牛膝、益母草、赤芍,加黄芪20g、牡丹皮10g、菟丝子20g、百合10g、黄连3g。7剂。

三诊(2016年11月17日):药后夜寐转安,口苦除。

处方:牡丹皮10g、柴胡6g、当归6g、炒白芍12g、黄芪15g、丹参20g、鸡血藤20g、凌霄花10g、马鞭草15g、石楠叶10g、桑寄生30g、大血藤15g,10剂。

四诊(2016年12月1日):病史同前,近感腰酸,大便可,舌黯红苔薄。

处方:牡丹皮10g、当归6g、赤芍15g、丹参20g、鸡血藤20g、凌霄花10g、马鞭草15g、石楠叶10g、桑寄生30g、大血藤15g、益母草15g、茜草10g、延胡索15g。7剂。

五诊(2016年12月8日):末次月经12月4日,量中,大便硬,伴腰酸。

处方:黄芪20g、红景天10g、牡丹皮10g、地黄炭15g、桑寄生30g、盐杜仲20g、鹿衔草15g、铁苋菜15g、花蕊石15g、大黄炭15g、陈皮5g,7剂。

如此,以补肾活血为主,根据月经不同周期,随症加减,调理5个月。

六诊（2017 年 3 月 2 日）:末次月经 2 月 22 日,量中,五天净,无血块,无痛经,二便无殊。**辅助检查**:2017 年 3 月 1 日检查血清:抗人绒毛膜促性腺激素抗体阴性,抗透明带抗体阴性,抗滋养细胞膜抗体弱阳性。甲状腺功能五项常规未见明显异常,TGAb 38.92IU/ml,TPO-Ab 519.26IU/ml。嘱准备怀孕。以补肾助孕为主,佐以活血,以月经周期进行加减。

处方:杞子 15g、熟地 10g、菟丝子 30g、鸡血藤 15g、石楠叶 10g、桑寄生 30g、制香附 10g、牡丹皮 10g、忍冬藤 15g、泽泻 15g、红景天 15g、合欢皮 15g,7 剂。

七诊（2017 年 4 月 25 日）:末次月经 4 月 21 日,量偏少,少腹坠疼,精神不舒畅,担心难以怀孕。

处方:当归 5g、白芍 12g、熟地黄 15g、枸杞子 15g、郁金 10g、玫瑰花 10g、川芎 6g、鸡血藤 20g、牡丹皮 10g、蝉蜕 6g、菟丝子 30g、茜草 15g、盐杜仲 20g、合欢皮 15g、紫石英 20g。

八诊（2017 年 5 月 4 日）:正值月经第 14 天,睡眠欠佳,纳可,二便调,前两天出现拉丝样白带,少腹隐疼,已安排同房。阴道 B 超声显示:内膜 1.1cm 欠均匀,提示:宫腔粘连,宫腔积液,估计已排卵。

处方:淮小麦 30g、麦冬 10g、合欢皮 15g、预知子 15g、菟丝子 15g、枸杞子 15g、醋香附 15g、鸡血藤 15g、盐杜仲 20g、山楂炭 15g、葛根 30g、泽泻 10g,3 剂。

九诊（2017 年 5 月 30 日）:月经届期未转。**辅助检查示**:甲状腺五项未见明显异常,TGAb18.35IU/L,TPO-Ab 377.32IU/L。HCG>1 000IU/L,雌二醇 444.46pg/L,孕酮 55.57nmol/L。提示怀孕状态。治拟健脾补肾安胎法:

处方:黄芪 20g、炒杜仲 20g、升麻 6g、菟丝子 15g、仙鹤草 20g、墨旱莲 10g、莲房 10g、紫苏梗 10g、黄芩 10g、苎麻根 10g、枸杞子 10g、太子参 12g。

地屈孕酮片（达芙通）10mg,每日 2 次,口服。

十诊（2017 年 6 月 6 日）:患者诸况尚好。**辅助检查**:2017 年 6 月 6 日阴道 B 超显示:宫内早孕,右侧卵巢黄体。

处方:太子参 15g、白术 15g、紫苏梗 10g、山药 15g、荆芥 10g、陈皮 6g、姜竹茹 10g、炒杜仲 20g、仙鹤草 20g、莲房 10g、砂仁 5g、阿胶珠 10g。

患者一直中药保胎治疗,12 周胎儿颈部透明带宽度（NT）检查正常,23 周三维 B 超检查一切正常。随访已产一女孩。

按语:患者不孕不育的众多因素中,免疫因素占各种原因不孕症的 20%~40%。《傅青主女科》言:"妇人受妊,本于肾气旺也,肾旺是以摄精。"肾为先天之本,主藏精,精化髓,髓充骨,人体的免疫细胞均起源于骨髓,骨髓是免疫系统的中枢免疫器官,在免疫应答及免疫调节过程中起着重要作用,所以肾与免疫密切相关。现代中药药理学研究表明,补肾类中药具有调节免疫平衡的作用,既可提高已被减弱的免疫稳定功能,又可消除有害的自身或同种免疫反应;同时具有内分泌激素样作用,能够使下丘脑-垂体-卵巢轴的调节功能得以改善,具有调经、促排卵、助孕及促进早期胚胎发育的作用。本案患者结婚3年难以怀孕,经多方治疗终于怀上,却出现两次不良妊娠。未孕,仔细筛查原因,抗透明带抗体阳性,抗滋养细胞膜抗体阳性,甲状腺自身抗体,球蛋白抗体阳性。考虑是免疫引起不孕不育。中医责之于肾,采用阶段疗法。孕前:补肾活血,根据月经不同周期,随症加减;以使肾气充盛,气血和调,达到抗体转阴以备孕之目的。试孕时:补肾助孕为主,佐以调肝活血,周期疗法,使肾中精气充足,肝气疏泄条达,方可摄精受孕;怀孕后:健脾补肾,固冲安胎。使脾气健运,肾气充盛,冲任相资以固胎元。

分秒感悟:免疫异常性不良妊娠,特别是甲状腺自身抗体阳性,没有特殊处理办法。中医只能辨证疗法,个体化治疗,但必须要分阶段疗法,先避孕筛查原因,免疫异常性者,中西医联合治疗3~6个月,基本恢复正常再试孕治疗。

十七、不育,复发性流产(免疫相关性不育)

魏某,女,26岁,职员。**初诊:**2016年12月27日,**主诉:**结婚5年,不良妊娠3次。患者平素月经规则,周期28~32天,经期6~7天,量中,色红无痛经,末次月经:2016年12月6日。半年前因左侧输卵管妊娠行患侧切除术,术后避孕。目前要求怀孕,前来调理。**刻诊:**神清,精神可,胃纳可,二便正常,夜寐安,体重未见明显增减,舌尖红苔薄,脉细滑。**辅助检查:**(2016月3月16日)抗核抗体谱阴性,夫妻染色体检查无殊,抗β2糖蛋白抗体阳性。D-二聚体升高1.5mg/L。**生育史:**0-0-3-0,2014年孕40天难免流产,行清宫术。2015年12月孕45天又难免流产,药物流产加清宫术;2016年6月12日因左侧输卵管妊娠行左侧输卵管切除术。**既往史:**否认心脑肾内分泌等重大内科病史。患者血D-二聚体升高,一直服用阿司匹林肠溶片25mg,每日2次。

西医诊断:免疫相关性不育,左输卵管切除术后。

中医诊断:断绪,滑胎。

治法:时值经前,养血活血,补肾调冲。

处方:当归10g、熟地黄10g、赤芍10g、川芎10g、制香附10g、丹参10g、桑寄生 30g、泽兰 10g、鸡血藤 20g、生甘草 5g、石楠叶 15g、牛膝 15g,7剂。水煎服。

嘱:孕前调理,先避孕 6 个月,经行第 2~5 天查女性激素水平,同时进一步筛查复发性流产的原因。

二诊(2017 年 1 月 10 日):末次月经 1 月 3 日,量中,无痛经。胃纳可,二便调,夜寐安,舌脉如前。1 月 5 日血清性激素基础值:黄体生成素(LH)4.9mIU/ml,卵泡刺激素(FSH)5.2mIU/ml,泌乳素(PRL)16.65ng/ml,孕酮(P)2.60ng/ml。经后重在补肾调冲,佐以活血。

处方:黄芪 15g、红景天 10g、当归 10g、熟地黄 10g、白芍 10g、川芎 6g、丹参 15g、鸡血藤 10g、桑寄生 30g、盐杜仲 30g、炙甘草 5g、制香附 15g,14剂。水煎服。

三诊(2017 年 1 月 26 日):末次月经 2017 年 1 月 3 日,经行 5 天净,无痛经。诉药后无不适,偶有上腹部胀满,可缓解,纳寐尚可,二便调,夜寐安,**辅助检查**:(2017 年 1 月 18 日)抗人绒毛膜促性腺激素抗体阳性;透明带抗体阳性;封闭抗体缺乏:CD3-BE-4.9 CD4-BE-4.4 CD8-BE-0.6。考虑该患者复发性流产属于母 - 胎免疫识别复杂型。目前正值经前。

处方:当归 10g、熟地黄 10g、赤芍 10g、川芎 6g、丹参 15g、鸡血藤 10g、桑寄生 30g、泽兰 10g、制香附 12g、生甘草 5g、石楠叶 15g、牛膝 15g、元胡 15g,10剂。

四诊(2017 年 2 月 16 日):末次月经 2017 年 2 月 8 日,正值月经后,舌淡苔薄,HSG:右侧输卵管通畅,左侧输卵管未显示。子宫充盈欠均匀,宫腔粘连考虑。补充诊断:宫腔粘连。予中药健脾益气,活血通络:

处方:党参 10g、炒白术 10g、茯苓 12g、生甘草 5g、续断 15g、巴戟肉 15g、丹参 15g、鸡血藤 20g、制香附 10g、黄芪 30g、红景天 15g,7剂。

嘱:黄体期检查三维阴道 B 超。

五诊(2017 年 2 月 8 日):药后无不适,胃纳可,夜寐安,二便无殊。三维 B 超提示:月经第 20 天子宫内膜厚度 7.5cm,内膜不均匀,出现中断现象,考虑宫腔粘连? 修正诊断:西医诊断:1. 母 - 胎免疫识别复杂型,2. 左输卵管切除术后 3. 宫腔粘连。正值经前,重在疏通。

处方:当归 10g、熟地黄 10g、赤芍 10g、川芎 10g、桑寄生 30g、泽兰 10g、制香附 12g、生甘草 5g、鸡血藤 20g、石楠叶 15g、牛膝 15g、元胡 15g、薏苡仁 30g,14剂。

阿司匹林肠溶片 25mg,每日 2 次,口服(续服),以中药养血活血,健脾补肾调冲,为基本法则,辨病与辨证现结合,根据月经周期气血盈亏随症加减,避孕调理 6 个月。(2017 年 5 月 19 日)复查封闭抗体:CD3-BE 2.2 CD4-BE

1.4　CD8-BE 1.2。封闭抗体诸项指标转正常。血 D- 二聚体已正常。抗人绒毛膜促性腺激素转为弱阳性。于是嘱再避孕两个月,继续调理,(2017 年 7 月 26 日)复查抗人绒毛膜促性腺激素阴性。皆大欢喜,嘱备孕。

自试孕 2 月未果,遂再就诊以孕前调理。

备孕调理:

一诊(2017 年 8 月 15 日):末次月经:2017 年 8 月 14 日,月经量不多,色红,无痛经,查血 HCG 0.8IU/L,肝功能:谷丙转氨酶(ALT)126IU/L 谷草转氨酶(AST)210IU/L,提示肝功能异常。空腹检查肝胆 B 超无殊。予中药活血通络,清肝利湿。医嘱:停阿司匹林肠溶片。

处方:当归 6g、盐杜仲 20g、甘草 5g、制香附 10g、丹皮 10g、桑寄生 12g、鸡血藤 10g、茵陈 20g、平地木 15g、垂盆草 15g、牛膝 15g、延胡索 15g、丹参 20g,6 剂。

二诊(2017 年 8 月 29 日):药后诸况尚可,二便调,(2017 年 8 月 24 日)复查肝功能:谷丙转氨酶(ALT)26IU/L,谷草转氨酶(AST)22IU/L,总胆红素(TBIL)38.7μmol/L,直接胆红素(DBIL)12.8μmol/L,间接胆红素(IBIL)25.9μmol/L,总胆汁酸(TBA)34.2μmol/L。B 超卵泡监测:内膜双层厚 0.7cm,左卵巢卵泡 2.0mm × 1.7mm × 1.5mm。然患者左侧输卵管切除,告知患者近日可安排同房,但本月受孕概率不大,放松心态,顺其自然。中药疏肝养血,清利湿热,调理冲任,以助怀孕。

方药:茵陈 20g、太子参 15g、茯苓 15g、金钱草 12g、虎杖 10g、浙贝母 15g、菟丝子 30g、桑寄生 30g、牛膝 15g、石楠叶 15g、巴戟天 15,10 剂。

后月经过期未转,自测尿妊娠试验阳性,欣喜万分,前来中药保胎治疗。

安胎调理:

一诊(2017 年 9 月 19 日):停经 35 天,无阴道出血,有腰酸,偶有小腹坠痛,胃纳可,二便调,夜寐安,舌淡尖红,脉细滑。(2017 年 9 月 19 日)人血绒毛膜促性腺激素(HCG)2 215.1IU/L、雌二醇(E2)311.8pg/ml、孕酮(P)85.66nmol/L。D- 二聚体 190μg/L。

修正诊断:

西医诊断:早孕,先兆流产?

中医诊断:胎动不安。

治法:健脾补肾,养血凉血安胎

处方:黄芪 20g、盐杜仲 20g、升麻 6g、菟丝子 15g、仙鹤草 20g、墨旱莲 10g、莲房 10g、太子参 30g、牡丹皮炭 10g、瘪桃干 10g、阿胶珠 9g、紫苏梗 10g，7 剂。

二诊（2017 年 9 月 26 日）：停经 42 天，阴道少量出血 1 次，色黯红，未见明显肉样物体下，伴腰酸，偶有小腹隐痛。纳可寐安，二便无殊，舌淡苔薄，脉细滑。辅助检查（2017 年 9 月 26 日）甲状腺功能无殊；血 HCG 23 618IU/L、E2 532.62pg/ml、P 88.86nmol/L。血小板聚集率 AA 84%，ADP 85%。超声显示：宫内可见形态欠规则胚囊，胚囊大小 17mm×9mm×9mm。提示宫内早孕。左侧子宫动脉 RI 0.8，PI 2.3，S/D 4.98；右侧舒张早期血流缺失。加用地屈孕酮 10mg，每日 2 次，口服。继续予中药保胎治疗。

方药：上药去升麻，加艾叶炭 3g 温阳之血，7 剂。

考虑患者有数次不良妊娠病史，且孕前造影提示子宫内粘连可能，现血小板聚集偏高，B 超提示子宫动脉血流阻力偏高，存在妊娠期血栓前状态？难免流产风险较大，于是加用法安明针 5 000U，每日 1 次，促进血供，定期复查激素水平及肝功能。嘱病人若出血量多，腹痛加重及时就诊。

三诊（2017 年 10 月 5 日）：停经 51 天，诉阴道仍偶有少许褐色分泌物，腰酸小腹隐痛较前有明显好转，辅助检查（2017 年 10 月 5 日）：D- 二聚体 230μg/L，血 HCG 106 772IU/L，E2 1 092.5pg/ml，P 62.06nmol/L。肝功能：谷丙转氨酶（ALT）60IU/L，谷草转氨酶（AST）39IU/L，总胆红素（TBIL）26.1μmol/L，直接胆红素（DBIL）9.3μmol/L，间接胆红素（IBIL）17μmol/L，总胆汁酸（TBA）21.4μmol/L。复查 B 超显示：宫内见形态光整胚囊，胚囊大小约 26mm×24mm×13mm，囊内可见卵黄囊 3mm，胚芽 5mm，原心搏动可见。双侧子宫动脉舒张早晚期血流缺失。补充诊断：肝功能异常。

处方：茵陈 20g、太子参 15g、炒白术 15g、怀山药 15g、平地木 15g、盐杜仲 20g、桑寄生 12g、莲房 10g、瘪桃干 10g、牡丹皮炭 10g、艾叶炭 3g、仙鹤草 20g、砂仁 5g、三七粉 3g（吞），10 剂。

四诊（2017 年 10 月 19 日）：停经 65 天，诸症可，无阴道出血，无腰酸腹痛，无肛门下坠感，恶心，无呕吐，胃纳欠佳，大便调，寐安。辅助检查（2017 年 10 月 19 日）血 HCG>20 万 IU/L，E2 2 147.5pg/ml、P 84.82nmol/L。肝功能：谷丙转氨酶（ALT）35IU/L，谷草转氨酶（AST）22IU/L，总胆汁酸（TBA）37.3μmol/L，余指标均无殊。复查 B 超显示：宫内见形态光整胚囊，胚囊大小约 42mm×31mm×25mm，囊内可见卵黄囊 3mm，胚芽 21mm，原心搏动可见。孕囊右上方可见范围 15mm×9mm 液性暗区。提示宫内早孕宫腔积液。左侧子宫动脉部分舒张早期血流缺失、右侧 RI 0.89，S/D 9.4。

中药续守前方加陈皮 5g、紫苏梗 9g,理气安胎,10 剂。继续法安明针、地屈孕酮保胎治疗。

五诊(2017 年 10 月 31 日):停经 77 天,患者诸症好转,无阴道出血,无腰酸腹痛等特殊不适。复查肝功能无殊,B 超显示:宫内见形态光整胚囊,胚囊大小约 56mm×39mm×37mm,囊内可见卵黄囊 5mm,胚芽 33mm,原心搏动可见。子宫动脉:左侧 RI 0.84,S/D 6.2;右侧 RI 0.80,S/D 5.1。目前宫腔积液消失,子宫动脉血供好转,中药续服,原方加减。

患者迭经治疗,孕期诸项指标均正常,孕 12 周检查胎儿的颈后透明带宽度(NT)1.1mm,胎儿发育良好。停用法安明针、地屈孕酮片,中药继续保胎,23 周三维 B 超检查正常,停服中药,动态观察。后随访顺利生产一女。

按语:免疫性不孕不育是指因生殖系统抗原发生自身免疫或同种免疫而引起的不孕不育症,根据李大金教授分类,将 RSA 区分为以下三种类型:母-胎免疫识别低下型、母-胎免疫识别过度型及母-胎免疫识别复杂型。该患者抗绒毛膜促性腺激素抗体阳性,透明带抗体阳性,抗 β2 糖蛋白抗体阳性,属免疫异常增高型;封闭抗体缺乏又属母-胎免疫识别低下型,综合考虑为母-胎免疫识别复杂型不育。中医认为肾与生殖密切相关,"肾主生殖""肾主骨髓",相当于西医学免疫系统的中枢,免疫系统的发源地,所以治疗离不开补肾。但复发性流产,免疫性不孕不育的病因多与行经、产后感染邪毒、或房事不节有密切关系,邪毒内侵胞宫冲任、或邪毒内蕴于血络,以致血络受损。瘀血内生,瘀毒内阻。影响冲任、胞脉、胞络的通畅调达。故临床上病机往往是以本虚标实为多见。其病位首在肝肾,以肝肾阴虚为主,肾虚为本,瘀血湿热为标,属虚实夹杂之证。

中医主要从辨病辨证相结合,以补肾为主,配合活血化瘀、益气养血、清利湿热等。当归、赤芍、桃仁等活血化瘀药,药理研究表明有抗感染、降低毛细血管通透性、减少炎症渗出及促进吸收的作用;熟地黄、枸杞子、当归、生地黄、山萸肉共奏滋阴补肾、平肝清热之效,可抑制免疫功能亢进;菟丝子、淫羊藿温阳补肾,配合滋阴药可消除抗体,提高机体免疫力。黄芪、白术是玉屏风散的主药,具有调节免疫功能的作用,尤以对免疫系统具有双向调节作用,能使紊乱的免疫功能恢复有序。从而达到调经种子的目的,并改善妊娠结局。

分秒感悟:免疫性不孕不育,复发性流产,临床多见于虚实错杂症,虚多于脾肾两虚,实多见于气滞、痰湿,血瘀。对于母-胎免疫识别过度型患者,损其偏盛;对于母-胎免疫识别低下患者,补其不足;对于母-胎免疫识别复杂型患者,权衡邪正,调整阴阳气血。

十八、继发不孕

包某,女,30 岁,工人。**初诊**:2009 年 10 月 23 日。**主诉**:人工流产后 4 年未避孕未孕。**现病史**:患者 13 岁月经初潮,月经周期正常,1 月一行,经来量中,5 天净。4 年前人工流产后,月经失调,周期逐渐错后,40~50 天一行,经量减少,色紫黯,平素有正常夫妻性生活,其丈夫精液检查正常,4 年来未避孕未孕。2009 年 5 月子宫输卵管碘水造影显示"两侧输卵管通畅";血清性激素基础值:卵泡刺激素(FSH)4.11IU/L,黄体生成素(LH)17.41IU/L,泌乳素(PRL)40ng/ml,雌二醇(E2)62ng/L,睾酮(T)0.6ng/ml;B 超检查示双卵巢增大,见多枚小卵泡;垂体 MRI 提示未见异常。曾经服用溴隐亭治疗半年。患者形体正常,BMI24kg/m^2,平时感腰背酸软,带下色黄,经前乳房胀痛,夜寐欠安,面部少量痤疮,纳可,便偏干,舌质淡红,苔薄,脉沉细弦。末次月经 2009 年 10 月 8 日。

西医诊断:多囊卵巢综合征,高泌乳素血症,继发性不孕。

中医诊断:断绪。

辨证:肝郁肾虚,冲任失调。

治法:补肾疏肝,理气通络。

处方:经验方疏肝补肾调冲汤加减:柴胡 5g、赤芍 10g、炒白芍 10g、绿萼梅 10g、八月札 10g、菟丝子 15g、枸杞子 15g、炒麦芽 50g、丹参 10g、鸡血藤 15g、炒杜仲 15g、生白术 10g、木香 10g,7 剂。继续服用溴隐亭 2.5mg,每日 1 片。

二诊(2009 年 11 月 1 日):患者服药后自觉乳房胀痛减轻,仍感腰背酸软,故杜仲加量 30g、寄生 30g,共 5 剂。

三诊(2009 年 1 月 9 日):服药后患者月经未来潮,(11 月 8 日)查血 HCG 阴性,B 超显示:双层内膜 12mm。原方加怀牛膝 15g、红花 3g、益母草 15g,共 7 剂。嘱其测基础体温。

四诊(2009 年 11 月 19 日):基础体温呈双相,患者服药后于 2009 年 11 月 17 日月经来潮,经量偏少,色红,无血块,无痛经,大便溏,改投养血健脾调冲:太子参 12g、柴胡 5g、茯苓 15g、炒白术 15g、紫苏梗 10g、炙甘草 5g、山药 15g、寄生 30g,共 7 剂,嘱其复查 B 超。

五诊(2009 年 11 月 30 日):2009 年 11 月 28 日,月经第 12 天 B 超显示:双层内膜约 6mm,双侧卵巢未见优势卵泡。患者服药后无明显不适,原方加滋补肝肾调冲药,紫石英 20g、石楠叶 12g、紫河车 15g、女贞子 15g,共 7 剂。11

月 30 日复查 B 超仍未见优势卵泡。

患者前后调理近 3 个月,复查 PRL 正常范围。2010 年 3 月 25 日停经 39 天,阴道少量出血 2 天来院复诊,查血 HCG 1 239.3mIU/ml,P 19.0ng/ml,遂保胎治疗,后顺产一男胎。

按语:患者系人工流产后损伤肾气,耗伤精血,血海不充,冲任虚衰,故月事后期而至,加之未孕 4 年,压力较大,思虑较重,影响情志,肝气郁结,疏泄失常,气血不和,冲任不能相滋,更加难以摄精成孕。证属肝郁肾虚。故先用疏肝补肾调冲汤,配合西药溴隐亭,前后调理近 3 个月,肝气条达,精血生化有源,冲任得养,月水如期满溢而下,复查 PRL 正常范围,则在原方基础上加滋补肝肾调冲药,紫石英、石楠叶、紫河车、女贞子,重用滋补肝肾药,使得肾气充盈,肝气舒畅,摄精成孕。

分秒感悟:多囊卵巢综合征,临床虽然多见于肾虚痰瘀,但久而不孕,妇女情怀不舒,肝郁肾虚也不鲜见,且临床病情复杂,不能用惯用思维来处理多囊卵巢综合征,要个体化治疗,审证求因,方能获效。

十九、不孕(宫腔粘连)

李某,女,32 岁,初诊:2016 年 2 月 16 日。**主诉:**继发不孕 3 年。**现病史:**2013 年 6 月难免流产清宫术,嗣后月经量少,稀发。三维 B 超显示:子宫内膜不均匀,中断现象,考虑宫腔粘连。2013 年 12 月 6 日在浙江省某医院行宫腔镜下粘连分离术。输卵管通畅。粘连分离术后曾人工周期 6 个月。但停药后症状改善不明显。末次月经 2016 年 2 月 11 日。B 超多次检查子宫内膜较薄,经前期子宫内膜仍只有 5mm。女性激素基础值检查各项指标基本正常。**刻诊:**胃纳不馨,夜寐欠安,精神不振,忧虑重重、大便溏软,日解两次,舌淡红苔略腻,脉细滑。

西医诊断:继发不孕,宫腔粘连。

中医诊断:断绪,月经过少。

辨证分析:心脾肾俱虚,胞脉受损,气滞血瘀。

治法:先健脾调理肠胃,调理气机,佐以安神。

处方:党参 12g、茯苓 15g、炒白术 15g、怀山药 15g、芡实 15g、柴胡 10g、防风 10g、炒山楂 15g、野葡萄根 12g、薏仁米 30g、合欢皮 15g、砂仁 6g,10 剂。

二诊(2016 年 2 月 25 日):药后诸况减轻,大便日解 1 次,质软,原方去野葡萄根加石楠叶 12g、补骨脂 12g、肉桂 2g,7 剂。

三诊（2016 年 3 月 4 日）：药后大便正常，诸况好转。舌苔薄白，脉涩。即日 B 超检查显示：子宫内膜 5mm，治拟标本兼治，健脾补肾，养血活血。

处方：经验方养膜汤加减：红景天 12g、党参 15g、炒白术 15g、鹿角片 10g、龟甲 10g、当归 10g、白芍 12g、熟地 15g、川芎 10g、菟丝子 30g、川牛膝 12g、鸡血藤 30g、丹参 15g、粉葛 30g、紫石英 20g。戊酸雌二醇（补佳乐）2mg，每日 1 次。

四诊（2016 年 5 月 6 日）：上方连续服用 50 天，子宫内膜 7mm。原方加红花 5g，继续服用，配以地屈孕酮片（达芙通）20mg，10 天，每日 2 次。5 月 20 日月经至，较前量略多，之后随症、随周期加减治疗继续调理，2016 年 8 月 18 因月经至而未至，查人绒毛膜促性腺激素（HCG）1 879IU/L，雌二醇（E2）504.52pg/ml，孕酮（P）66.68nmol/L。即于保胎治疗。随访：2017 年 4 月 20 日已顺产一女。

按语：传统中医没有"宫腔粘连"这个病名，但根据其临床表现，可归于"月经过少""闭经""不孕""腹痛"等范畴。认为 90% 患者属金刃外伤，损伤胞宫，耗损精血，扰乱肾 - 天癸 - 冲任 - 胞宫的正常生理。出现一系列临床症状。该患者继发不孕 3 年。2013 年 6 月难免流产清宫术，胞脉空虚，经水不能按时蓄溢，故经量少，稀发。夜寐欠安，大便溏软，乃心脾肾俱虚，瘀血内阻，导致子宫粘连，影响生殖功能，继发不孕 3 年。脾胃健则精血化生有源，气血充盛。心神与孕育密切相关。首诊是关键。故先健脾调理肠胃，调理气机，安其心神。诸证消失，患者信心充满，嗣后养膜汤调之。方以鹿角片、龟甲、当归、白芍、熟地、菟丝子血中养精；红景天、党参、炒白术健脾和胃；脾胃健旺，促进子宫内膜的修复；川芎、川牛膝、鸡血藤、丹参活血舒经通络，促进粘连松解，取补中有通，通中寓补之意，随症调理 5 个月，终获成功。

分秒感悟：宫腔粘连患者既有内因，又有外因，治疗必须补疏兼顾。同时要持之以恒，还要根据月经周期气血盈虚及阴阳消长规律。即经后重滋补佐以活血；经前、经期重活血理气，佐以补益之品。

二十、不孕（卵巢囊肿）

张某，女，29 岁，**初诊**：2017 年 9 月 6 日。**主诉**：结婚 4 年未避孕未孕。**现病史**：患者结婚 4 年未避孕未孕，多方诊治无效。平素月经 30~60 日一行，月经 5~7 日干净，末次月经 2017 年 7 月 22 日，量少，无痛经，**刻诊**：形体适中，面色黯欠华，寐欠佳易醒，大便正常，纳可，舌淡苔薄白脉细。**既往体健**，否认传染病史，否认手术外伤史，否认重大疾病史，未发现过敏史。生育史：0-0-0-0。

辅助检查:2015年2月不孕四项、优生优育、甲状腺功能正常,2015年4月子宫输卵管造影(HSG):未见异常,2016年1月检查血清女性激素基础值:泌乳素(PRL)15.69ng/ml,卵泡刺激素(FSH)7.58IU/L,黄体生成素(LH)6.56IU/L,雌二醇(E2)31.95pg/ml,2016年8月7日阴道B超显示:右卵巢囊肿20mm×13mm。立即复查B超显示:右卵巢囊性结构,大小约4.0cm×4.0cm×2.9cm,3.4cm×2.9cm×2.0cm,子宫内膜厚7mm,尿妊娠试验(−)。

西医诊断:原发不孕,卵巢囊肿,月经不调。

中医诊断:不孕症,癥瘕,月经后期。

辨证分析:肝肾亏虚,精血不足,心神失养;气滞不畅,瘀阻胞宫。

治法:养血补肾,理气活血,软坚散结,佐以养心之品。

处方:当归10g、熟地10g、赤芍10g、川芎6g、浙贝12g、急性子5g、制香附15g、丹参15g、合欢皮15g、桑寄生30g、牛膝12g,中药7剂。

二诊(2017年9月15日):药后月经于9月12日来潮,量少,无腹痛腰酸,周期推迟22天。治宜活血消癥,补肾温阳。嘱其经净后服。

处方:当归10g、穿山甲2g、穿破石12g、石楠叶10g、仙灵脾10g、鹿角片10g、白芍15g、丹参20g、三棱10g、制香附10g、桂枝3g,中药6剂。

三诊(2017年9月22日):正值月经第10天,阴道B超复查:右卵巢囊性无回声区,大小约3.8cm×3.6cm×2.6cm,3.3cm×2.5cm×1.6cm,较前比较囊肿缩小,内膜7mm,未见优势卵泡。治守前意,活血消癥,温阳填精。

处方:当归5g、穿破石12g、石楠叶10g、仙灵脾10g、鹿角片10g、赤芍15g、丹参20g、制香附10g、菟丝子12g、桑寄生30g、杜仲20g,中药4剂。

四诊(2017年9月27日):月经第17天,B超:左卵巢囊性无回声区,大小约3.1cm×2.4cm×2.0cm,右卵巢囊性无回声区,大小约2.1cm×1.2cm×1.4cm,内膜0.8cm,未见优势卵泡。囊肿缩小,卵泡未见发育。效不更方,加用菟丝子15g、紫石英20g,以促卵泡发育。中药7剂。

五诊(2017年10月6日):患者昨夜受凉后吐泻。舌质淡苔薄偏干,脉数。治宜化湿和胃,理气健脾为先。

处方:藿香10g、佩兰10g、柴胡10g、太子参12g、茯苓15g、砂仁5g、神曲15g、葛根20g、甘草5g、陈皮5g、制半夏10g。中药3剂。

六诊(2017年10月16日):末次月经10月7日,量少,无痛经,周期提早5天,拟理气疏肝,填精温肾。嘱经后服,嘱积极备孕。

处方:柴胡10g、当归10g、炒白芍12g、鹿角片10g、石楠叶10g、仙灵脾

10g、制香附 15g、紫石英 30g、郁金 10g、葛根 20g、神曲 15g、菟丝子 15g,中药4 剂。

七诊(2017 年 10 月 20 日):正值月经第 13 天,B 超:内膜 0.6,右卵巢囊肿 1.7cm×1.6cm×1.3cm,右卵泡 1.3cm×1.2cm×0.9cm,原方加加用淡附片 2g、熟地黄 15g、菟丝子 30g,以求促卵养膜。中药 6 剂。

八诊(2017 年 10 月 25 日):月经第 18 天 B 超显示:内膜 0.8cm,未见优势卵泡,右卵巢囊性无回声区 1.7cm×1.6cm×1.3cm。拟养血疏肝,补肾调冲。

处方:当归 10、赤芍 12g、巴戟天 15g、枸杞 15g、郁金 10g、川芎 10g、红花 3g、牛膝 10g,续服 10 剂。

九诊(2017 年 12 月 20 日):辍药月余,月经又延后,Lmp10 月 7 日,B 超示:内膜双层 1.1cm,右卵巢囊肿 1.6cm×1.3cm×1.2cm。尿妊娠试验阴性。

处方:丹皮 10g、赤芍 15g、当归 5g、枸杞 10g、丹参 15g、熟地黄 10g、香附 12g、牛膝 15g、泽兰 10g、红花 3g、延胡索 15g、炮山甲 2g,中药 5 剂。

十诊(2017 年 12 月 25 日):药后月经来潮,末次月经 12 月 18 日,量少,月经第 1 日稍有腹痛,正值经后,拟活血消癥,温阳补肾以促卵泡。

处方:当归 6g、穿山甲 2g、穿破石 12g、石楠叶 12g、仙灵脾 10g、鹿角片 10g、白芍 15g、丹参 20g、三棱 10g、制香附 15g、菟丝子 30g、葛根 15g,中药 7 剂。

十一诊(2018 年 1 月 4 日):正值排卵期,B 超示:卵泡 1.8cm×1.8cm×1.5cm,内膜 0.8cm。囊肿消失。

处方:经验方促排汤加味:丹参 15g、牛膝 15g、穿破石 10g、杜仲 20g、赤芍 15g、寄生 30g、路路通 12g、制香附 12g、巴戟天 15g、菟丝子 15g,中药 4 剂。指导同房。

十二诊(2018 年 1 月 8 日):正值排卵后,养血补肾调冲,有利于卵泡着床、在宫腔发育。

处方:柴胡 6g、当归 6g、炒白芍 12g、太子参 15g、菟丝子 15、盐杜仲 20g、蜜甘草 5g、丹皮 10g、醋香附 10g,中药 5 剂。

十三诊(2018 年 2 月 8 日):停经 51 天,B 超显示:孕囊 2.4cm×2.9cm×2.8cm,胚芽 1.1cm,**刻诊:**呕泛,阴道见少量褐色分泌物。

治法:和胃止呕,止血安胎。

处方:阳春砂 5g、木香 6g、太子参 12g、炒白术 10g、陈皮 5g、仙鹤草 20g、菟丝子 12g、莲房 10g、姜半夏 6g、黄芩 10g、枇杷叶 12g、墨旱莲 15g、苎麻根 10g、血余炭 10g、阿胶珠 10g,中药 7 剂。嘱注意休息,饮食要规律。

按语:《医宗金鉴·妇科心法要诀》:"女子不孕之故,由伤其冲任也……或因宿血积于胞中,新血不能成孕;或因胞寒胞热,不能摄精成孕,皆当细审其因,按证调治,自能有子也。"《证治准绳》所言"妇人癥瘕,并属血病……宿血停凝,结为痞块",患者首诊月经延期,月经量少,B超示内膜偏薄,卵巢囊肿,排除妊娠后,考虑证属精血亏虚,冲任不充,血海不能按期充盈,冲任失调,瘀血内停。丹溪云:"求子之道,莫如调经",首诊用四物汤、香附、牛膝等养血活血调经,急性子、浙贝软坚散结消癥瘕。经后期除在理气活血的消癥基础上,佐以桂枝、鹿角片等温阳活血之品助消囊肿调冲任,鹿角片、石楠叶、仙灵脾、菟丝子、紫石英等暖宫摄精以助胞胎受孕;后B超示卵巢囊肿有缩小,唯恐卵泡发育不良。《景岳全书·妇人规》:"产育由于气血,气血由于情怀,情怀不畅则冲任不充,冲任不充则胎孕不受。"故经后期停用消癥散结之品,用当归、党参、柴胡、郁金等养血柔肝疏肝,用补肾精温肾阳之品调冲任。历经约5个月调理,诸况好转。囊肿消失,气血和顺,任脉充盈,冲脉通畅,故能摄精成孕也。

分秒感悟:对不孕治疗较棘手,不能墨守一方,对于痰瘀阻滞,冲任不通的不孕,特别是子宫内膜薄,且又有囊肿,必须寓攻于补,攻补兼施;等囊肿缩小,重在调冲助孕,方能成功。

二十一、不孕,多囊卵巢综合征

余某,女,27岁,初诊:2017年6月4日。**主诉**:未避孕2年未孕。**现病史**:患者月经14岁初潮,经期28~35天一行,经期4~5天。量偏少,色黑。婚后两年未避孕一直未孕。曾经多方求医,当地医生认为是多囊卵巢综合征,排卵障碍,2016年服用达英35半年,停药后促排卵治疗3个月,终未奏效。故求于中医治疗。**刻诊**:人体丰满,面色欠华,睡眠可,二便正常,舌红,脉滑迟弱。末次月经:5月21日,5天干净,量偏少,色黑。**既往史**:2015年输卵管造影左输卵管通而不畅,轻度积水可能。**孕产史**:0-0-0-0。**辅助检查**:性激素基础值:黄体生成素(LH)21.94mIU/ml,卵泡刺激素(FSH)5.96mIU/ml,泌乳素(PRL)16.65ng/ml,P 6.60ng/L。

西医诊断:原发不孕,多囊卵巢综合征,输卵管炎?

中医诊断:不孕症(断绪)。

辨证分析:乃湿浊内生,气血运行受阻,水液传化失司,且肾气亏虚。

治法:化痰祛湿为主,佐以强肾之品。嘱先调理,避孕2个月。

处方:经验方多囊消癥方加减:制香附15g、炒苍术10g、陈皮10g、丹参

15g、牛膝 15g、决明子 15g、姜半夏 10g、紫草 12g、菟丝子 15g、牡丹皮 10g、凌霄花 15g、桑寄生 15g、皂角刺 15g、泽泻 10g,12 剂。

二诊(2017 年 6 月 18 日):6 月 10 日至今阴道少量褐色分泌物,同房有出血,余无明显不适。查 HCG 阴性,孕酮 4ng/L。经前宜疏,原方去紫草加炮山甲。

处方:制香附 15g、炒苍术 10g、陈皮 10g、丹参 15g、牛膝 15g、决明子 15g、姜半夏 10g、菟丝子 15g、牡丹皮 10g、凌霄花 15g、桑寄生 15g、皂角刺 15g、泽泻 10g、炮山甲 2g,7 剂。

三诊(2017 年 6 月 28 日):末次月经 6 月 18 日,5 天干净。量少伴有血块,近几天胃痛,平时易腹泻,胆结石病史。

处方:太子参 15g、茯苓 12g、炒白术 15g、甘草 5g、陈皮 5g、姜半夏 10g、鸡血藤 20g、桑寄生 30g、菟丝子 30g、石楠叶 10g、紫草 12g、牡丹皮 10g,7 剂。

四诊(2017 年 7 月 12 日):投上药 7 剂后,胃疼除,腹泻止,正值月经来潮,原方去太子参,加益母草、元胡、穿山甲 3g,7 剂。

五诊(2017 年 7 月 26 日):末次月经 7 月 19 日,经水 7 月 23 日干净。经量未增多。余况尚可。治守健脾补肾化痰调经。嘱下周期月经第 3 天再查性激素六项指标。

处方:制香附 15g、炒苍术 10g、陈皮 10g、牛膝 10g、姜半夏 10g、菟丝子 20g、牡丹皮 10g、凌霄花 15g、桑寄生 15g、皂角刺 15g、泽泻 10g、泽兰 10g、元胡 15g,14 剂。

六诊(2017 年 8 月 27 日):末次月经 8 月 23 日,经色黯黑,夜寐多梦。**辅助检查:**月经第 3 天血清性激素基值:FSH 8.6mIU/ml,LH 4.75mIU/ml。E2 36.3pg/ml,T 1.87nmol/L。

处方:制香附 15g、炒苍术 10g、陈皮 10g、姜半夏 10g、菟丝子 20g、牡丹皮 10g、桑寄生 15g、泽泻 10g、柴胡 10g、黄芪 15g、生花蕊石 15g,7 剂。嘱备孕。用排卵试纸检测排卵,排卵试纸检显示强阳,出现拉丝样白带,安排同房,同时测基础体温。

七诊(2017 年 9 月 6 日):月经第 15 天,自己诉前两天出现拉丝样白带,基础体温已上升,治以健脾补肾。

处方:经验方和顺调冲汤加减:柴胡 6g、当归 6g、炒白芍 12g、菟丝子 15g、炒杜仲 20g、炙甘草 5g、太子参 15g、醋香附 10g、牡丹皮 10g、枸杞子 12g、山药 15g,7 剂。

八诊(2017 年 10 月 8 日):停经 45 天,末次月经 2019 年 10 月 5 日,阴道

少量出血 1 天。B 超显示：宫腔内见一胚囊，大小 3.2cm×4.0cm×3.5cm，囊内可见长径约 3mm 胚芽，可见胎心搏动。宫内早孕。HCG>10 000mIU/L，P：17.33ng/ml，E2：1 422pg/L。甲状腺功能检查未见明显异常。在当地医院就诊，服用黄体酮胶囊，固肾安胎丸，锌硒宝片，现血已净。**刻诊**：胃纳欠佳，恶心欲吐，大便溏软，舌淡红，脉滑。

处方：阳春砂 3g、党参 12g、炒白术 10g、陈皮 5g、仙鹤草 15g、菟丝子 12g、莲房 10g、姜半夏 6g、炒稻芽 15g、黄芩 10g、葛根 20g、墨旱莲 15g、苎麻根 15g，10 剂。地屈孕酮片 10mg，每日 2 次。

嘱其复查 HCG，P，E2，D- 二聚体，血小板聚集率。

九诊（2017 年 10 月 22 日）：药后胃纳启，恶心消失，大便正常，唯下腹隐隐不适，未再出现阴道出血。原方去炒稻芽 15g，加阿胶珠 9g、紫苏梗 10g、当归 6g、生白芍 15g，7 剂。

十诊（2017 年 10 月 29 日）：停经 66 天，诸况尚可。（2017 年 10 月 24 日）血清显示：雌二醇 >11 010pmol/L，HCG>200 000IU/L，孕酮 52.69nmol/L。D- 二聚体和血小板聚集率检查正常。

继予原方 7 剂安胎治疗。

孕后 3 个月随访，一切正常。

按语：PCOS 的病因至今未明，但普遍认为与遗传、精神和环境因素等密切相关。中医将本病归属于"月经过少""闭经""不孕症"等范畴。近年来大量中医研究认为，PCOS 的发病与肝、肾、脾功能失调及痰湿、血瘀等有关。其中肾虚和痰湿两个主要病机。肾虚导致气血运行受阻和水液传化失司，脾虚使运化失职，气化失司，湿浊内生，聚湿成痰。肾虚、痰湿、血瘀相兼则致月经失调、稀发、闭经甚至不孕。

该患者系多囊卵巢综合征，体型偏丰满，排卵障碍，中医辨证为痰湿体质，且肾气亏虚，治疗始终以化痰祛湿为基本原则，佐以强肾之品，根据月经周期及出现兼症随症加减。方中陈皮、苍术、茯苓、半夏、泽泻化痰除湿；制香附、丹参、丹皮、凌霄花理气活血调经；菟丝子、寄生、牛膝强肾，经前经期用益母草、元胡、穿山甲疏通输卵管，畅通胞脉；经后用柴胡、黄芪、生花蕊石调理气机，排卵后用当归、炒白芍、菟丝子、炒杜仲、炙甘草、太子参、枸杞子、山药等养血健脾补肾，为着床打好基础，提高受孕概率。诸药合用，痰去湿消，肾气强健，故调理 3 个月，两年不孕患者，终于孕育成功。

分秒感悟：多囊卵巢综合征往往虚实夹杂，肾虚痰湿盛临证多见，治疗一方难以奏效,临证要根据当前阶段突出特点,确立专方,根据月经周期,随症加减。但孕前必须进行预处理。等待气血和顺,阴阳调和,方能备孕。

二十二、输卵管性不孕(IVF-ET 失败)

张某,30 岁,女,工人,**初诊**:2016 年 9 月 22 日。**主诉**:婚四年,未避孕 2 年余未再孕。**现病史**:患者平素月经尚规则,周期 24~35 天,经期 5~6 天,量偏少,伴痛经,末次月经 2016 年 9 月 18 日。结婚 4 年,前两年避孕(经常口服紧急避孕药避孕),近两年未避孕未孕。性激素基值检查:提示卵巢储备功能下降。2015 年曾经在南京某医院行 IVF-ET 术,取卵 5 次,移植一次未着床。目前已于 2016 年 7 月在浙江省某医院用微刺激方案促排后得优胚 1 枚,准备在下月 10 月 1 日行胚胎移植。**刻诊**:神疲,夜寐多梦,手心热,口干,大便溏,舌淡苔薄脉细。**既往史**:2015 年发现桥本甲状腺炎,未服药,2016 年 4 月有乳腺纤维瘤手术史。**辅助检查**:2014 年上海某医院行输卵管造影显示:左侧输卵管近端极不畅伴盆腔粘连可能,右侧输卵管张力稍高。2016 年 5 月 12 日月经第 3 天查性激素示 FSH:6.72IU/L,LH:1.99IU/L,E2:58pg/ml。

西医诊断:原发性不孕(输卵管性不孕?),桥本甲状腺炎。

中医诊断:不孕病,虚劳。

辨证分析:患者婚久不孕,肝气郁结,且素体脾肾虚弱,阴血不足,冲任不固,胞脉失养,不能摄精成孕。

治法:疏肝健脾,调理冲任。

处方:柴胡 5g、太子参 12g、山药 15g、芡实 10g、浮小麦 15g、绿梅花 10g、防风 10g、葛根 20g、石楠叶 10g、炙甘草 5g,7 剂。

二诊(2016 年 9 月 29 日):便溏稍改善,仍感梦多,手心热,口干,舌淡苔薄脉细。患者拟行胚胎移植,治守前意,治拟疏肝健脾,补肾养血。

处方:柴胡 5g、太子参 12g、山药 15g、芡实 10g、浮小麦 15g、葛根 30g、石楠叶 10g、菟丝子 20g、杜仲 30g、苏梗 10g、莲房 10g、熟地炭 10g、炙甘草 5g,嘱移植后服。7 剂。

三诊(2016 年 10 月 27 日):患者 10 月 1 日移植后生化妊娠,心情不舒畅,梦多,手心热,便溏,舌淡苔薄脉细。末次月经 10 月 18 日,21 日干净,量很少。B 超检查显示:子宫附件未见异常,内膜 0.7cm。HCG 检查正常。治拟疏肝健脾,养血活血。

处方:柴胡 6g、赤芍 15g、制香附 10g、丹参 12g、桑寄生 30g、鸡血藤 15g、石楠叶 10g、山药 15g、芡实 10g、葛根 20g、炒白芍 15g、炙甘草 5g，7 剂。

四诊（2016 年 11 月 8 日）：患者诉 11 月 5 日阴道出血，色鲜红。近 2 周右侧太阳穴疼痛，咽中有痰，色黄，偶觉头晕，唇部有疱疹，手心热，夜寐多梦易醒，纳差，大便溏，舌红苔薄微腻，脉弦滑，11 月 7 日查 FSH 16.4IU/L，LH 4.3IU/L，E2：100.2pg/ml，P 1.33nmol/L，T 0.2nmol/L，治拟：益气健脾，化瘀止血。

处方：太子参 15g、黄芪 30g、炒白术 15g、海螵蛸 10g、艾叶炭 6g、丹皮 12g、陈皮 5g、花蕊石 15g、血见愁 15g、鹿衔草 15g、竹茹 10g、桔梗 10g、生地炭 12g、蜜甘草 5g，7 剂。并加龙血竭片化瘀止血。嘱：注意休息，经水干净后开始服用定坤丹 6g，每日 2 次。

五诊（2017 年 3 月 28 日）：患者 3 月在浙江省某促排取卵配成优胚 2 个，末次月经 3 月 13 日，经量中等，无明显痛经，大便稍溏，舌红苔薄脉细。治拟：健脾补肾。

处方：太子参 15g、炒白术 15g、陈皮 5g、姜半夏 10g、怀山药 15g、葛根 30g、芡实 10g、制香附 10g、桑寄生 15g、杜仲 20g、莲房 10g、蜜甘草 5g。

六诊（2017 年 4 月 20 日）：末次月经 4 月 13 日，量中等，汗多，自觉小便黄，大便溏，舌红苔薄脉细。治拟：益气健脾，补肾固冲。

处方：太子参 15g、炒白术 15g、陈皮 5g、怀山药 15g、葛根 30g、芡实 10g、制香附 10g、桑寄生 15g、杜仲 20g、神曲 15g、鸡血藤 15g、穿破石 10g、蜜甘草 5g。

七诊（2017 年 4 月 27 日）：患者自觉疲劳乏力，纳呆，汗多，口干，饮水不缓解，大便溏，舌红苔薄脉细。治拟：益气健脾，补肾固冲。

处方：柴胡 6g、白芍 12g、太子参 15g、菟丝子 15g、杜仲 20g、葛根 30g、神曲 15g、制香附 10g、怀山药 15g、芡实 10g、鸡血藤 20g、穿破石 10g、蜜甘草 5g。

服后患者疲劳，汗多，纳呆症状改善，效不更方，在前方基础上加减治疗 2 月余。

八诊（2017 年 7 月 11 日）：患者准备 8 月 8 日行冻胚移植，现在予左甲状腺素钠（优甲乐）25μg，阿司匹林 75mg，口服，末次月经 6 月 26 日，现觉口干口苦，便稀，6 月 28 日复查 FSH 9.66IU/L，LH 2.01IU/L，E2 54pg/ml，P 0.37nmol/L，T 0.26nmol/L。治拟益气健脾，补肾填精。

处方：太子参 15g、白芍 12g、菟丝子 15g、杜仲 20g、怀山药 15g、葛根 30g、芡实 10g、合欢皮 15g、海螵蛸 15g、鹿角片 10g、桑椹 10g、黄精 10g、蜜甘草 5g。

九诊（2017 年 7 月 20 日）：患者今日月经来潮，感腹痛，量少，治则：活血化瘀，行气止痛。

处方:当归 10g、熟地 10g、赤芍 10g、川芎 10g、制香附 10g、鸡血藤 20g、枸杞 15g、丹皮 10g、益母草 15g、元胡 15g、合欢皮 15g、三七粉 6g、桑寄生 30g。

十诊(2017 年 7 月 25 日):患者仍觉口干口苦,乏力,便溏。治拟:健脾温肾。

处方:柴胡 10g、太子参 15g、炒白术 15g、怀山药 10g、鹿角片 10g、桑椹 12g、黄精 10g、葛根 20g、砂仁 5g、八月札 15g、紫石英 20g、菟丝子 30g、神曲 15g。

十一诊(2017 年 8 月 8 日):患者准备 8 月 9 日前往浙江省某医院行胚胎移植,现稍觉腹痛。治拟:补肾健脾,滋阴养血。

处方:柴胡 6g、太子参 15g、炒白术 15g、怀山药 10g、桑椹 12g、黄精 10g、葛根 20g、砂仁 5g、菟丝子 30g、当归 5g、炒白芍 12g、莲房 10g、黄芩 10g、石斛 12g。

十二诊(2017 年 8 月 24 日):患者 8 月 8 日移植冻胚 2 枚,8 月 23 日查血清显示:HCG 2 232.0IU/L、E2 1 213pmol/L、P 167.8nmol/L。昨晚出现小腹胀痛,腰酸,尿频,无明显阴道流血。移植后生殖中心一直予黄体酮针 40mg,每日 1 次。地屈孕酮片(达芙通)20mg,每日 2 次,口服。低分子肝素钠注射液(克赛针)4 000U,每日 1 次。戊酸雌二醇(补佳乐)3mg,每日 2 次,口服治疗。中药立即给予补肾安胎治疗。

处方:太子参 15g、炒白术 15g、陈皮 5g、姜半夏 6g、仙鹤草 15g、莲蓬壳 10g、砂仁 3g、菟丝子 12g、瘪桃干 10g、枸杞 15g、阿胶珠 10g、苎麻根 10g、黄芩 10g、合欢花 10g。

十三诊(2017 年 9 月 14 日):患者胚胎移植术后 38 天,阴道流血半天,9 月 13 日于浙江省某医院检查 B 超显示:宫内早孕(囊长分别为 4.3cm、3.5cm,内见卵黄囊及胚芽,芽长分别为 1.5cm、1.5cm,均可探及心搏),双活胎(双绒毛膜囊)宫腔积液(宫腔内胚囊旁见 3.1cm×3.4cm×1.5cm 不整形暗区)。

处方:太子参 15g、炒白术 15g、陈皮 5g、姜半夏 6g、仙鹤草 15g、莲蓬壳 10g、砂仁 3g、菟丝子 12g、瘪桃干 10g、枸杞 15g、苎麻根 10g、黄芩 10g、合欢皮 12g、丹皮炭 10g、白及粉 3g。

孕 3 个月随访,一切正常,B 超胎儿的颈后透明带宽度(NT)未见异常。

按语:不孕症是现在医学难题,随着科技进步,可以借助 IVF-ET 等技术,但仍有很大一部分人难以怀孕。该患者系输卵管性不孕,进行 IVF-ET 术,曾经取卵 5 次,2 次失败,一次未着床,一次生化妊娠。心情不舒畅,多次取卵,卵巢储备功能下降。中医谓之肝郁肾虚,该患者经常大便溏薄,脾失健运也。患者9月份初诊,中药调理,10月份匆匆忙忙去移植。虽然着床,但生化妊娠了。故嗣后进行了为期半年多中药调理。疏肝健脾,补肾调冲任。方中柴胡、绿梅花疏肝解郁,太子参益气养阴,山药芡实健脾又补肾,葛根升阳生津,现代医学研究葛根中的葛根黄酮有雌激素样作用,可调节内分泌;鹿角片、桑椹、黄精、菟丝子、温肾阳,补肾精,再加石楠叶祛风通络,益肾补肝,诸药合用,并随症、随月经周期加减调理,肝气得舒,脾运得健,肾阳得温,肾精充盛,气血通畅,阴阳调和,胞宫宁静,终获成功!

分秒感悟:在行试管之前进行中医调理增加成功率。根据辅助生殖技术用药规律,辅助生殖技术有垂体调节方案、微刺激或温和刺激方案,等等。有取卵期、移植前期不同方案,不同时期,不同用药。中药必须在辨证的基础上,与西医处理同步进行,配合治疗,增强西药的效果,减少西药的副作用。

二十三、不孕

陈某,女,28岁,初诊:2007年11月13日 **主诉**:继发不孕两年余。**现病史**:患者婚后四年,月经素准,2年前人工流产术后,一直未孕。经量逐减,点滴而下,色黯无块,周期落后,40天一潮。平素精神疲乏,四肢麻木,夜寐不安,纳谷欠。B超监测卵泡,提示卵泡发育欠佳,每次卵泡长到14~15mm就排掉。求子心切,多方寻医,西医予氯米芬调节排卵治疗,中医促排卵之剂,终未见效,心灰意冷,准备赴沪辅助生殖,医学助孕。经人介绍,前来求诊。末次月经2007年11月8日,妇科检查外阴阴道正常,宫颈光滑,宫体偏大、活动度正常,双侧附件无异常。即日B超提示:子宫内膜3mm,两附件未见异常。舌淡红,苔薄白,脉细。**辅助检查**:FSH 3.4IU/L,LH 3.2IU/L,E2:25.2pg/ml,P 1.33nmol/L,PRL 15ng/ml,T 0.4ng/ml。

西医诊断:继发不孕,排卵障碍。

中医诊断:断绪。

辨证分析:乃人工流产术后,伤及气血,未曾善调。血虚经乱,气血欲保本身之协调尚且不能,又岂能望其孕子。心脾肾俱虚也。

治法:先调肝脾,补其血,充其盈,佐以安神养心之品。嘱其服药期间需避孕3个月。

处方:太子参15g、陈皮5g、白术12g、川芎10g、熟地12g、赤芍10g、当归10g、红花5g、桃仁6g、丹参15g、鸡血藤20、夜交藤20g、鹿角胶10g、麦芽15g、紫河车 6g,10 剂。水煎服。

二诊(2007 年 11 月 26 日):药后精神好转,夜寐转安,舌脉如前,原法伸展,以资生化之源。

处方:太子参 15g、陈皮 5g、炒白术 12g、鸡血藤 20g、赤芍 10g、当归 10g、熟地 12g、红花 5g、丹参 15g、鸡血藤 20g、牛膝 12g、路路通 12g、鹿角胶 10g、小茴香 5g、夜交藤 20g,10 剂。水煎服。

三诊(2007 年 12 月 14 日):月经于 12 月 10 日来潮,落后两天,经量增多,经血转红。药已中效、增减续进,10 剂,水煎服。

处方:党参 30g、炒白术 10g、茯苓 10g、炙甘草 5g、当归 10g、川芎 10g、熟地 12g、鸡血藤 20g、陈皮 5g、小茴香 5g、生米仁 30g、神曲 15g、仙茅 12g,15 剂,水煎分服。

四诊(2008 年 2 月 9 日):连续治疗 3 月,诸况好转,月水如期,嘱其准备怀孕。治拟温肾暖宫促孕:紫石英 20g、紫河车 6g、柴胡 6g、仙灵脾 10g、当归 10g、川芎 10g、鸡血藤 g、香附 10g、乌药 10g、小茴香 5g、红花 9g,7 剂。每月经后水煎分服。

随访:2008 年 5 月 31 日患者怀孕,来我院安胎。

按语:《景岳全书·妇人规》:"妇人所重在血,血能构精,胎元乃成。"该患者人工流产术后,营血衰少,血海不盈,致天癸延后,经量减少,冲任胞脉失于濡养,难以摄精,何能孕育而生子焉? 为子嗣之计者,治疗不能图功心切。通过补益之法,使气血恢复,脏腑平衡,血海充盛,则经自调,经调方可孕育胎元也。故前 3 个月多以太子参、陈皮、炒白术等健脾以资气血生化之源;孰知脾胃健而精血充,是补脾胃以补肾也;桃红四物汤及丹参、鸡血藤等养血活血以促经水之顺行;鹿角胶,小茴香,意在"微微生火,即生肾气",温煦胞宫土壤以待日后种子。3 个月后,经水调顺,冲任胞宫气血生长复常,肾中阴阳转化时期,采用温肾暖宫促孕之品,水到渠成,令人有孕也。

分秒感悟:女子以肝为先天,以血为本,求子之法,莫先治血调经。调经是孕育的先决条件。月经量少,周期落后者,虽精血亏虚,以补益充之,但需在补益之剂少佐动之品,静中有动,疏理气血,子宫藏泻有度,缩短疗程,屡屡收功。

二十四、继发不孕(慢性盆腔炎)

黄某,女,28 岁,工人,**初诊:**2007 年 7 月 2 日。**主诉:**人工流产后未避孕 1 年未孕。**现病史:**患者 1 年前因"稽留流产"行人工流产术后未避孕一直未孕,月经周期 28~30 天,经期 5~7 天,末次月经 6 月 27 日,行经量少,色红,下腹时时隐痛。某医院诊断为"盆腔炎",给予抗生素治疗,症状稍有好转。近 2 周来下腹胀满,下坠感伴有疼痛,反复发作,腰骶酸痛,经期加重,经量少,色红有瘀块。1 年多来多方寻医问药,未能怀孕。**刻诊**:纳呆,夜寐欠安,便干。舌淡红,苔薄,脉细。**生育史**:0-0-1-0。**妇科检查**:外阴已婚未产型;阴道(-);宫颈光滑;宫体前位,大小正常,质中,活动可,无压痛;双侧附件轻压痛。**辅助检查**:阴道B 超:子宫前位,63cm×51cm×43cm,后陷凹积液。

西医诊断:慢性盆腔炎,继发不孕。

中医诊断:妇人腹痛,断绪。

辨证分析:人工流产术后损伤胞宫,瘀热互结,气机不畅,冲任受阻。

治法:清热化瘀,佐以疏肝散结。

处方:经验方舒康汤加减:黄芪 20g、柴胡 6g、枳壳 10g、赤芍 15g、甘草 5g、八月札 10g、木香 10g、槟榔 15g、大黄炭 12g、夜交藤 30g,7 剂。并嘱其服药期间需避孕。

灌肠方:红藤 15g、败酱草 15g、三棱 10g、莪术 10g、丹参 15g、元胡 15g、红花 6g、银花 15g、川芎 10g,7 剂。嘱经期停用。

二诊(2007 年 7 月 12 日):服药 1 周后复诊,患者自觉下腹疼痛减轻,上方酌情加减继服。

三诊(2007 年 7 月 29 日):末次月经 7 月 27 日,行经量中,经血转红,块下不多,下腹疼痛减轻。

四诊(2007 年 8 月 12 日):连续治疗 3 个月经周期,月经调顺,腹痛消失。嘱其可准备怀孕。

处方:丹参 15g、丹皮 10g、制香附 10g、菟丝子 12g、杜仲 30g、茯苓 10g、桃仁 10g、红藤 15g、木香 6g、乌药 10g、小茴香 5g、巴戟天 15g,10 剂。

随症继续调理 3 个月,泄肝补肾调冲。

随访:2008 年 4 月 27 日患者怀孕,因感冒来我处治疗。

按语:该患者下腹胀坠疼痛反复发作,腰骶酸痛,经期加重,经量少,色红有瘀块,双侧附件轻压痛,B 超提示后陷凹积液。予抗生素治疗,症状好转不明显,属于慢性盆腔炎瘀热型。慢性盆腔炎的病理改变及体征分析,它已不是真正意义上的"炎"症,而属于"瘀"与"结",所以治疗应以除湿祛瘀、行气止痛为主。用四逆散疏肝解郁止痛,佐以清热除湿,化瘀止痛,随证加减,共奏祛湿热,清邪毒,调气机,祛血瘀之效。内服外用治疗 3 个疗程后,月经调顺,腹痛消失,开始促孕种子。在治疗方面主要从调理肝、脾、肾三脏的功能,使脏腑的功能调畅,阴阳平衡,恢复女性的正常生理功能,才能促使卵泡能正常发育、成熟、排卵而受孕。而中医学认为:"女子肾气盛,任脉通,太冲脉盛,月事以时下;男子肾气盛,精气溢泻,阴阳和,两精相搏,才能有子。"

分秒感悟:治疗女性不孕症,切勿走入盲目促孕种子的误区,要结合西医的检查诊断,中医的辨证施治,要根据女性整个月经周期的生理特点,进行科学的分期治疗,同时要针对患者各种不同的病因和病机进行施治。唯有先治病,而后促孕,才能达到事半功倍的治疗效果。

二十五、不孕症(多囊卵巢综合征)

宋某,女,27岁,工人,**初诊:**2017年7月6日。**主诉:**人工流产后未避孕未孕3年。**现病史:**患者13岁月经初潮,月经周期尚准,近8年来身体渐渐丰满,月经周期延后,3~5个月一行,甚至闭经。当地医院诊为多囊卵巢,迭经治疗2014年终于孕上,但孕40天出现难免流产,行清宫术。嗣后中西医继续治疗,人工周期调理,减肥,但未避孕一直未再受孕,男方精液检查正常。今求诊于陈颖异。末次月经2017年3月19日。**刻诊:**形体肥胖,偶有神疲腰酸,舌淡红,苔薄腻,脉细缓。**既体往健。孕产史:**0-0-1-0。**辅助检查:**2017年4月25日。性激素检查:黄体生成素(LH)6.73IU/L,卵泡刺激素(FSH)3.21IU/L,雌二醇(E2)14.3nmol/L,2017年7月6日某医院B超提示:宫腔粘连,双侧卵巢多囊改变。

西医诊断:继发孕症,多囊卵巢综合征,宫腔粘连?

中医诊断:断绪。

辨证分析:素体肾气亏虚,痰湿阻滞,日久成瘀,壅滞冲任,难以摄精成孕。

治法:补肾祛痰,活血调经。

处方:炒苍术10g、制半夏10g、胆南星6g、制香附15g、天竺子10g、仙灵脾10g、鹿角片10g、石楠叶10g、菟丝子15g、泽兰12g、泽泻12g、焦山楂12g,10剂。嘱:测基础体温,排卵试纸监测卵泡。

二诊(2017年8月8日):药后月经于2017年7月27日来潮,药后无不适,2017年8月8日B超显示:子宫内膜双层0.8cm,宫腔内见连续性中断,宽约0.4cm,左卵巢内可见一枚大小1.5cm×1.4cm×1.3cm大卵泡。正值围排卵泡期。予补肾填精,活血促孕为宜,原方去泽兰加丹参15g、石菖蒲6g,菟丝子加为30g,胚宝胶囊2片,每天3次。中药6剂。指导同房。注意适当休息,心情愉快。

三诊(2017年9月7日):停经42天,昨自测尿妊娠试验(+),末次月经2017年7月27日,今晨小腹隐痛,感手脚麻木,纳可,便秘,寐安,检查血清:HCG:>1 000IU/L,孕酮(P)38nmol/L,雌二醇(E2)350.52pg/ml。立即健脾补肾安胎,太子参15g、姜半夏6g、生白术15g、仙鹤草15g、砂仁3g、黄芩10g、陈皮5g、莲房10g、菟丝子12g、苎麻根12g、川断12g、桑寄生15g,7剂。地屈孕酮片(达芙通)10mg,每日2次。随访:孕期顺利,顺产一男孩。

按语:该患者继发不孕3年,西医诊断为多囊卵巢,发病原因尚未完全明了,曾经用人工周期、避孕药调经,促排卵药助孕等间或治疗,终未怀上。中医认为不孕症的产生,主要是脏腑功能失常,气血不调,影响冲任、子宫的摄精成孕及育胎的功能。临床最常见的有肾虚、肝郁、痰湿和血瘀等,该患者月经延后,形体肥胖,当辨为肾阳亏虚,痰湿阻滞,日久成瘀,壅滞冲任,难以摄精成孕,治疗以补肾化痰,活血调经。《妇科秘书八种》曰:"经闭不行三候:一则体肥痰滞壅,故令经血不能通,加减导痰汤作主,多服方知药有功。"故治疗的重点当是调经以种子,一边调理月经,一边助孕。8月8日B超发现一枚卵泡,大小1.5cm×1.4cm×1.3cm大卵泡,子宫内膜双层0.8cm,掌握契机,在原方基础上加倍菟丝子量30g,加胚宝胶囊,配合仙灵脾、鹿角片、石楠叶温肾益精,促使卵泡发育,炒苍术、制半夏、胆南星、天竺子、石菖蒲祛湿豁痰,怡情促排,泽泻、焦山楂利湿消脂肪。制香附调理冲任之气机。治疗补泻得当,补虚却实,在氤氲期两精交媾,两诊即孕。孕后以健脾补肾安其胎元。

分秒感悟:月经稀发,稀发排卵的不孕患者,中医调理,在辨证的基础上,一边调经,一边助孕,一定要时刻监测排卵,守株待兔,在氤氲期两精交媾,可获得事半功倍的效果。

二十六、不孕(卵巢巧克力囊肿)

程某,女,34岁,**初诊:**2016年3月8日。**主诉:**未避孕5年未孕,痛经6个月。**现病史:**结婚5年未避孕一直未孕,月经周期尚准,28~30天,经期5~7天,近1年来,经行腹痛。末次月经2016年2月29日,量少,色紫黯,夹小血块,经常下腹剧痛。左侧卵巢有一个3.5mm囊肿,左侧甲状腺小结5年来多方治疗,未能怀孕。**刻诊:**饮食如常,夜寐尚安,大便正常。舌淡红,苔薄,脉弦。孕产史:0-0-0-0。**妇科检查:**外阴已婚式;阴道通畅;宫颈光滑;宫体前位,常大,质中,轻度压痛,左附件可及25mm×18mm×35mm左右大小包块。**辅助检查:**(2016年3月8日)B超:左卵巢囊性结构(36mm×25mm×20mm),其内见密集细小光点。提示：子宫内膜异位囊肿可能。CA125 为 135U/ml。左侧甲状腺中上部见大小 4mm×3mm×4mm 的低回声。女性激素基础值孕酮 1.22ng/ml，其他检查正常。配偶精液正常。

西医诊断：原发性不孕，巧克力囊肿。

中医诊断：不孕，癥瘕。

辨证分析：痰瘀互结，累及冲任，不能摄精。

治法：消癥活血，补肾调冲。

处方：经验方促孕消癥活血汤加减：鹿角片 10g、当归 10g、丹参 15g、莪术 10g、制鳖甲 20g、炮山甲 6g、穿破石 12g、续断 15g、巴戟 15g、石楠叶 15g、鬼箭羽 10g，6 剂，嘱积极准备怀孕，测基础体温，分别于月经第 12 天、第 14 天、第 16 天 B 超检测排卵。

灌肠方：红藤 15g、败酱草 15g、三棱 10g、莪术 10g、丹参 15g、元胡 15g、红花 6g、银花 15g、川芎 10g，5 剂。经期停用。

二诊（2016 年 3 月 17 日）：患者基础体温双相，B 超检查右侧卵泡持续增大，月经第 12 天卵泡 15mm，到月经第 18 天增大为 29mm，囊内回声从透声良好至透声差，呈稀疏散在的细弱光点。左卵巢囊性结构 30mm×27mm×25mm，内膜双层厚度 9mm，舌脉同前。考虑不破裂卵泡黄素化综合征。

处方：鹿角片 10g、当归 10g、赤芍 15g、穿山甲 6g、巴戟 15g、穿破石 12g、续断 15g、丹参 15g、王不留行 10g、石楠叶 12g、牛膝 13g、水蛭 4g、泽泻 12g，5 剂。

继续中药保留灌肠 7 天。

三诊（2016 年 3 月 22 日）：药后大便偏溏，B 超复查原卵泡已逐渐缩小而消失。刻下正值月经前。

处方：鹿角 10g、巴戟 15g、赤芍 15g、制香附 10g、炒六神曲 15g、丹参 15g、川芎 10g、三棱 10g、元胡 15g、水蛭 2g、益母草 15g、三七片 5g，6 剂。

四诊（2016 年 3 月 29 日）：正值月经第 1 天。痛经减而未除，量少。大便正常。守上方去炒六神曲、巴戟；加牛膝 15g、红花 5g、当归 10g，4 剂。

嘱月经第 3 天检查女性激素 6 项指标，同时检查 CA125、CA199、CEA。

五诊（2016 年 4 月 7 日）：本次月经于 4 月 4 日干净，痛经明显减轻。女性激素基础值检查正常。CA125 为 105U/ml。嘱每次月经干净加减服用促孕消癥活血汤 6 剂。经后到排卵前灌肠。

六诊（2016 年 5 月 29 日）：患者末次月经 4 月 27 日，5 月 28 日自己测早孕试纸阳性，血 HCG131.10mIU/ml，P 60.88nmol/L。大便较硬，立即给予保胎治疗。

经随访患者已于 2017 年 2 月 6 日顺产一女。

按语:卵巢巧克力囊肿不孕,对该病的治疗方案依囊肿大小而变,囊肿直径 >5cm 者,应先行腹腔镜治疗,尽管单纯药物治疗可能使得囊肿与临床妊娠并存,但较大异位病灶的存在所导致的一系列免疫因素的异常始终是妊娠过程中的危险因素;对于囊肿直径 <5cm 者,可以采用中西医药物治疗为主。促孕消癥活血汤是治疗盆腔囊肿伴有不孕的经验方,卵巢巧克力囊肿,癥瘕属中医的有形之邪,为痰瘀互结所致,但我们最终目的是怀孕,所以必须活血不动血,同时佐以补肾调冲之品,但癥瘕之病,非一时而成,有缠绵难愈之特点,必须综合疗法,配合灌肠,内服外用,缩短疗程。终获成功。

分秒感悟:子宫内膜异位症的病机虽然目前公认为是瘀血阻滞,但子宫内膜异位症病情反复,久经攻伐往往正气匮乏;更何况久病不孕,累及冲任,伤及肾气,故治疗应扶正祛邪灵活运用。治疗时,如果患者囊肿小于 4mm,输卵管无阻塞,无粘连,其卵巢功能良好,症状不明显著者,应该助孕重于治病,怀孕本身就是对子宫内膜异位症最有效的治疗。

二十七、继发性不孕(子宫肌瘤)

邹某,女,28 岁,已婚,工人,**初诊:**2009 年 9 月 23 日。**主诉:**未避孕 1 年未怀孕。**现病史:**患者 2005 年和 2006 年曾人工流产,嗣后避孕。2008 年初又想生育,却同居 1 年多未避孕而未怀孕,心情着急。于 8 月 6 日体检,B 超发现"子宫小肌瘤"。平素月经尚规则,周期 30~37 天,经期 6 天,末次月经 9 月 17 日,月经量少,色红,夹小血块,无腹痛,经前乳房胀痛,腰痛,经后每于晨起头痛,以两侧太阳穴为主,胃纳可,寐安,舌红苔白脉细。**既往史:**否认肝炎,肺结核等传染病史,否认手术外伤史,否认特殊药物及食物过敏史。**生育史:**1-0-2-1。**妇科检查:**外阴已婚已产型;阴道畅;宫颈轻度糜烂;宫体前位,略大,质中,活动可,无压痛;双侧附件未见异常。**辅助检查:**(2009 年 8 月 6 日)B 超提示:子宫小肌瘤 18mm × 15mm × 17mm。

西医诊断:继发不孕,子宫肌瘤。

中医诊断:断绪,癥瘕。

辨证分析:肾气不足,精血亏虚,兼夹气滞血瘀阻滞胞宫,胞脉受阻,不能成孕。治拟补肾化瘀,活血调冲。正值月经第 6 天。

处方:黄芪 30g、柴胡 5g、制鳖甲(先煎)20g、生牡蛎(先煎)20g、浙贝 5g、急性子 5g、木香 10g、失笑散 10g、茯苓 10g、鹿衔草 15g、丹皮炭 10g、大黄炭 10g、菟丝子 10g,5 剂。

二诊(2009 年 10 月 5 日):药后无不适,正值经后,胃纳可,寐欠安,二便无殊,舌红苔白,脉滑。

处方:红藤 15g、炮山甲 3g、石见穿 10g、香附 10g、丹参 15g、莪术 10g、制鳖甲(先煎)20g、生牡蛎(先煎)20g、皂角刺 10g、急性子 5g、木香 10g、黄芪 20g、连翘 15g、石楠叶 12g、巴戟天 12g,10 剂。

三诊(2009 年 10 月 16 日):月经将潮,少腹偶有轻微疼痛,经前乳房胀痛,纳可,寐安,大便可,舌红苔白脉细。正值月经来潮前。

原方去黄芪、生牡蛎,加益母草 12g、三七片 6g,5 剂。

四诊(2009 年 10 月 22 日):药后月经于 10 月 17 日准期来潮,量稍增,色红,夹小血块,无疼痛,纳可,寐安,二便调,舌红苔白,脉细。

处方:黄芪 20g、丹皮炭 10g、柴胡 10g、制香附 10g、失笑散 10g、制鳖甲(先煎)20g、木香 10g、皂角刺 10g、鹿衔草 10g、急性子 5g、菟丝子 12g、石楠叶 12g、巴戟天 15g,7 剂。

五诊(2009 年 11 月 27 日):月经过期未潮,尿妊娠试验提示阳性,胃纳可,寐安,二便调,舌红苔白,脉滑。

处方:黄芪 20g、炒杜仲 20g、升麻 5g、柴胡 6g、仙鹤草 20g、墨旱莲 12g、莲房 12g、黄芩 10g、炒白术 10g、杞子 12g、合欢花 10g、炙甘草 5g,7 剂。

经随访 3 个月,症状较稳定,一切安好。

按语:子宫肌瘤是女性生殖器官中最常见的良性肿瘤,也是人体中常见的肿瘤之一。子宫肌瘤在 30~50 岁女性中发病率较高。子宫肌瘤患者不孕发生率约 22%~32%,其中以黏膜下肌瘤不孕发生率最高。但作为不孕的唯一因素,仅占 2% 左右。

该患者两次人工流产。又大产一次,乃肾气亏虚,精血不足,又因子宫肌瘤。中医认为气滞血瘀,阻滞胞宫成癥瘕。治拟补肾化瘀,活血调冲。方中红藤活血化湿,清热解毒;皂角刺、生牡蛎、制鳖甲活血化瘀,软坚散结;石见穿、炮山甲活血祛瘀,破结散肿;木香行气调中。石楠叶、巴戟天补肾调冲。每用于月经经期第 4~5 天,加以鹿衔草止血化瘀,丹皮炭清热凉血止血。经药理研究证实活血化瘀药不仅能改善血液循环,增强子宫、输卵管的收缩蠕动,吸收炎性渗出,软化增生组织,同时还能改善卵巢等内分泌腺的血供,促进排卵。具体运用时务必注意祛瘀不可伤正,故于经后加黄芪补中益气,益精血;香附配柴胡理气调经。瘀祛则新生,冲任,胞宫气血通畅,故能摄精成孕。

分秒感悟:对于肌瘤引起的不孕,我们治疗应重在理气活血为主,以畅通胞脉,但必须顾护正气,保护子宫内膜,为种子做准备。

二十八、继发不孕(卵泡发育不良)

林某,女性,23 岁,已婚,工人。**初诊:**2008 年 1 月 5 日。**主诉:**未避孕而未孕 1 年。**现病史:**患者 15 岁月经初潮后,月经周期规律,色量正常。1 年前曾行人工流产术,后正常性生活,未避孕,一直未受孕。服中药数十剂,未效。月经欠规则,30~90 天一行,经量偏少,色较红,经期 5~6 天,无血块,无痛经。有时会予黄体酮针催经。多次检查妇科 B 超提示内膜偏厚,且卵泡发育欠佳。末次月经 2007 年 12 月 31 日。**刻诊:**舌淡红,苔薄,脉细弦。**既往体健。孕产史:**0-0-1-0。**辅助检查:**(2007 年 12 月 20 日)月经周期第 18 天查妇科阴道 B 超示:内膜厚度 1.4mm,左卵泡约 1.4cm×1.3cm,右边 0.5cm 大小,子宫两附件未见异常。

西医诊断:继发不孕症。

中医诊断:断绪(肝郁肾虚型)。

辨证分析:乃堕胎小产后,损伤肾气,耗伤精血,水不涵木,肝失柔养,则肝郁气结,难以摄精成孕。

治法:补肾养血,调经疏肝。正值月经干净。

处方:丹皮 10g、柴胡 6g、茯苓 10g、丹参 15g、杜仲 20g、续断 12g、乌药 10g、小茴香 5g、枸杞 15g、紫河车 10g、穿破石 10g、巴戟 15g、水蛭 2g,7 剂。

二诊(2008 年 1 月 12 日):药已服完,唯大便较前干结,余无不适,正值排卵期前。予补肾填精,活血促孕为宜。

处方:丹皮 10g、丹参 15g、小茴香 5g、枸杞 15g、女贞子 12g、生首乌 15g、穿破石 10g、巴戟 15g、鸡血藤 20g、紫河车 10g、陈皮 5g、牛膝 10g、木香 10g,10 剂。

三诊(2008 年 1 月 22 日):药已服完,仍大便干结。守二诊方加桃仁 5g,以润肠通便。10 剂。

四诊(2008 年 2 月 13 日):服药 10 剂,经水延迟 5 天,在 2 月 5 日来潮,量色尚可。正值月经净后,宗原意,续予疏肝补肾,佐以活血之法。

处方:丹皮 10g、柴胡 6g、香附 10g、丹参 15g、小茴香 5g、鹿角 10g、牛膝 10g、穿破石 10g、巴戟 15g、枸杞 15g、紫河车 10g、紫石英 20g、红花 3g、水蛭 2g,10 剂。

前后经过 5 个多月的调理,2008 年 6 月 7 日查尿妊娠试验(+)。于 2009 年 3 月剖宫产下一男孩。

按语:女性不孕原因复杂,受孕是一个复杂的生理过程。西医学研究,子宫内膜厚薄、卵泡发育、排卵,多与中枢的下丘脑 - 垂体 - 卵巢轴内分泌平衡有关。其中任何一个环节发生障碍,都可导致不孕。中医学认为肾主生殖,女子以血为本,不孕症的产生,主要是脏腑功能失常,气血不调,影响冲任、子宫的摄精成孕及育胎的功能。该患者属继发不孕。子宫内膜与卵泡没有同步发展。卵泡小,发育不良,月事后期,这可能与堕胎小产后,损伤肾气,耗伤精血,血海不充,冲任虚衰有关;内膜偏厚,这可能与堕胎小产后,心情不舒畅,肝气郁结,疏泄失常有关。内膜与卵泡没有同步进行,气血不和,冲任不能相滋,更加难以摄精成孕。在治疗时抓住肝郁肾虚这一辨证要点,连续治疗 3 个月,经水正常而行,且每月经后服药 7~10 剂,疏肝补肾促孕,兼以心理疏导,而终获效,得一男孩。

分秒感悟:不孕症伴有月经不调者,应该先调经,同时要抓住主症,分析病位,辨明虚实寒热,拟定治疗计划,有的放矢,方能获效。

二十九、不孕(卵巢储备功能下降)

王某,女,29 岁,教师。**初诊:**2016 年 2 月 16 日,**主诉:**人工流产术后未避孕两年未孕。**现病史:**患者平素月经落后,13 岁初潮,周期 40~50 天,经期 5~7 天。2 年前人工流产术后一直未孕。曾多方治疗,疗效不显。曾服中药,未见明显疗效。自服定坤丹、暖宫孕子丸等,终未良效。多次 B 超监测卵泡,提示卵泡发育欠佳或小卵泡排卵。曾三次氯米芬诱导排卵治疗,卵泡发了。但未着床。心灰意冷放弃,要求中药调理一段时间,准备去上海行生殖辅助治疗。**刻诊:**正值行经第 2 天,量少,色黯,无血块,面色萎黄,潮热乏力,腰膝酸软,寐欠安,便调。舌淡红,苔薄白,脉细。**孕产史:**0-0-1-0,**妇科检查:**外阴已婚未产型;阴道(−);宫颈光滑;宫体前位,偏大,活动可,无压痛;双侧附件无异常。**辅助检查:**B 超提示:子宫两附件未见异常。血清性激素:卵泡刺激素(FSH)9.2IU/L,黄体生成素(LH)3.2IU/L,泌乳素(PRL)20ng/ml,雌二醇(E2)92ng/L,睾酮(T)0.6ng/ml;抗缪勒氏管激素(AMH)0.8。

西医诊断:继发不孕症;卵巢储备功能下降。

中医诊断:断绪。

辨证分析:乃人工流产术伤及气血,阴阳不调,心肝肾功能失和,冲任脉失于濡养,不能摄精成孕。正值月经第 2 天。

治法：先养血调经,补肾安神。

处方：川芎 10g、熟地 15g、赤芍 10g、当归 10g、红花 5g、桃仁 6g、柏子仁 12g、丹参 15g、鸡血藤 20g、合欢皮 12g、牛膝 15g、鹿角片 10g、制香附 12g,6 剂。并嘱其服药期间需避孕治疗 3 个月。

二诊（2016 年 2 月 22 日）：药后夜寐转安,潮热减轻,经水 5 天干净。

处方：经验方助阳滋阴汤加减：紫河车 6g、鹿角胶 12g、制香附 10g、仙灵脾 12g、巴戟 10g、知母 10g、黄柏 10g、当归 10g、炙龟甲 20g、白术 12g、鸡血藤 15g、丹参 20g、菟丝子 20g。嘱每月于月经后开始服助阳滋阴汤 10 剂。随症加减。若大便溏者,去当归、知母,加茯苓 10g、炒葛根 10g,以健脾止泻;若腰背冷痛较重者,加川椒 5g、附子 3g、桑寄生 15g、续断 12g、杜仲 10g 以温肾强腰。可连服 3 个疗程。经前期至月经期服桃红四物汤 7 剂。嘱避孕调理 3 个月。

备孕调理（2016 年 6 月 30 日）：经连续治疗 3 个多月经周期,嗣后月经周期,月经调顺。末次月经 6 月 20 日,行经量较前增多,经血转红。正值经后,2016 年 6 月 23 日血清检查：FSH 5.5IU/L,LH.4.2IU/L,PRL20ng/ml,E132ng/L,T0.4ng/ml;AMH2.0。

处方：经验方促孕补肾方加减：

鹿角片 10g、炙龟甲 15g、淡附片 2g、熟地 15g、砂仁 5g、党参 15g、菟丝子 15g、怀山药 15g、制香附 12g、紫石英 20g、石楠叶 15g,嘱每月于月经后开始服促孕补肾方 10 剂。检测卵泡,嘱可准备怀孕。

复诊（2016 年 10 月 9 日）：末次月经 8 月 25 日,9 月 30 日复查血 HCG 22 101pg/ml,E2 722pg/ml,P 25.66ng/ml,立即给予保胎治疗。

处方：经验方安胎养精方加减。

黄芪 30g、太子参 15g、杭白芍 12g、砂仁 5g、阿胶珠 10g、仙鹤草 20g、莲房 12g、杞子 15g、菟丝子 15g、苎麻根 15g。

随访 2017 年 6 月 3 日顺产一子。

按语：《黄帝内经》云："月事以时下,故有子。"即月经正常才能孕育,月经不调 - 卵泡发育欠佳 - 卵巢储备功能下降,排卵障碍是不孕的主要原因之一。古有"调经种子"之说。《万氏妇人科》中指出："女子无子,多因经候不调……此调经为种子紧要也"。陈颖异认为不论何种原因引起的排卵障碍,要不忘补肾调冲任,调阴阳。故前 3 个月经前或月经来潮以桃红四物汤及丹参、鸡血藤等养血活血调经,以促经水之顺行。月经后以助阳滋阴汤加减,以资精血,调阴阳,"阴平阳秘,精神乃治"。3个月调理,阳气充沛,肾中真阳真阴平衡,胞宫得暖,气血充盈,经水调顺。嗣后嘱可准备怀孕。以促孕补肾方继续调理,淡附片、紫石英、紫河车、鹿角胶、菟丝子意在暖宫填精;炙龟甲、熟地、怀山药滋助肾精;党参益气健脾;制香附、砂仁、石楠叶疏理气机,畅通胞脉。水到渠成,令人有子也。

分秒感悟:治疗不孕不能图功心切,妄事攻伐,否则经水非但不通,精血反被其伤,应本着"若欲通之,必先充之"的原则,通过补益之法,使气血恢复,脏腑平衡,血海充盛,则经自调,经调则种子之期可待。

三十、继发不孕(子宫腺肌病?)

朱某,女,23岁,已婚,工人,**初诊**:2007年9月3日。**主诉**:人工流产后未次避孕2年未孕,痛经6个月。**现病史**:患者平素月经正常,2年前行人工流产术后,未避孕一直未孕,月经周期出现先后不定时,周期23~38天,经期5~7天,近6个月来,经行腹痛。末次月经2007年8月23日,量中,色紫黯,夹小血块,下腹剧痛。2年来多方寻医问药,未能怀孕。**刻诊**:饮食如常,夜寐尚安,大便溏薄。舌淡红,苔薄,脉细。2005年孕45天人工流产。**孕产史**:0-0-1-0。**妇科检查**:外阴:已婚式;阴道:通畅;宫颈:轻度糜烂;宫体前位,常大,质中,轻度压痛,双附件未及包块或压痛。**辅助检查**:B超显示:子宫前位,大小73mm×51mm×43mm,子宫欠均匀。

西医诊断:继发性不孕?子宫腺肌病?

中医诊断:断绪,痛经。

辨证分析:人工流产术伤及冲任胞络,气血运行不畅,久病成瘀,不能摄精成孕。

治法:疏肝理气,补肾化瘀。正值经后。

处方:黄芪20g、柴胡6g、枳壳10g、赤芍15g、甘草5g、制香附10g、失笑散10g、川断15g、炒六神曲15g、鹿角10g、巴戟15g、丹参15g,7剂。

嘱其服药期间需避孕。

灌肠方:红藤15g、败酱草15g、三棱10g、莪术10g、丹参15g、元胡15g、红花6g、银花15g、川芎10g,7剂。经期停用。

二诊(2007年9月20日):投上药后,大便溏薄好转,舌淡红,苔薄,脉细滑。正值经前。

处方:经验方香鹿消痛汤加减:桂枝5g、炒九香虫6g、鹿角片10g、川芎

10g、丹参 15g、元胡 15g、红藤 20g、赤芍 15g、当归 10g、制香附 10g、柴胡 10g、枳壳 10g、炒六神曲 15g、红藤 20g、益母草 15g,6 剂。

继续中药保留灌肠。

三诊(2007 年 10 月 2 日):末次月经 9 月 21 日,行经量中,经血转红,块下不多,下腹疼痛减轻。

处方:黄芪 20g、柴胡 6g、枳壳 10g、赤芍 15g、甘草 5g、制香附 10g、失笑散 10g、川断 15g、炒六神曲 15g、鹿角 10g、巴戟 15g、丹参 15g,7 剂。

辅助治疗:原中药灌肠方 7 剂。

四诊(2007 年 11 月 21 日):连续治疗 3 个月经周期,月经调顺,经期腹痛明显减轻。嘱其可准备怀孕。

处方:鹿角 10g、当归 10g、赤芍 15g、川芎 10g、乌药 10g、三棱 10g、制香附 10g、元胡 15g、柴胡 6g、炒六神曲 15g、红藤 20g、巴戟 15g、柴胡 6g,10 剂。

2009 年 5 月因胃脘不适前来就诊,喜诉 2007 年 12 月怀孕,孕期顺利,并于 2008 年 9 月顺产 1 子。

按语:《医宗金鉴·妇科心法要诀》云:"女子不孕之故,由伤其冲任也……或因宿血积于胞中,新血不能成孕;或因胞寒胞热,不能摄精成孕,皆当细审其因,按证调治,自能有子也。"此患者人工流产术伤及气血,伤及伤冲任胞络,月经先后无定,经行又见腹剧痛,气机必郁,血流不畅,故用四逆散调肝行气,制香附通行十二经,前人称它"主一切气,解气郁,调月经";赤芍、丹参、元胡活其血,鹿角片、巴戟、川断补其肾;桂枝温通其经脉。治疗始终以疏肝补肾为根本,理气活血治其标,标本兼治,正所谓"必伏其所主而先其所因"。胞脉气血畅调,故能摄精受孕。

分秒感悟:不孕调经,气郁累及血者,当佐以理血之品,但活血不能动血,要用和药治之,不用峻药。峻药必伤冲任,难以摄精孕子。

不孕调经,用药不能过于寒凉,亦不能太辛热。寒袭胞宫,则绝孕无子也。辛热燔灼津液,津伤精血,亦绝孕无子也。只有春气温和,则万物发展。故方用鹿角片、巴戟、乌药,微微之火,温肾暖宫,妇人平和,其乐有子也。

三十一、继发性不孕

白某,女,29 岁,已婚,**初诊**:2008 年 7 月 11 日初诊。**主诉**:流产后未避孕而不孕 4 年。**现病史**:患者 2004 年孕 40 天人工流产,嗣后正常性生活未避孕而不孕。平素月经规则,周期为 32~40 天,经期为 5 天,量少,色黯红,夹血块,经行前乳房胀痛。曾至他院中药促孕治疗,未见疗效,查 B 超提示未见异常,输卵管造影显示通畅,其他检查未见异常。男方检查正常。**刻诊:**精神抑郁,间或胸闷。末次月经为 2008 年 7 月 5 日,行经如常,伴下腹坠胀感,腰酸,现值经后,纳可,寐安,二便调,舌红边有齿痕,苔薄白,脉细濡。**既往体健。生育史:**0-0-1-0。

西医诊断:继发不孕症。

中医诊断:断绪。

辨证分析:思虑较重,压力较大,肝气郁结,肾气亏损。

治法:疏肝活血,补肾填精。同时给予心理疏导,减压。

处方:丹皮 10g、柴胡 10g、制香附 10g、丹参 15g、炮山甲 3g、续断 15g、鹿角片 10g、巴戟 15g、鸡血藤 20g、木香 10g、红藤 20g、八月札 12g,10 剂。

二诊(2008 年 7 月 21 日):药后诉胃脘部胀满不适,舌红苔白,脉细。治拟健脾理气,疏肝补肾。

处方:柴胡 5g、太子参 12g、炒白术 10g、苏梗 10g、木香 10g、巴戟 12g、石楠叶 10g、甘草 5g、杞子 12g,7 剂。

三诊(2009 年 8 月 6 日):患者月经于 7 月 31 日来潮,较上次提前 5 天,经行 5 天,量少,色较前红,夹少许血块,伴下腹坠感,无腰酸背痛,近几日易烦躁,余症同前,舌红苔薄,脉细。

处方:柴胡 5g、太子参 12g、炒白术 10g、木香 10g、巴戟 12g、石楠叶 10g、甘草 5g、杞子 12g、陈皮 5g、玫瑰花 10g、紫河车 6g、黄草 12g,10 剂。

经过 3 个月经周期的治疗,患者于 9 月份测其 HCG 阳性,10 月怀胎顺利产下一男婴。

按语:不孕症分为原发性不孕和继发性不孕两种,中医学在《周易》中就有提到过"不孕"的病名,将其分为肾虚、肝郁、痰湿、血瘀四型,该患者 B 超及输卵管造影提示均无异常,排除了器质性病变,但患者继发不孕 4 年,忧心忡忡,根据其临床表现可归结为肾虚肝郁型。肾气亏虚,冲任失养,不能摄精成孕;思虑重,压力大,而致肝气郁滞,血行不畅,故量少,色黯,夹块,经行前乳房胀痛。然女子以血为主,而肝为藏血之脏,主情志,故调肝理气尤为重要。调理情志,调理气血,调理冲任,肝肾同调,务顾之本,故在短短的两个月调理中,得以获效,喜得贵子。

分秒感悟:对于久婚不孕或继发不孕患者,不管该病人在临床上是否出现肝气郁结的症状,都可以在辨证的基础上加一两味疏肝调理的中药。因为婚后久不怀孕,必定情怀不畅,继发肝气不舒,以致冲任不能相资,难以摄精受孕。

三十二、不孕(两侧输卵管阻塞)

冉某,女,22岁,工人,**初诊**:2009年10月7日。**主诉**:未避孕1年未孕。**现病史**:患者平素月经规则,经行5天,周期35天左右,月经量中,色红,无痛经。同居1年未避孕而未孕,曾在温州某医院就诊,检查输卵管造影提示:双侧输卵管不通,予以输卵管通液及抗生素治疗未效。末次月经9月12日,经行如常。平素感腰酸,少腹偶有坠痛,喜温喜按,纳可,寐安,大便秘结,舌淡苔薄,脉缓。**既往体健**。**生育史**:0-0-0-0。**妇科检查**:外阴(-);阴道畅;宫颈轻度糜烂;宫体前位,常大,活动可,无压痛;双侧附件未见异常。**辅助检查**:(2009年7月15日)某医院输卵管造影提示:双侧输卵管不通。

西医诊断:不孕,输卵管阻塞。

中医诊断:不孕。

辨证分析:乃胞脉气血运行迟缓,瘀热阻于冲任胞脉,胞脉不畅难以摄精成孕。

治法:清热解毒,行瘀通络,佐以温肾暖宫。

处方:经验方暖宫通歧方加减:桂枝5g、当归10g、赤芍15g、丹参15g、鹿角片10g、生米仁30g、炮山甲6g、红藤30g、穿破石10g、鸡血藤20g、制大黄10g、小胡麻15g、槟榔10g、元胡12g,5剂。

嘱服药期间避孕3个月。

二诊(2009年10月4日):药后大便转调,舌质偏红,月经于昨日来潮,量中,色红夹块,下腹隐痛不适,脉滑。当归10g、赤芍15g、丹参15g、鹿角片10g、生米仁30g、炮山甲6g、红藤30g、鸡血藤20g、制大黄10g、槟榔10g、元胡12g、寄生30g、失笑散10g,5剂。

三诊(2009年10月23日):药后下腹隐痛较前缓解,偶有腰酸,纳可,寐安,便调,舌淡红,苔薄白,脉弦细。桂枝6g、当归10g、赤芍15g、丹参15g、鹿角片10g、生米仁30g、川芎10g、炮山甲6g、红藤20g、石见穿10g、鸡血藤20g、怀牛膝12g、寄生30g、炒麦芽30g,10剂。

连续中药治疗3个月,腹痛甚加水蛭3g,不予长期应用;如大便溏软加炒神曲、砂仁;舌质转红则调整桂枝、当归用量或去除。改红藤为30g,加败酱草、丹皮;乳房胀痛加八月札。以1个月经周期为疗程,经净后开始中药保留灌肠,如此连续综合治疗3月,于2010年1月14日复查输卵管造影示:两侧输卵管通畅。次月嘱其可准备怀孕,并疏肝补肾药善其后。2011年5月随访:于2011年3月顺产一子。

按语:输卵管阻塞是引起女性不孕的主要原因,占女性不孕症的20%~40%,多因盆腔慢性炎症导致输卵管腔粘连、僵硬,或受周围瘢痕组织的牵拉、扭曲或闭塞,使输卵管丧失其输送精子、卵子、孕卵的功能,导致不孕。相当于中医学"胞脉闭阻",其主要病机为冲任胞脉瘀滞不通,不能授精成孕以致不孕。《医林改错》言:"元气既虚,必不能达于血管,血管无气,必停留而为瘀。"《易经》亦云:"往来不穷谓之通。"肾为元气之根,阳气虚衰,运血无力,则血行迟滞;致使胞脉胞络瘀阻,难以摄精成孕;若过食寒凉,损伤阳气,胞脉失于温养,营血运行不畅,亦难受孕。陈颖异以微微之火温补肾阳,以活血化瘀、通畅胞脉贯穿始终治疗输卵管性不孕,给很多不孕症患者带来孕育的可能。患者婚后1年不孕,情绪不畅,气机阻滞,故下腹坠疼,大便秘结;平素经常腰酸乃肾虚也。给予疏肝强肾,行气通络,兼顾月经后期,调周促孕。暖宫通歧汤是陈颖异治疗输卵管阻塞性不孕的经验方,临床上要结合个体,辨证随症加减,伴有气虚者,加黄芪,酌减攻克峻猛之品;瘀血痛经,迭经治疗罔效者,加地鳖虫、水蛭;肥胖者加泽泻、石菖蒲;积水者加大腹皮、白芥子;湿热壅盛者加制军、败酱草等。卵管病变部位与直肠相邻,直肠黏膜血管丰富,经灌肠使中药通过肠黏膜、淋巴以及静脉丛直接吸收,作用于盆腔,促进粘连组织软化、吸收,改善血液循环,提高药物治疗效果。操作简单易行,且效果确切,内外结合,治疗3月,复查输卵管两侧已通畅,嗣后应以疏肝补肾,暖宫助孕继续治疗,冲任调和,胞脉得和,故受孕有子也。

分秒感悟:治疗本病在抓住"瘀阻胞宫"这一根本病机的同时,要佐以暖宫摄精以助胞胎受孕,意在"微微生火,即生肾气",达到通瘀不伤正,清热不伤阳气,通管成功后,且胞宫不寒,胞脉得和,以待种子受孕矣。

三十三、左附件囊肿

蔡某,女,38岁,家务。**初诊:**2008年6月24日。**主诉:**体检发现"左附件囊肿"2月。**现病史:**患者15岁月经初潮,平素月经周期28~30天,每次持续3~5天,经量中等,经血色红,夹血块,无痛经。近半年来经量逐月减少而色偏黯,伴下腹坠胀不适,经期3天,周期尚准。末此次月经2008年5月29日,1月前体检发现:左附件囊肿,服药后未见明显好转。**刻诊:**下腹坠胀,胃纳可,夜寐安,二便无殊。舌淡红,苔薄白,脉涩。**既往健康**。**孕产史**:1-0-2-1。**妇检**:外阴:已婚已产式;阴道:通畅;宫颈:轻度糜烂;宫体中位,常大,质中,无压痛;右附件无殊,左附件增厚,可触及一小包块,略压痛。**辅助检查**:2008年4月28日阴道B超显示:子宫肌层内囊肿(8mm×6mm×8mm),左附件处见30mm×20mm×18mm包块回声,右附件未见占位,后陷凹积液。提示:左附件囊肿。

西医诊断:子宫肌层内囊肿,左附件囊肿。

中医诊断:癥瘕。

辨证分析:乃气滞血瘀,痰湿内阻等因素结聚而成,客于胞宫。治疗以活血化瘀,软坚散结。正值经前。

处方:经验方消癥汤加减:制香附10g、丹参15g、莪术6g、制鳖甲(先煎)20g、皂角刺10g、急性子5g、木香10g、红藤15g、炮山甲6g、石见穿10g、益母草15g、元胡10g,7剂。

二诊(2008年7月11日):月经于7月1日按时来潮,量少色黯,夹血块,自觉下腹坠胀之苦减轻。经净后5天,在瑞安市人民医院复查阴道B超示:子宫及右附件未见占位,左附件占位,(大小为20mm×10mm×17mm)。正值经后,下腹舒适,近日大便偏结,故原方去益母草,加喜树子10g、鬼见羽10g、虎杖根20g,10剂。

灌肠方:红藤15g、败酱草15g、三棱10g、莪术10g、丹参15g、元胡15g、红花6g、银花15g、川芎10g,10剂。

三诊(2008年7月22日):服药期间出现大便溏滞不爽,每日1行。乃服用活血化瘀之品,脾胃运化功能受损,肠间气机不调。在活血化瘀,软坚散结的基础上加用健脾理气之品。更改方药如下:

制香附10g、柴胡10g、薏苡仁30g、木香10g、元胡10g、浙贝12g、红藤20g、炮山甲5g、神曲15g、凤尾草12g,7剂。

继续辅助中药保留灌肠5剂。

经净后于2008年8月5日复查阴道B超提示:子宫及两附件未见占位。建议6个月至1年定期复查。2009年9月前来本院复查阴道B超提示:子宫及两附件未见占位。

按语:附件囊肿属于中医学"癥瘕"的范畴。气血阻滞,瘀血内停,客于胞脉,有形之邪凝结不散,逐渐而成。而成癥瘕。故瘀血蓄留是本病的症结所在,所以在治疗时必须以活血化瘀,软坚散结为主,以醋香附、丹参、莪术、大血藤、泽兰、醋延胡索、活血化瘀调经;以醋鳖甲、皂角刺、急性子、石见穿软坚散结;

加喜树子、鬼见羽,现代医学研究有抗肿瘤作用;脾胃运化功能受损,大便溏滞不爽,方以柴胡、薏苡仁、木香、神曲、凤尾草理气健脾,诸药合用,力专效佳,配合灌肠,内外结合,共奏奇效。

分秒感悟: 附件囊肿治疗需根据个体情况,权衡寒热虚实,对经前经后用药有不同,经量的多少用药亦不同。攻中寓补,散中寓攻,时刻注意正气。同时根据西医学的诊断,在辨病方面,进行选择性用药。对于囊肿,选用药理研究有抗肿瘤方面的药,如急性子、喜树子、鬼见羽,选而用之,以提高疗效。

三十四、附件囊肿

金某,女性,19岁,学生。**初诊:** 2008年7月15日。**主诉:** 体检发现"右附件囊肿"1月。**现病史:** 患者15岁月经初潮,平素月经周期30天,经行5~6天,经量中等,经色鲜红,无夹血块,无痛经。末次月经2008年6月16日。1月前在某医院B超检查显示:右附件囊肿(右附件处见68mm×49mm×61mm的液性暗区),左附件未见占位。为了明确诊断,于月经第5天又复查B超,显示:右附件囊肿(右附件处见52mm×30mm×58mm的液性暗区),**刻诊:** 正值经前,胃纳可,夜寐安,大便溏软,1日1行,小便无殊。舌淡红,苔白,脉细濡。**既往体健。辅助检查:**(2008年6月16日)某医院B超显示:右附件囊肿(右附件处见68mm×49mm×61mm的液性暗区),左附件未见占位。2008年6月24日复查B超显示:右附件处见52mm×30mm×58mm的液性暗区。提示:右附件囊肿。

西医诊断: 右附件囊肿。

中医诊断: 癥瘕(气滞血瘀)。

辨证分析: 乃气血内阻,留滞胞脉,而成癥瘕。

治法: 先疏肝理气、调理肠胃;后活血化瘀,软坚散结。正值经前。

处方: 柴胡10g、白芍10g、枳壳10g、甘草5g、六神曲15g、浙贝12g、生米仁30g、赤芍12g、炮山甲3g、益母草15g、皂角刺10g、炒山楂12g,7剂。

灌肠方: 红藤15g、败酱草15g、三棱10g、莪术10g、丹参15g、元胡15g、红花6g、银花15、川芎10g,7剂。经期停用。

二诊(2008年7月25日):药后大便正常,月经未潮,改方如下:

制香附10g、丹参15g、莪术6g、制鳖甲(先煎)20g、皂角刺10g、急性子5g、木香10g、红藤15g、炮山甲6g、石见穿10g、六神曲15g、山慈菇10g、喜树子10g、益母草15g,10剂。

中药保留灌肠 7 剂。

三诊（2008 年 8 月 6 日）：药后无不适，但月经仍未行。加路路通 12g、红花 3g，10 剂续进。

药保留灌肠 7 剂。

月经于 2008 年 8 月 12 日来潮。2008 年 8 月 22 日在某医院复查 B 超显示：子宫及两附件未见明显占位。建议 6 个月至 1 年定期复查。2009 年 6 月复查 B 超提示子宫及两附件未见占位。

按语：附件囊肿属于中医学"癥瘕"的范畴。癥者有形之物，坚硬成块，推揉不散，固定不移。凡癥瘕为病，无不由瘀血蓄留而致。治疗一般以活血化瘀为先，辅以软坚散结之剂。但该病人初诊大便溏软，又正值月经前，所以先疏肝理气、调理肠胃，佐以炮山甲、益母草活血调月经。大便转正常，以活血化瘀，软坚散结为主。选用制香附、丹参、莪术、制鳖甲、皂角刺、急性子、木香、红藤、炮山甲、石见穿、喜树子等。常用以上几味组成治疗癥瘕类病的基本方，视病情之轻重不同而随症增损。鳖甲善能攻坚，又不损气，皆宜用之；莪术治诸积气，为最要之药，凡行气破血，消积散结，皆用之；山甲性善走窜，内达脏腑，外通经络，能活血化瘀，消癥瘕，通经脉；急性子活血通经，软坚消积，治凝结停滞有行之坚积；皂角刺除痰软坚之品，能消坚硬之病；红藤、石见穿清热解毒，活血散瘀；丹参为活血化瘀要药；制香附、木香调理气机，"气行则血行"；喜树子破血祛瘀，抗癌散结。以上诸药以攻散为主，功专力宏，共奏活血化瘀，软坚散结，治癥瘕类病收效甚彰。其次配合中药保留灌肠，通过肠道给药，直接吸收作用于病灶，可直达病所，疗效明显。诸药合用，治疗两个月，内外合治，巨大包块消失，免除手术之苦。

分秒感悟：临证时必须注意大便，大便不正常不利于药物的吸收而发挥作用，对主症主病的治疗根本不可能起到作用，所以第一诊，不是急于活血祛瘀，软坚散结，而是疏肝理气，调理肠胃为先，待大便转为正常。第二诊开始转入正题，理气活血，软坚散结。治疗癥瘕，需综合疗法，内服与外用并治，相得益彰。

附录 经验方组成

四画

丹栀调冲汤：丹皮　炒栀子　赤芍　茜草　八月札　丹参　女贞子　枸杞子

六画

安胎理气方：当归　杭白芍　苏梗　莲房　炒白术　茯苓　砂仁　艾叶　寄生

安胎止血方：黄芪　升麻　太子参　菟丝子　莲房　旱莲草　阿胶珠　砂仁　仙鹤草　炒白术

安胎利水方：当归　白芍　苏梗　茯苓　泽泻　寄生　莲房　赤小豆　大腹皮　仙鹤草

安胎养精方：黄芪　太子参　杭白芍　砂仁　阿胶珠　仙鹤草　莲房　杞子　苎麻根

安胎养血方：黄芪　太子参　归身　杭白芍　砂仁　炒白术　莲房　瘪桃根　寄生　丹皮　三七粉　艾叶炭　白及粉

七画

免疫调节方：黄芪　红景天　太子参　当归身　杭白芍　丹参　川芎　红藤　丹皮　丹参　菟丝子　寄生　制香附

补气升举方：黄芪　党参　当归　炒白术　金樱子根　枳壳　陈皮　升麻　寄生

助阳滋阴汤：紫河车　仙灵脾　仙茅　知母　黄柏　炙龟甲　归身　白芍　地骨皮　炒白术　鹿角胶

辛凉泄热方：黄芩　银花　连翘　柴胡　葛根　生石膏　桔梗　薄荷　知母　花粉　荆芥　大青叶

扶正消痛汤：生黄芪　柴胡　党参　当归　杭白芍　三七　炙甘草　巴戟　炒白术　寄生九香虫

肠胃康：柴胡　杭白芍　枳壳　党参　茯苓　炒白术　炮干姜　黄连　煨诃子

八画

泄热消痛汤：丹皮　赤芍　川芎　丹参　制香附　元胡　凌霄花　红藤　薏苡仁

参附止崩汤：附片炭　人参　麦冬　五味子　熟地黄　三七粉　怀山药　柴胡　仙鹤草杞子　花蕊石

参麦安神汤：太子参　麦冬　五味子　淮小麦　杞子　丹参　合欢皮　粉葛　龙齿粉

乳腺散结汤：当归　赤芍　青皮　浙贝　八月札　桔梗　夏枯草　炒麦芽　穿山甲粉

和顺调冲汤：柴胡　当归　白芍　菟丝子　炒杜仲　党参　炙甘草　制香附

固脬汤：黄芪　党参　柴胡　麦冬　熟地　山萸肉　乌药　五味子　益智仁　桑椹子　淮小麦　合欢皮　生内金

乳腺汤：当归　赤芍　柴胡　青皮　浙贝母　炮山甲　丹参　炒橘核　八月札　皂角刺

九画

祛瘀止崩汤：生黄芪　柴胡　丹皮炭　大黄炭　三七粉　血见愁　花蕊石　怀山药

香鹿消痛汤：桂枝　炒九香虫　鹿角片　川芎　丹参　元胡　红藤　赤芍　当归

养血补肾调冲汤：紫河车　仙灵脾　当归　杭白芍　杞子　丹参　制香附　牛膝　红花　黄精　鹿角片

　　促孕疏肝方：当归　杭白芍　郁金　制香附　鹿角片　合欢皮　丹参　紫石英　淮小麦

　　促孕补肾方：鹿角片　炙龟甲　淡附片　熟地　砂仁　党参　菟丝子　怀山药　制香附

　　促孕消癥活血汤：鹿角片　当归　丹参　莪术　制鳖甲　炮山甲　穿破石　续断　巴戟　石楠叶　鬼箭羽

　　促排汤：丹参　牛膝　穿破石　杜仲　赤芍　寄生　路路通

十画

　　通脬汤：黄芪　桔梗　通草　丹参　茯苓　乌药　杜仲　琥珀粉　王不留行籽　车前子　冬葵子

　　消癥祛瘀汤：制香附　丹参　莪术　炙鳖甲　生牡蛎　急性子　穿山甲粉　石见穿　蛇六谷　红藤

　　消癥杀胚汤：三棱　莪术　丹参　蜈蚣二条　天花粉　穿山甲粉　牛膝　元胡

　　消痛散：黄芪　当归　桂枝　桃仁　川军　血竭（吞）　失笑散　制香附　元胡　红藤　败酱草　苡仁

　　消癖汤：当归　赤芍　白芍　柴胡　青皮　陈皮　浙贝母　穿山甲　鹿角霜　丹参　橘核　夏枯草　郁金

　　莲黄汤：丹皮　莲房　茵陈　炒杜仲　黄芪　制大黄　炒栀子　木香　白术　仙鹤草

　　养血健脾调冲汤：当归　白芍　党参　炒白术　陈皮　杞子　川芎　制香附　菟丝子　鸡血藤

　　养血疏肝调冲汤：紫河车　当归　白芍　熟地　郁金　玫瑰花　制香附　鸡血藤　牛膝　合欢皮　红花　杞子

　　养血调肝汤：当归　郁金　白芍　绿萼梅　淮小麦　杞子　陈皮　麦冬　合欢皮

　　养膜汤：红景天　党参　炒白术　杞子　炒白芍　熟地黄　川芎　菟丝子　鸡血藤　鹿角片　制香附　粉葛　丹参

　　养血填精调冲汤：紫河车　当归　杞子　熟地　制女贞子　丹参　红花　鸡血藤　川芎　制香附　紫石英　牛膝

凉血固冲汤：生黄芪　生地炭　炙龟甲　柴胡　阿胶珠　女贞子　旱莲草　血见愁

调冲消癥方：制香附　苍术　陈皮　丹参　决明子　半夏　皂角刺　菖蒲　泽泻　菟丝子　白芥子

息风养血汤：全虫　僵蚕　归身　杭白芍　川芎　熟地　白菊花

益气固冲汤：生黄芪　党参　升麻　柴胡　炒白术　阿胶珠　艾叶炭　海螵蛸　仙鹤草

十一画

清热泄疮方：丹皮　赤芍　生地　蝉蜕　凌霄花　马鞭草　紫地丁　连翘　甘草　升麻

十二画

温经消痛汤：桂枝　当归　白芍　川芎　小茴香　制香附　乌药　巴戟　元胡

舒康汤：黄芪　桂枝　当归　桃仁　元胡　丹参　红藤　败酱草　薏苡仁　制香附　制军

滋阴养血调冲汤：丹皮　菟丝子　杞子　丹参　鸡血藤　黄精　粉葛　女贞子　制香附　牛膝　马鞭草

滋补肝肾调冲汤：杜仲　枸杞子　女贞子　丹皮　黄精　熟地　丹参　鸡血藤

十三画

暖宫通歧方：桂枝　当归　赤芍　丹参　鹿角片　薏苡仁　红藤　制香附　穿破石

参考文献

1. 曹泽毅.中华妇产科学[M].北京:人民卫生出版社,2007

2. 乐杰.妇产科学[M].北京:人民卫生出版社,2001

3. 刘敏和,谭万信.中医妇产科学[M].北京:人民卫生出版社,2002

4. 中华医学会妇产科学分会产科学组.妊娠期肝内胆汁淤积症诊疗指南(2015)[J]:中华妇产科杂志,2015(7):481-485

5. 中华医学会妇产科学分会子宫内膜异位症协作组.子宫内膜异位症的诊治指南[J].中华妇产科杂志,2015(3):161-169

6. 中华医学会妇产科学分会产科学组.多囊卵巢综合征中国诊疗指南[J].中华妇产科杂志,2018,53(1):2-9

7. 林小娜,黄国宁,孙海翔,等.输卵管性不孕诊治的中国专家共识[J].生殖医学杂志,2018,11(27):1048-1057

8. 中华医学会妇产科学分会内分泌学组.功能失调性子宫出血临床诊断治疗指南(草案)[J].中华妇产科杂志,2009,44(3):234-236

9. 戴慎.中医病证诊疗标准与方剂选用[M].北京:人民卫生出版社,2001

10. 程泾.实用中西医结合不孕不育诊疗学[M].北京:中国中医药出版社,2000

11. 陈颖异,曹华妹.围绝经期综合症中西医诊疗与调养[M].石家庄:河北科学技术出版社,2008

12. 曹佃贵,陈颖异,蔡珠华,等.香鹿消痛汤对子宫内膜异位症大鼠血管内皮生长因子的影响[J].中国医药指南,2013(10):469-470

13. 崔颖,孙大为.白细胞介素与子宫内膜异位症[J].中国妇产科临床杂志,2005,6(1):74

14. 郎景和.子宫内膜异位症研究的新里程[J].中华妇产科杂志,2005,40(1):3-4

15. 徐红梅,刘青云.赤芍总苷对大鼠血液流变学的影响[J].中国中医药信息杂志,2002.9(11):17-19

16. 马美红,王辉.子宫内膜异位症患者血清和腹腔液中肿瘤坏死因子及血管内皮生长因子水平的变化及意义[J].实用妇产科杂志,2009,25(4):223

17. 金镇,尚涛,麻爽,等.绒毛膜下血肿对先兆流产和早期妊娠结局的影响[J].中国优生

与遗传杂志,2004,12(1):89-90

18. 吴素慧,李颖.妊娠期血栓前状态诊治探讨[J].中国计划生育和妇产科,2018,10(10):3-9

19. 蔡珠华,陈颖异,曾珏,等.莲黄汤治疗母儿ABO血型不合的临床疗效观察[J].中国中西医结合杂志,2009(2):156-158

20. 蔡惠兰,陈颖异,虞如芬,等.暖宫通歧方配合中药灌肠治疗输卵管性不孕180例[J].中国中医药科技,2011(5):450

21. 蔡宇萍,陈颖异,余晓晓,等.香鹿消痛汤治疗子宫内膜异位症痛经39例观察[J].浙江中医杂志,2010,45(3):193

22. 曹佃贵,陈颖异,蔡珠华,等.香鹿消痛汤对子宫内膜异位症大鼠腹腔液TNF-α、IL-6及IL-8含量的影响[J].中国中医药科技,2013,20(4):352-353

23. 叶剑,潘光强,陈颖异.陈颖异治疗围绝经期妇女不寐的经验[J].中医药学报,2009,37(4):46-47

24. 蔡宇萍,曹佃贵,陈颖异.陈颖异治疗子宫内膜异位症思路和方法[J].中华中医药杂志,2011(7):1552-1554

25. 范晓艳,钱海墨,陈颖异.陈颖异治疗母儿ABO血型不合经验撷菁[J].中华中医药杂志,2009(12):1608-1609